JN298933

手術後・退院後の安心シリーズ

イラストでわかる

脳卒中

治療後・退院後の生活・リハビリ・食事

脳梗塞・脳出血・くも膜下出血から回復するために

下 正宗 監修 東葛病院院長

法研

はじめに

要介護状態に陥る原因で最も多いのが「脳卒中」、次が「骨折」です。脳卒中は、脳への血の流れがいろいろな原因で失われるために、さまざまな機能が失われてしまう病気です。失われた脳の働きは回復することはありません。ひとつひとつの動作だけでなく、社会の中で生活する人間として、残った機能を最大限活かしながら、家庭生活や社会生活に復帰していく過程を援助することが脳卒中のリハビリテーションの目的です。

社会への復帰という視点では、医療関係者以外の関わりも重要になってきます。介護保険がはじまり12年が経過しました。どんどん進む高齢化を背景に介護される人が増えてくることに対して社会全体で如何に対応していくべきかという議論の中で作られた制度です。この制度の中で作られたケアマネジャー（介護支援専門員）ということばも社会に定着してきました。

機能訓練としてのリハビリテーションは、医療施設のみで完結するものでなく、また、これで終了というものではありません。どんな環境においても続けていく必要があるものです。医療保険の範疇で行われるリハビリテーションから介護保険で行われるリハビリテーションへ途切れることなく継続できることが求められます。病気のことに関しては医師をはじめとした医療関係者とよく相談することが重要ですが、家庭や社会での療養や生活に関してはケアマネジャーとよく相談することが重要です。

さまざま社会的な資源を上手に活用して、無理することなく家庭生活、社会生活を送っていただけたらと思います。

東葛病院院長　**下　正宗**

イラストでわかる
脳卒中
治療後・退院後の生活・リハビリ・食事

第2章 脳卒中後の家族のケア 35

第4章 再発を防ぐ生活のしかた

第1章

脳卒中の治療

脳卒中の種類

脳には大量の血液が必要

脳は生物が生きるために必要な生命維持や運動、知的活動などをコントロールする高度な器官です。脳は他の臓器にくらべて多くの酸素やエネルギー源（ブドウ糖）を必要としますが、これらを蓄積することはできないため、常に血液から補給しなければなりません。そのため、脳には「**内頸動脈**《ないけいどうみゃく》」と「**椎骨**《ついこつ》**・脳底動脈**《のうていどうみゃく》」という2種類の動脈系が張り巡らされ、1分間に約700㎖もの血液が流れ込んでいます。脳内の血管がつまったり破れたりして十分な血液が行き渡らなくなると、酸素や栄養不足から脳の細胞が壊死《えし》し、機能が低下していきます。

脳卒中は3種類に分けられる

「脳卒中」とは、脳の血流に何らかの障害が起こったために脳の機能が妨げられる疾患の総称で、「脳血管障害」と呼ばれることもあります。脳卒中のタイプは、大きく分けて3つ。脳の血管がつまったり狭くなったりする「**脳**《のう》**梗塞**《こうそく》」、脳の血管が破れる「**脳出血**《のうしゅっけつ》」、脳を覆う膜の内側に出血が起こる「**くも膜下出血**《まくかしゅっけつ》」があります。

ここが大事!!

●危険因子を減らして予防を

病気を引き起こす要因を、「危険因子」といいます。脳卒中の主な危険因子は、血圧・血糖値・コレステロール値などが高いことや肥満、喫煙や過度の飲酒など。高齢だったり、家族や親戚に脳卒中の病歴がある人もリスクが高まります。年齢などはどうにもできませんが、危険因子の中には生活習慣にかかわるものが多くあります。毎日の暮らしを見直し、危険因子をひとつでも減らすことを心がけましょう。

■脳卒中の3つのタイプ■

脳の血管がつまる（虚血性脳卒中）

脳梗塞

脳の中の血管がつまったり狭くなったりして、血流が妨げられる

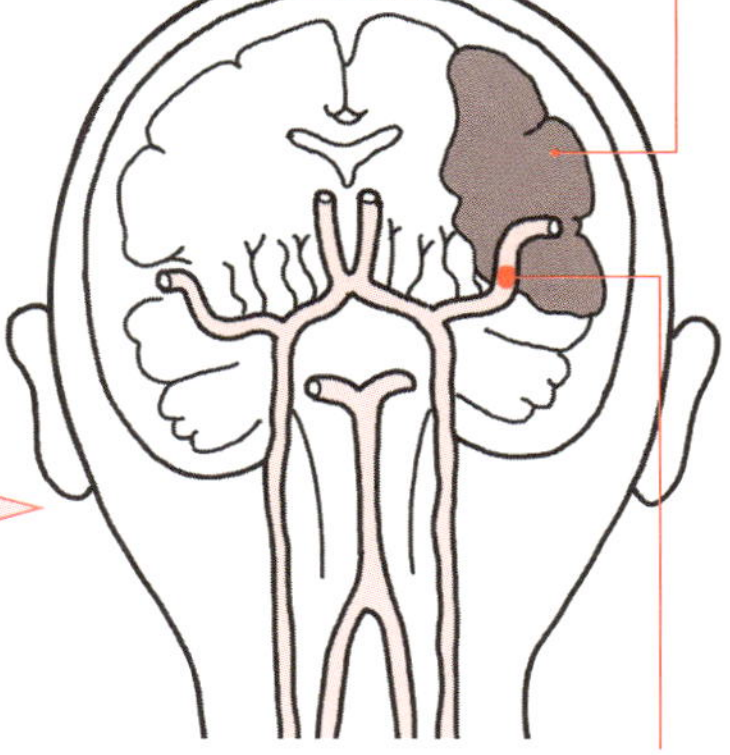
脳が壊死《えし》する
血管がつまる

TIA（一過性脳虚血発作）

脳梗塞に似た症状が現れるが、数分～1日で治まる。脳梗塞の前ぶれとして、脳梗塞の人の約3割に見られる

脳の血管が破れる（出血性脳卒中）

脳出血

脳の中の血管が破れて出血する

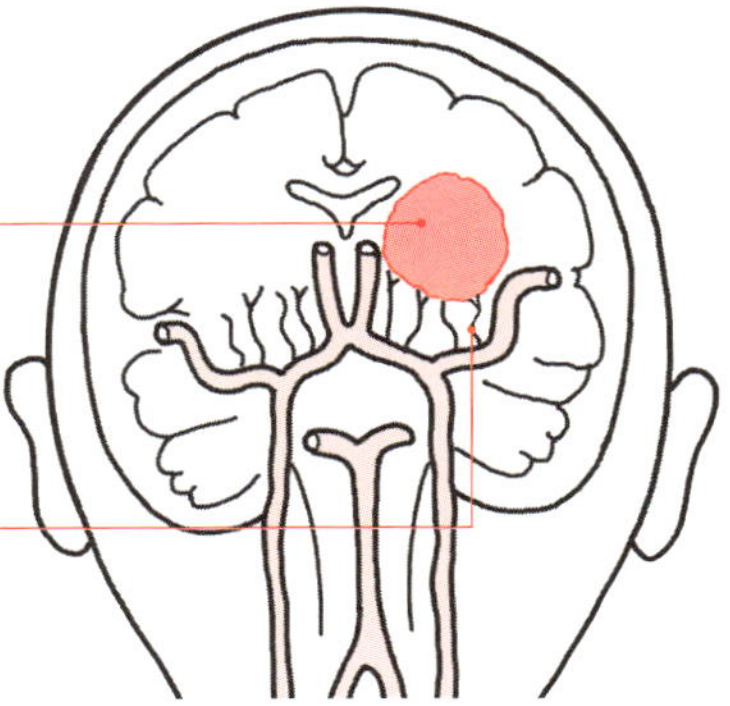
血液がかたまって血腫になる
血管が破れる

くも膜下出血

脳の表面を走る血管にできた動脈瘤《どうみゃくりゅう》が破裂し、脳を覆う薄い膜（くも膜）の内側に出血が広がる

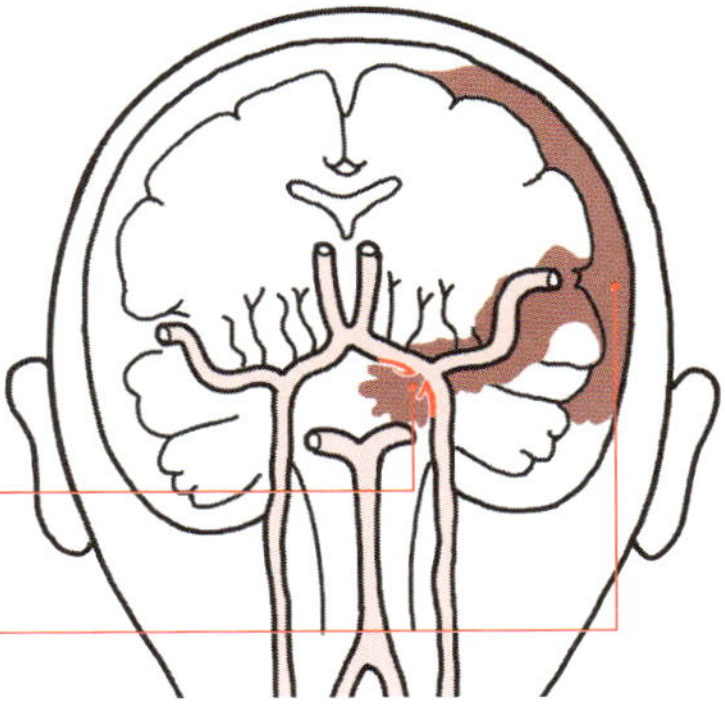
動脈瘤が破裂する
出血が広がる

脳梗塞って、どんな病気?

脳の血管がつまるために起こる

脳梗塞は、脳の中の血管がつまったり狭くなるために血流が滞り、酸素や栄養不足によって脳細胞が壊死《えし》する病気です。血管に障害が起こった場所や程度によって症状が異なり、本格的な発作の前に「**TIA（一過性脳虚血発《いっかせいのうきょけつほっ》作《さ》）**」と呼ばれる症状が見られることもあります（14ページ参照）。

大きく3種類に分けられる脳梗塞

脳梗塞は、3種類のものに分類されます。

1つめが「**アテローム血栓性脳梗《けっせんせいのうこう》塞《そく》**」で、動脈硬化により血管の壁に沈着したアテローム（粥腫《じゃくしゅ》）のために血管が狭くなったものです。アテロームを覆う膜（血管内皮）が傷つくと、そこに血小板が集まり血栓が形成され、さらに血流をさまたげるようになります。2つめは「**ラクナ梗塞《こうそく》**」で、動脈硬化により脳の細い血管がつまるために起こります。3つめが「**心原性脳塞《しんげんせいのうそく》栓症《せんしょう》**」。心臓でできた血栓が脳へ運ばれ、脳の血管をつまらせるために起こります。

ここが大事!!

●発作が起こるタイミング

ラクナ梗塞とアテローム血栓性脳梗塞は、脱水のあるときや、安静時、睡眠中に発症することが多く、朝、起きて気づくこともあります。突発的にはげしい発作が起こることもありますが、たいていは少しずつ症状が進んでいきます。これに対して心原性脳塞栓症は、活動中に突然起こり、急激に悪化します。脳梗塞の症状は、体の片側の麻痺や視野障害、言語障害、めまい、失行・失認などさまざまで、複数が同時に現れることもあります。

■脳梗塞の3つのタイプ■

ラクナ梗塞

原因

主に動脈硬化によって、脳の細い動脈の血管壁が厚くなり、内腔が狭くなったりつまったりする

特徴

症状は比較的軽く、梗塞が起こっても症状が現れない「無症候性脳梗塞」もある。小さな梗塞が何カ所にも起こる「多発性脳梗塞」も少なくない

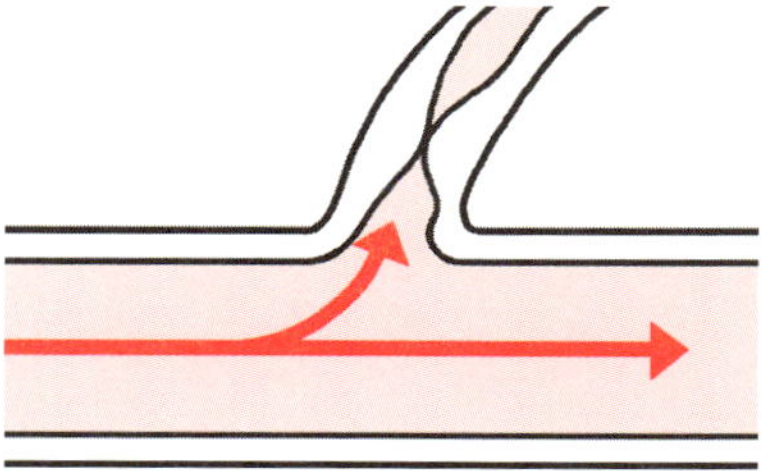

アテローム血栓性脳梗塞

原因

血管の壁に沈着したアテロームによって血管が狭くなり、さらにアテロームを覆う膜が傷つくと、そこに血小板が集まり血栓が形成される

特徴

前ぶれの症状である一過性脳虚血発作が、もっともよく見られる

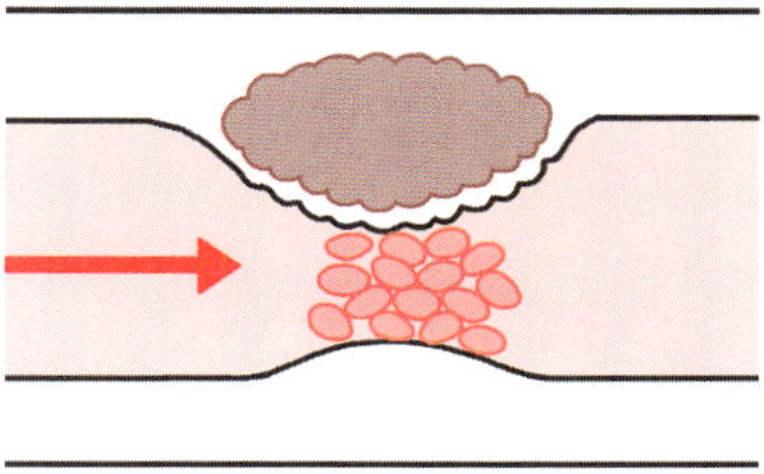

心原性脳塞栓症

原因

心房細動などの心臓病によって、心臓に血栓ができる。その血栓が血流に乗って運ばれ、脳の血管につまる

特徴

心臓でできる血栓は大きくて溶けにくいため、脳の太い血管を突然つまらせてしまい、重症化しやすい

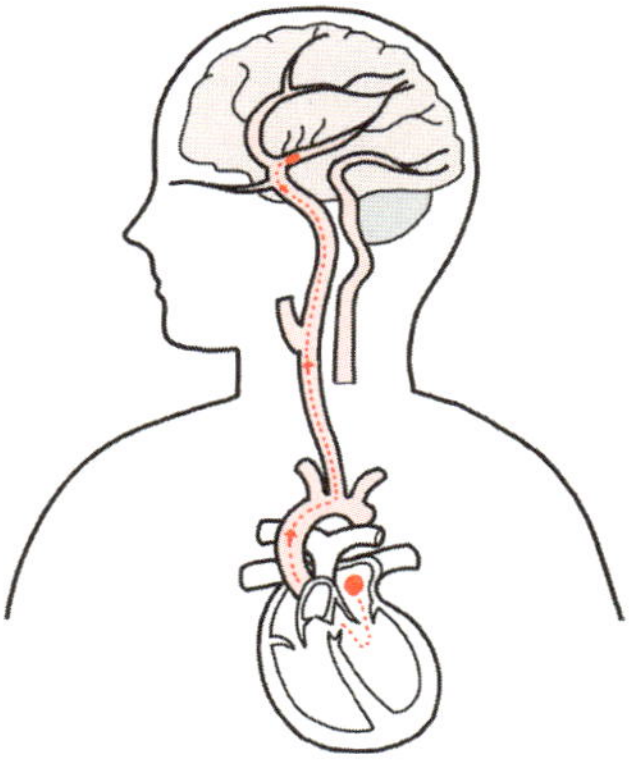

脳卒中の基礎知識

脳梗塞の前ぶれＴＩＡ（一過性脳虚血発作）

短時間で治まる脳梗塞の前ぶれ

脳梗塞の場合、本格的な発作の前兆が見られることがあります。これを**「ＴＩＡ（一《いっ》過《か》性《せい》脳《のう》虚《きょ》血《けつ》発《ほっ》作《さ》）」**といい、とくにアテローム血栓性脳梗塞の場合に多く起こります。ＴＩＡの症状は脳梗塞とほぼ同じですが、短時間で自然になおるのが特徴です。多くの場合、持続時間は数分～30分程度。長くても24時間以内に症状が消え、後遺症もありません。そのため、疲労などのせいだと思い、受診しない人も多いのです。しかし、ＴＩＡを起こした人の約３割は、５年以内に脳梗塞の発作を起こすといわれています。とくに24時間以内の発症が多いので、体の異変に気づいたらすぐに病院へ行きましょう。

症状に気づいたら専門医を受診

ＴＩＡと思われる症状が現れたときは、神経内科や脳神経外科を受診します。病院では、すでに症状が消えていることがほとんどなので、いつ、どんな症状がどのぐらい続いたか、具体的に説明できるようにしておきましょう。ＴＩＡの治療を適切に行えば、脳梗塞の発症を防ぐことができます。

ここが大事!!

●ＴＩＡがすぐに治まる理由

ＴＩＡは、脳の血管が一時的につまるために起こります。短時間で症状が消えるのは、できたばかりの血栓はもろく、血管につまっても自然に溶けてなくなるためです。この時点では脳細胞に深刻なダメージはありませんが、「症状が消えた＝治った」と考えるのは危険です。ＴＩＡの治療は、薬の服用や生活習慣の見直しが中心。検査も、ＣＴやＭＲＩなど患者さんの負担が小さい方法で行われるので、安心して受診しましょう。

■TIAの主な症状■

めまいやふらつき

目の前のものがグルグル回って見えるようなめまいや、体がフワフワして立っていられないようなふらつきが起こる

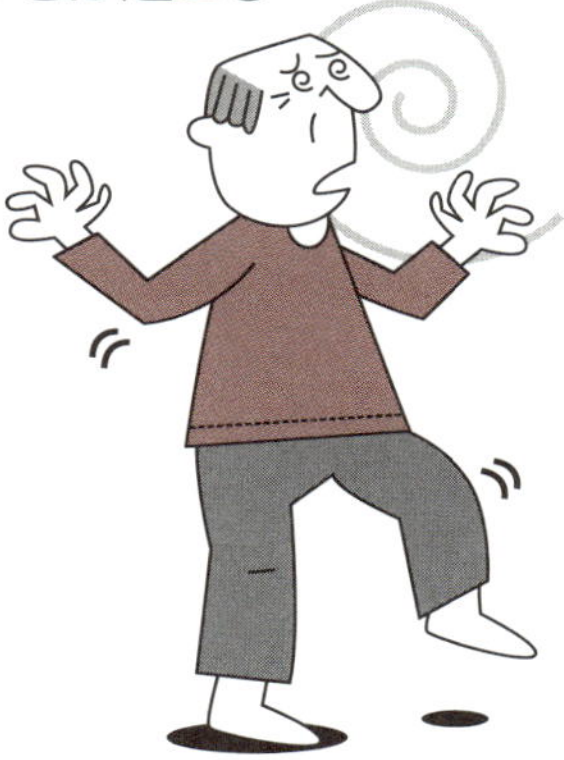

体の片側の麻痺やしびれ

体の左右どちらかが麻痺したりしびれたりして、動かしにくくなる

症状は短時間で消えるが、気になる異変がひとつでもあったら、なるべく早く病院へ！

ものが正しく見えない

視野の半分が欠ける。ものが二重に見える。片方の目がかすんだり、暗くなって見えにくくなる

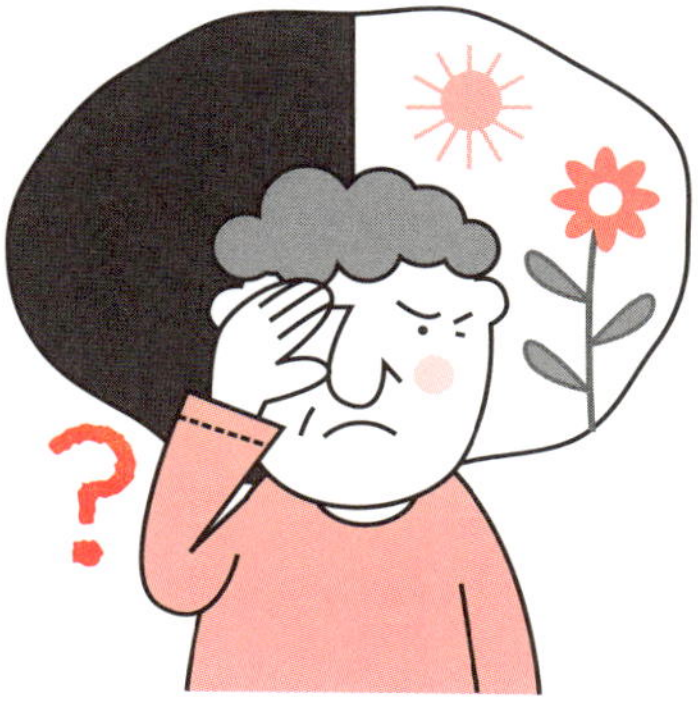

うまく話せない

舌がもつれる。ことばがうまく出てこなかったり、ことばの意味がわからない

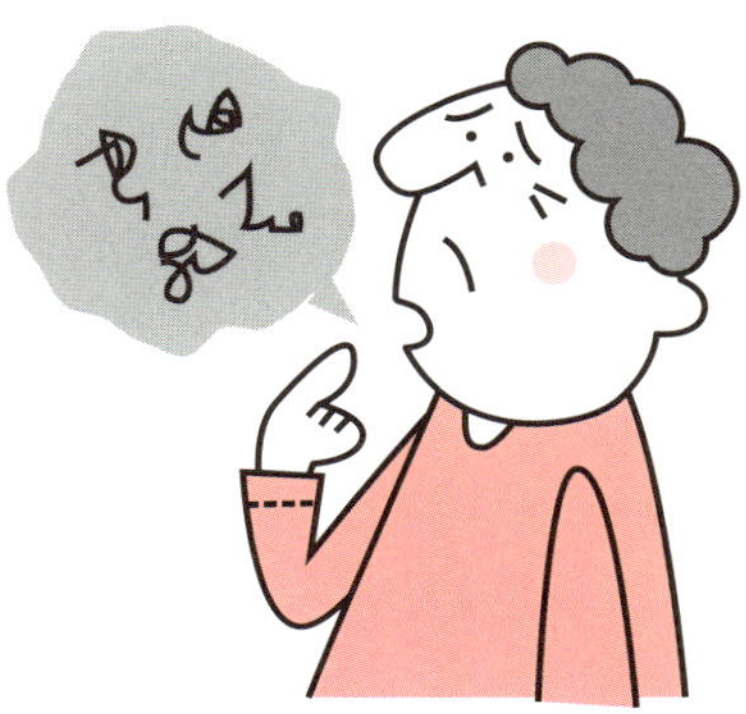

脳卒中の基礎知識

脳出血って、どんな病気?

脳の中の細い血管が破れる

「**脳出血**《のうしゅっけつ》（**脳内出血**）」は、脳実質内の細い血管が破れて出血する病気です。原因として多いのが、高血圧。血圧が高い状態が続くと、脳内の血管に動脈硬化が起こります。動脈硬化が進むと血管がもろくなり、血管壁に小さなこぶ（脳内小動脈瘤《のうないしょうどうみゃくりゅう》）ができます。そして、血圧が急に変化した際などにこぶが破裂し、脳出血が起こるのです。出血は自然に止まりますが、脳内に流れ出た血液がかたまって血腫《けっしゅ》となり、脳細胞を圧迫して機能を低下させます。

血圧の急な変化が発作につながる

脳出血は突然発症することがほとんど。ＴＩＡ（14ページ参照）のような前兆は、あまり見られません。症状は出血の部位によって異なりますが、多くの場合、頭痛や体の麻痺、吐き気・嘔吐《おうと》、意識障害などが起こります。血圧の急な変動によって起こるため、屋内と屋外の温度変化が大きくなる真夏と真冬は、とくに注意が必要です。暑さ・寒さのほか、入浴や排便、急に興奮するなども発作のきっかけになることがあるので注意が必要です。

ここが大事!!

●発作を起こしたらすぐ受診!

脳出血による血腫が大きくなると、脳にむくみが起こります（脳浮腫）。そして、血腫やむくみのために頭蓋内の圧力が高くなりすぎて「**脳ヘルニア**」を引き起こすことがあります。脳ヘルニアとは、脳の一部が本来の場所とは違うところへ押し出されてしまうこと。脳に大きなダメージを与えるのはもちろん、命にかかわることもあります。脳ヘルニアを防ぐためにも、発作を起こしたらすぐに治療を受けましょう。

■脳出血の特徴■

活動中などに突然起こる

血圧の急な変化などがきっかけとなり、突然、発作が起こる。TIAのような前兆は、ほとんど見られない

主な原因は高血圧や動脈硬化

高血圧をそのままにしておくと、動脈硬化が進む。脳出血の原因になる脳内小動脈瘤ができることもある

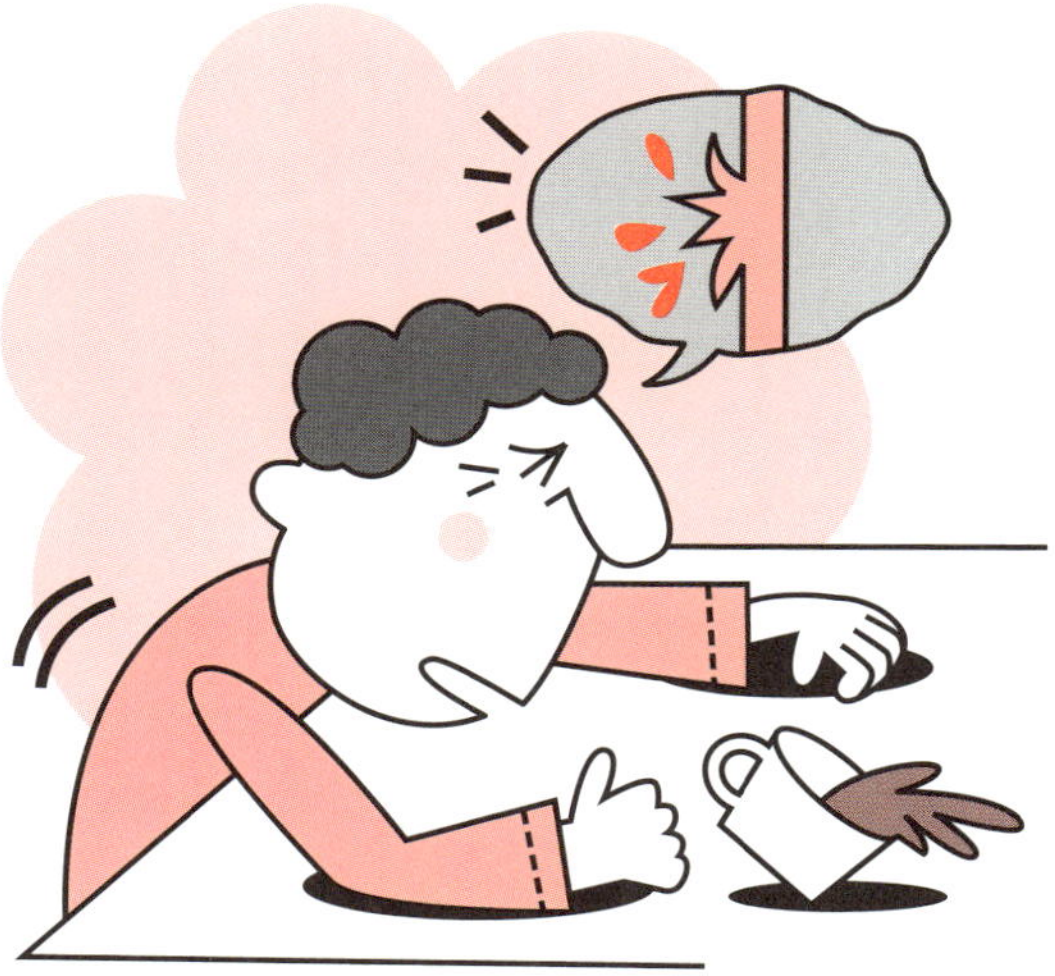

発作のきっかけは血圧の急な変化

体を動かしているときのほか、入浴中や排便中の発作も多い。急激な温度変化や興奮にも注意する

脳幹に出血が起こると呼吸障害や意識障害が起こり、昏睡状態に陥ることもある

主な症状

- 頭痛
- 吐きけや嘔吐
- 手足のしびれ
- 体の片側の麻痺やしびれ
- めまい　など

くも膜下出血って、どんな病気？

脳を覆うくも膜の内側に出血が広がる

脳は、外側から順に、硬膜、くも膜、軟膜という膜で3重に覆われています。くも膜と軟膜の間の空間を「くも膜下腔」といい、通常は脳脊髄液で満たされています。**くも膜下出血**は、脳の表面の血管が破れてくも膜下腔に出血が広がる病気。出血の原因としてもっとも多いのが、血管の分岐点などにできた**脳動脈瘤《のうどうみゃくりゅう》が破裂**するケースです。くも膜下出血が起こると頭蓋内の圧力が一気に高まるため、脳に大きなダメージを与えます。

突然起こるはげしい頭痛が特徴

くも膜下出血は、前ぶれなしに突然起こります。多く見られる症状は、はげしい頭痛や吐き気・嘔吐《おうと》。とくに頭痛は、「後頭部をバットでなぐられたような痛み」と表現されるほどはげしいものです。症状が重い場合は、意識障害やけいれんが起こることもあります。また、発症から数時間後に、首のつけ根から肩のあたりがかたく張る**項部硬直《こうぶこうちょく》**が現れるのも特徴です。最初の発作のあとに再発作が起こることも多いので、十分な注意が必要です。

ここが大事!!

●くも膜下出血の危険因子

脳梗塞や脳出血は、糖尿病や脂質異常症、心疾患などが大きな危険因子となります。しかし、くも膜下出血の場合、こうした生活習慣病との関連性は認められていません。発症のリスクを高めることがわかっているのは、高血圧、喫煙、過度の飲酒など。動脈瘤ができる原因には遺伝的な体質も関係していると考えられるので、家族にくも膜下出血を起こした人がいる場合は、日ごろから危険因子を減らすことを心がけましょう。

■くも膜下出血の主な症状■

はげしい頭痛

これまでに経験したことがないような、はげしい痛みが起こるのが特徴

吐き気・嘔吐

頭痛と同時に、吐き気を感じたり、突然嘔吐することがある

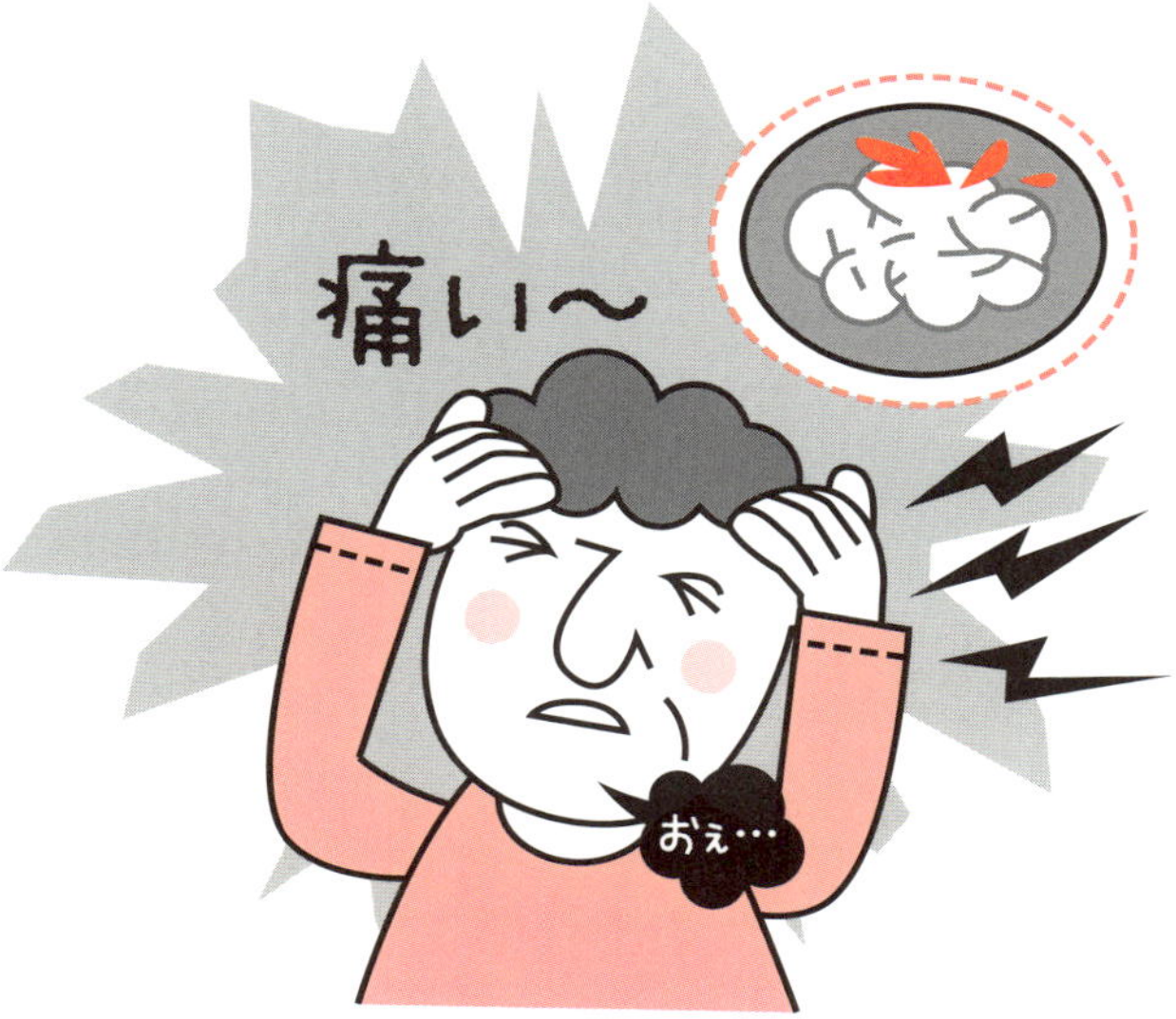

項部硬直

発症から数時間後に、首のつけ根から肩のあたりがかたく張ってくる

意識障害

重症の場合に見られる。頭痛が起こってから数分後に意識を失い、数分～10数分で回復することが多い

痛みが弱くても要注意

出血が少ない場合、頭痛がそれほどはげしくないこともある。ただし、以下のような場合はくも膜下出血の可能性があるので、できるだけ早く病院へ！

- □頭痛が突然起こった（何時何分とはっきりわかる）
- □程度は軽いが、これまでに経験したことのない痛みを感じる
- □頭痛が続いている
- □吐き気や気分の悪さを感じたり、意識障害が起こったりする

家族が脳卒中を起こしたら

軽症だと思えてもすぐに救急車を

家族や身近な人に脳卒中が疑われる症状が見られたら、すぐに救急車を呼びます。治療を始めるのが早いほど脳の損傷を抑えることができるので、症状が軽くてもためらわずに119番を。専門知識のない人が病状を見分けることは難しく、軽症に見えても一気に悪化することもあるため、自宅などで様子を見るのは避けましょう。救命はもちろん、後遺症を軽くするためにも、発症後3時間以内に専門の医療機関を受診するのが理想です。

安全な姿勢で寝かせ意識や呼吸・脈を確認

救急車の手配をしたら、病人を安全な場所に寝かせます。移動が必要な場合は、周囲と協力して寝かせたまま動かしましょう。衣服をゆるめて**回復体位**（21ページ参照）をとらせたら、まずは名前を呼ぶなどして意識の有無を確認します。意識がないときは、さらに呼吸と脈の確認を。呼吸が苦しそうだったり止まっていたりする場合は、あおむけにしてあごを上げ、気道を確保します。脈がない場合は、すぐに心臓マッサージを行います。

ここが大事!!

●救急車の呼び方

119番に通報すると、最初に火事か救急かを聞かれます。救急であることを伝えると次のような質問をされるので、落ち着いて答えましょう。

①病人の氏名、性別、年齢
②病人の症状（いつ、どこで、どのような状態になったのか、現在の状態など）
③病人のこれまでの病歴や持病、薬の服用歴
④病人のいる場所（住所などはメモを電話の前に貼っておくと安心）
⑤通報者の氏名、連絡先

■救急車を待つ間の応急手当て■

周囲に複数の人がいる場合は、
手分けをして、通報と応急手当てを同時に進める

①回復体位をとらせる

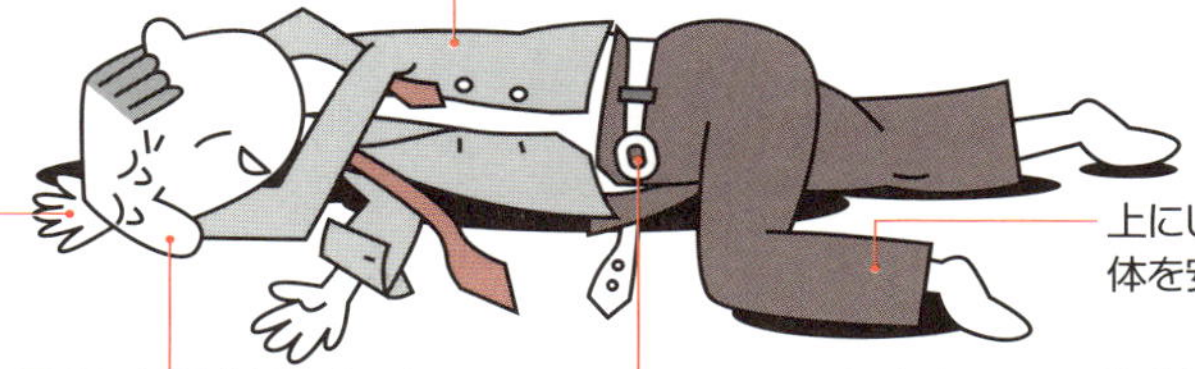
上にした側の手を顔の下に入れる
体を横向きにして寝かせる。麻痺がある場合は、麻痺している側を上に
上にした側の足を曲げ、体を安定させる
顔は横向きに。嘔吐した場合は、吐いたものを口の中からとり除く
ベルトやネクタイ、首まわりのボタンなどを外し、呼吸を楽に

②意識の有無を確認

名前を呼び、返事をするか、目を開けるか、などを確認。反応がない場合は軽くつねってみる。体をゆすったり、顔をたたいたりしない

③呼吸の有無を確認

口元に自分の頬を近づけ、息が当たるか、呼吸音が聞こえるか、などを確認。同時に、胸が動いているかもチェックする

- 呼吸が苦しそう → ④気道を確保
- 呼吸がない → ④脈を確認
  - 脈がある → ④気道を確保
  - 脈がない → ⑤心臓マッサージを行う

④気道を確保

仰向けで嘔吐すると、窒息することがある。嘔吐した場合は、すぐに顔を横向きにし、吐いたものを口からとり除く

④脈を確認

⑤心臓マッサージを行う

両手のひらを重ねて病人の胸の中央におき、1分間に100回をめやすに、真上から強く押す

身近にAED(自動体外式除細動器)があれば、機器の音声ガイドに従って使用する

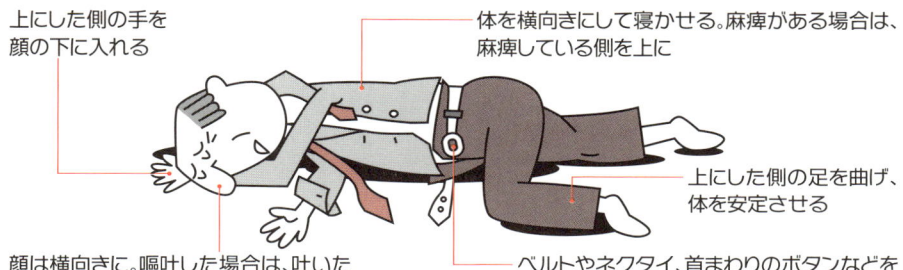

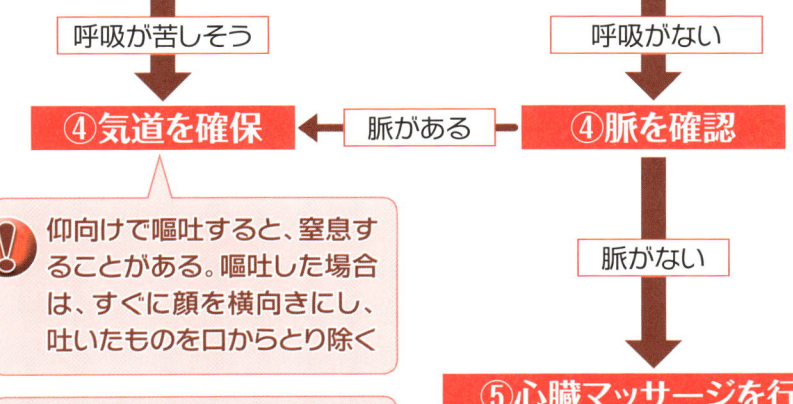

急性期の治療

病院で行われる救急処置と検査

救命と脳の損傷を抑えることが目的

脳卒中の治療は、発症から2週間くらいのあいだの「**急性期**」と、1カ月以降の「**慢性期**」に分けられます。急性期の治療の主な目的は、救命と、脳の損傷を最小限に抑えることです。

脳卒中が疑われる場合、病院に到着すると、まずは呼吸管理などの救命救急処置が行われます。同時に、つき添いの家族や本人から、発作を起こしたときの様子やこれまでの病歴などを聞きとります。病気の診断や治療法の選択にかかわるので、正確に答えましょう。

CT検査などを行い病名を確定する

応急処置がすむと、血液検査や神経学的検査、CT検査などが行われます。これは、発作が脳卒中によるものかを調べ、病名を確定するためのもの。脳出血やくも膜下出血は、CT検査でほぼ診断がつきます。脳梗塞の場合は、発症してしばらくはCTの画像に変化が現れないため、脳出血やくも膜下出血ではないと思われる場合は、MRI検査を行います。病名や脳の損傷の程度を詳しく調べたうえで、今後の治療方針が決められます。

ここが大事!!

●神経学的検査とは?

神経学的検査は、脳の損傷の程度を調べるためのものです。まずは救命救急処置を行いながら、意識の有無や会話の様子、手足の麻痺や感覚異常の有無、目の動きなどを観察します。そして、救命救急処置を終えて呼吸や脈拍、血圧などが安定した段階で、あらためて検査を行います。医師の指示に従い手足を動かして運動機能を調べるほか、目の動き、発音・話し方、聴覚、臭覚、物が触れたときの感覚などもチェックします。

■病名の診断のために行われる主な検査■

家族または本人への問診

いつ、どこで、どのように発作を起こしたかに加え、病歴や治療中の病気の有無、服用している薬の種類などを具体的に。食生活や喫煙・飲酒の習慣などについて聞かれることもある

神経学的検査

脳や神経系の障害の有無や程度を調べる検査の総称。脳卒中が疑われる場合、意識の有無、体や眼球の動き、各種の感覚、体の反射などについて検査が行われることが多い

CT（コンピュータ断層撮影）検査

体にX線を照射してスキャンしてデータをコンピュータ処理し、体の横方向の断面図を撮影する。出血した部位がはっきり写るので、出血性の脳卒中の診断に役立つ

一般的検査

脳卒中の原因となる生活習慣病や合併しやすい病気の有無・程度を調べるため、胸部や腹部のX線撮影、心電図検査、血液検査、尿検査などが行われる

MRI（磁気共鳴画像）検査

磁気と電波を利用して、さまざまな角度から体の断面図を撮影する。CTより詳しい画像が得られるため、発症直後の脳梗塞の病巣も見つけることができる

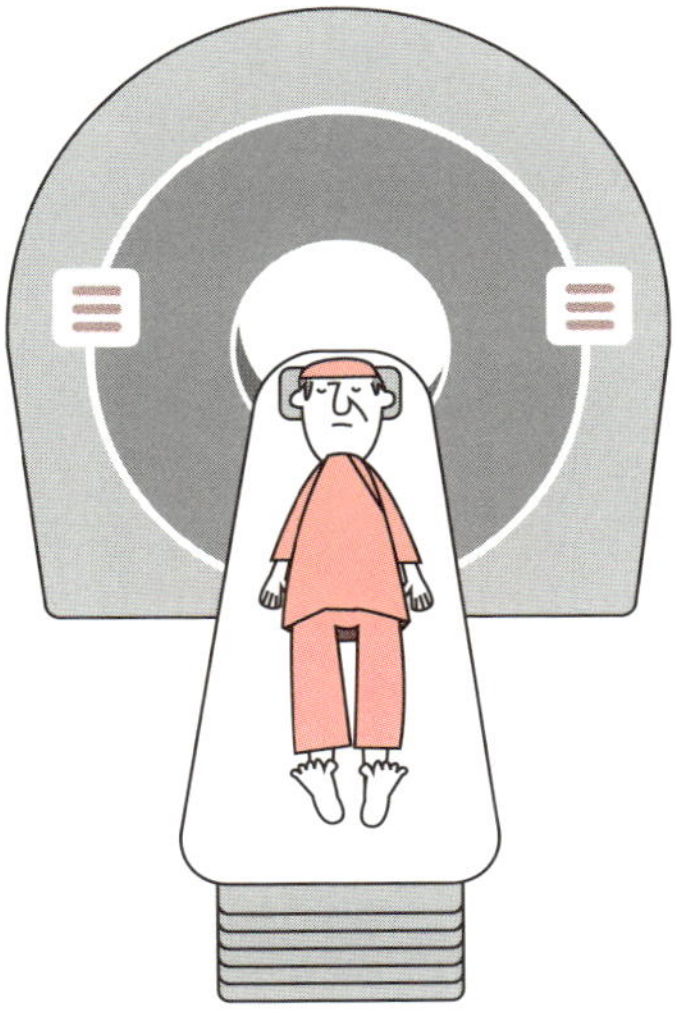

急性期の治療

脳梗塞の急性期の治療

超急性期に行われる血栓溶解療法

脳梗塞の発症から1～2週間の時期を指す「急性期」のうち、発症直後から3～6時間以内を「超急性期」といいます。超急性期の治療の目的は、**まだ完全に壊死《えし》していない脳細胞**（**ペナンブラ**）を少しでも多く回復させること。血管がつまって途絶えている血流を再開させるため、血管に薬剤を入れて血栓を溶かす「**血栓溶解療法《けっせんようかいりょうほう》**」を行います。血栓溶解療法は、とくにアテローム血栓性脳梗塞や心原性脳塞栓症の治療に効果を発揮します。

脳の損傷を食い止める急性期の治療

超急性期のあとは、脳の損傷を最小限に抑えるために、さまざまな治療が行われます。発症から24時間以内に始めるのが「**脳保護療法《のうほごりょうほう》**」。脳の血流不足になると発生する有害物質の働きを無害化し、ペナンブラを守るためのものです。これと並行して、脳の浮腫（むくみ）を抑える「**抗浮腫療法《こうふしゅりょうほう》**」や、血栓ができるのを防ぐ「**抗血小板療法《こうけっしょうばんりょうほう》**」「**抗凝固療法《こうぎょうこりょうほう》**」なども行われます。いずれの治療も、点滴や注射、のみ薬などの形で薬を投与します。

ここが大事!!

●ペナンブラとは?

脳梗塞が起こると、血管がつまった部分の先へは血液が届かなくなります。血流が滞ると酸素や栄養が不足するため、脳細胞は壊死してしまいます。脳細胞の壊死は、血管がつまった部分から徐々に広がっていきますが、発症後しばらくは、周囲から少しずつ入ってくる血流によって命を保っている細胞もあるのです。このような、活動を止めてしまっていても壊死してはいない細胞のことを「ペナンブラ」といい造影のMRIで診断します。

■脳梗塞の急性期に行われる主な治療■

超急性期（発症から3～6時間以内）	血栓溶解療法		**〈発症から3時間内〉** 血栓溶解薬・t-PAを点滴投与し、血栓を溶かす
			〈発症から3時間以上6時間以内〉 血栓溶解薬・ウロキナーゼを直接動脈に注入し、血栓を溶かす
急性期（発症から6時間～1、2週間）	脳保護療法		脳保護薬・エダラボンを点滴投与し、脳細胞を破壊する有害物質からペナンブラを守る
	抗浮腫療法		グリセロールやD-マンニトールなどの薬剤を点滴投与し、脳内の余分な水分を排泄させて浮腫（むくみ）を防ぐ
	血栓ができるのを防ぐための治療	抗血小板療法	抗血小板薬・オザグレルナトリウムの点滴やアスピリンの服用によって、血小板の働きを抑える
		抗凝固療法	抗凝固薬・アルガトロバン、ヘパリンなどを点滴投与し、血栓を溶けにくくさせる物質・フィブリンの働きを抑える

薬物治療とあわせて、発症の当日または翌日から、症状に合ったリハビリテーション（66～ページ参照）も行われる

急性期の治療

脳出血の急性期の治療

出血の拡大を防ぐ急性期の治療

脳出血の場合、急性期の治療の目的は、出血が広がるのを防ぐことです。第一に行われるのが、降圧剤投与による血圧の管理。血圧を低く保つことによって出血を止め、血腫が大きくなるのを防ぐことができるからです。同時に、脳の浮腫（むくみ）を抑える抗浮腫療法も行われます。また、脳出血の急性期には、けいれん発作や、胃潰瘍《いかいよう》などの上部消化管出血が見られることがあります。けいれん発作を起こした場合は抗けいれん薬で治療を行い、上部消化管出血を併発する可能性が高いと思われる場合は、予防的に抗潰瘍薬が投与されます。

手術が必要になることも

脳出血が起こると、脳内に血腫（流れ出た血液のかたまり）ができます。血腫が大きいと、頭蓋《ずがい》内の圧力が高まって脳の損傷がさらに進んでしまうため、血腫をとり除く手術が必要になる場合もあります。手術には、頭蓋を切開する「**開頭血腫除去術**《かいとうけっしゅじょきょじゅつ》」と、頭蓋に小さな穴を開け、そこから血腫を吸い出す「**吸引術**《きゅういんじゅつ》」があります。

ここが大事!!

●手術を選択する場合

手術を行うかどうかは、血腫の大きさや部位、重症度、発症からの時間などのほか、患者さんの年齢や体力、全身状態なども考慮して判断されます。小さな血腫なら周囲への影響も少なく、まわりの組織に自然に吸収されていくため、手術の必要はありません。手術によって脳に新たな障害を加える可能性もあるため、手術が検討されるのは、血腫が大きく、脳ヘルニア（16ページ参照）の兆候が見られるような場合です。

脳出血の主な手術法

血腫をとり除く手術

吸引術

体への負担が小さく、開頭手術を受けた場合にくらべて早くリハビリテーションを始めることができる

開頭血腫除去術

頭蓋骨の一部を切り開き、血腫をとり除く。体への負担は大きいが、血腫の除去や止血を確実に行うことができる

CTガイド下血腫除去術（CT定位的血腫吸引術）

専用のフレームで頭部を固定。頭蓋骨に開けた小さな穴から細い管をさしこみ、血腫を吸い出す。CTによって血腫の位置や大きさを計測しながら行う

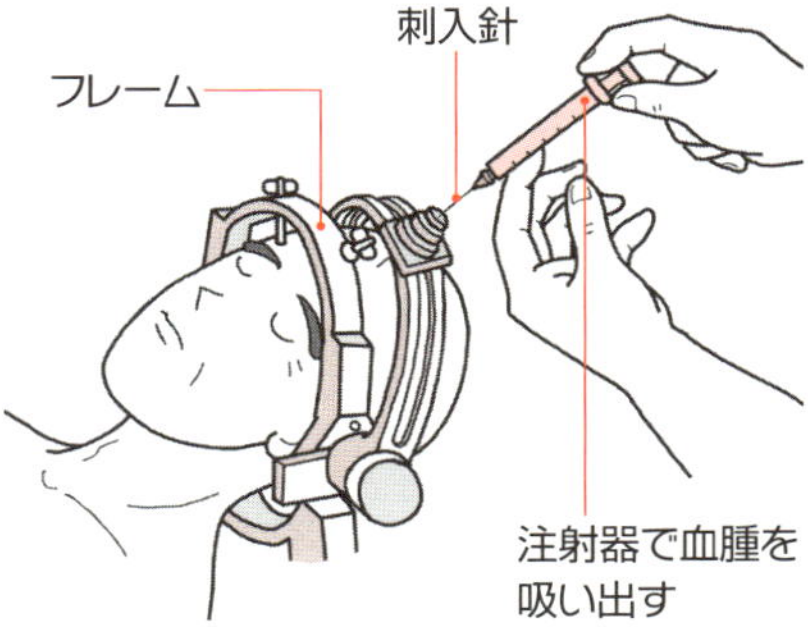

脳室ドレナージ

急性の水頭症（※）を起こしている場合などに行われる。頭蓋骨に開けた小さな穴から脳室内に細いチューブを入れ、1週間ほどそのままにして血腫を排出させる

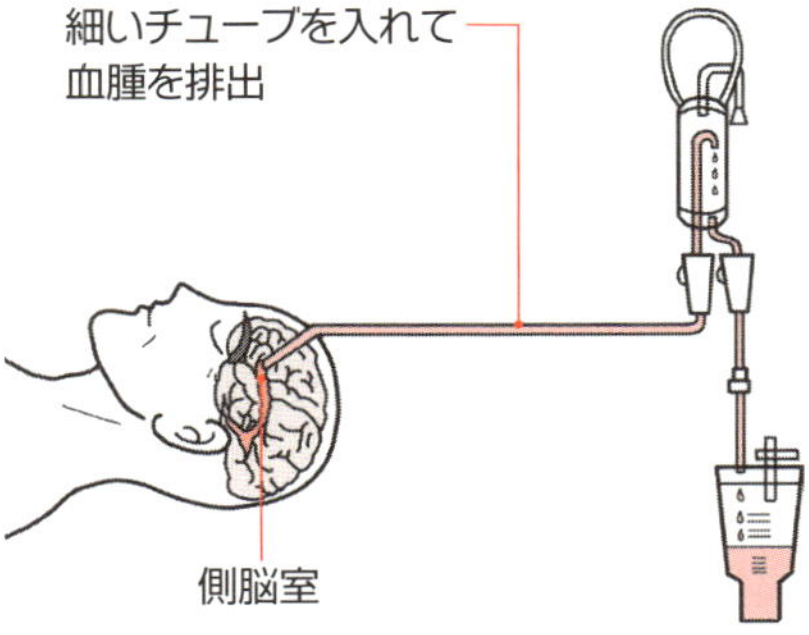

内視鏡下血腫除去術（神経内視鏡手術）

頭蓋骨に開けた小さな穴から、細い管とともに内視鏡を挿入し、内視鏡で状態を見ながら血腫を吸い出す

※**水頭症**：脳脊髄液を生産している脳室に脳脊髄液がたまり、脳室が拡大した状態。脳出血に伴って起こる場合、血腫が脳脊髄液の流れを妨げることなどが原因になる

急性期の治療

くも膜下出血の急性期の治療

早期手術を行うのが一般的

くも膜下出血の急性期の治療で重要なのは、動脈瘤の再破裂を防ぐことです。再破裂は、発症後24時間以内(とくに6時間以内)に約5％の確率で起こります。その後、発症率は徐々に下がっていきますが、4週間ほどは再破裂の可能性が残ります。重い合併症がある場合などを除き、発症後3日以内に手術を行うのが一般的です。くも膜下出血の早期治療には、「**開頭手術**」と「**血管内治療**」の2種類があります。

脳梗塞の合併を防ぐことも重要

くも膜下出血の発症後4、5日～2週間ごろまでに多く見られるのが「**脳《のう》血《けっ》管《かん》攣《れん》縮《しゅく》**」です。脳の血管が縮んで細くなるために血流が悪くなり、脳梗塞の発症につながることがあります。脳血管攣縮を防ぐため、薬や小さなバルーンで血管を拡張したり、開頭手術と並行して、くも膜下腔の血液をとり除く治療が行われたりすることもあります。

ここが大事!!

●くも膜下出血の重症度

くも膜下出血の重症度は5段階に分けられ、(Ⅰ)～(Ⅲ)は早期に、(Ⅳ)以上は症状の改善を待って手術を行います。

(Ⅰ)無症状、または軽い頭痛や項部硬直(18ページ参照)。(Ⅱ)中等度以上の頭痛と項部硬直。脳神経麻痺以外の神経症状はない。(Ⅲ)傾眠傾向、錯乱状態または軽度の局所神経障害。(Ⅳ)混迷状態で中等度以上の片麻痺。自律神経障害、除脳硬直(※)など。(Ⅴ)昏睡状態、除脳硬直が見られ、瀕死の状態を示す。

※**除脳硬直**：神経の障害によって起こる異常な姿勢。

くも膜下出血の主な手術法

	開頭クリッピング手術	血管内治療（コイル塞栓術）
手術方法	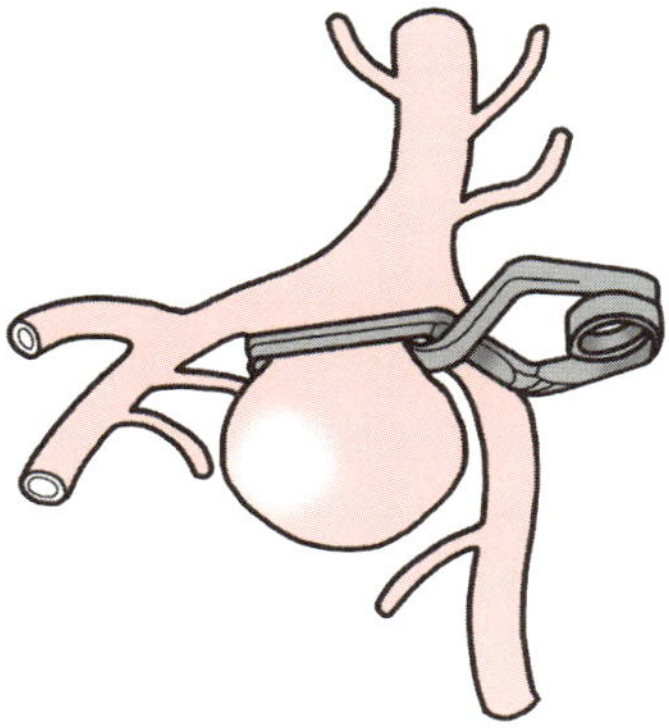 頭蓋骨の一部を切り開き、動脈瘤の根元をクリップではさむ。クリップは特殊合金製なので、手術後もMRIなどの磁気検査は可能	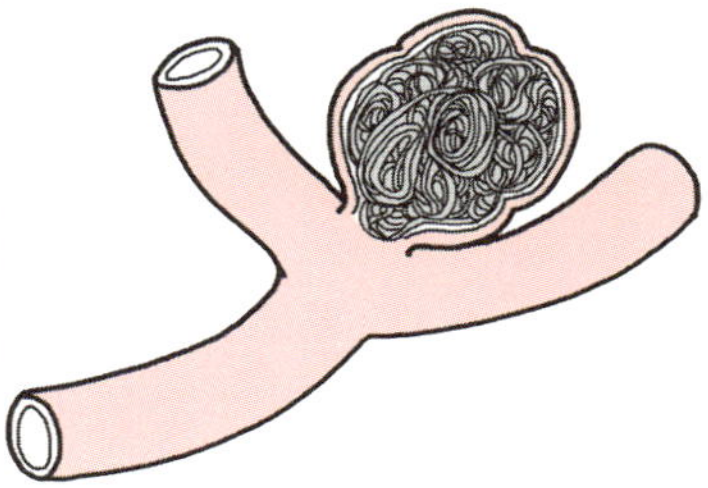 太もものつけ根の動脈から動脈瘤の近くまで血管に細い管を入れ、管を通してプラチナ製のコイルを動脈瘤の中に詰める
効果	動脈瘤への血流が止まるため、破裂する危険がなくなる	動脈瘤の内部に血液が入らなくなるため、破裂の危険性が低下する
○ メリット	・医師が肉眼で見ながら行うので、確実に治療することができる	・体への負担が小さい ・クリッピングが困難な部位でも可能
× デメリット	・開頭するため、体への負担が大きい	・動脈瘤の形や大きさによっては行えない ・実施できる医療機関が限られている

再発予防の治療

脳梗塞の慢性期の治療

慢性期の治療の目的は再発の予防

脳卒中の発症から1カ月ほどたち、急性期を過ぎて症状が安定し始める時期を「**慢性期**」といいます。慢性期の治療の主な目的は、**再発の予防と後遺症の改善**です。脳梗塞の場合、血栓ができるのを防ぐ治療を続けながら、高血圧や動脈硬化、糖尿病といった危険因子を管理していくことが基本です。血栓をできにくくする治療は、薬の服用によって行います。心原性脳塞栓症の場合はワルファリンなどの抗凝固薬、ラクナ梗塞やアテローム血栓性脳梗塞の場合はアスピリンなどの抗血小板薬が用いられます。病状に応じて、危険因子となる生活習慣病の治療薬も処方されます。

再発予防のために手術を行うことも

再発の危険性が高い場合は、手術を行うこともあります。手術法には「**頸**《けい》**動脈内膜剥離術**《どうみゃくないまくはくりじゅつ》」「**ステント留置術**」「**バイパス手術**」などがあり、症状に応じて、適した方法が選択されます。ただし、これらの手術は再発予防のためのもの。すでに起こった脳梗塞による症状を改善する効果はありません。

ここが大事!!

●定期検査を欠かさずに

慢性期には、再発予防のための薬の服用と適切なリハビリテーションに加え、生活習慣の見直しも大切。とくに自宅で療養する場合は、食事に気を配ったり適度な運動を続けることも必要です（119ページ~参照）。また、とくに異状を感じなくても、医師の指示どおりに定期検査を受けましょう。治療の効果を確認するのと同時に、あらたな梗塞が起こっている場合の早期発見・早期治療につながります。

慢性期に行われる外科的治療

頸動脈内膜剥離術

首の横を切開し、脳につながる頸動脈を開いて、血管の厚くなった内膜をはがしとる

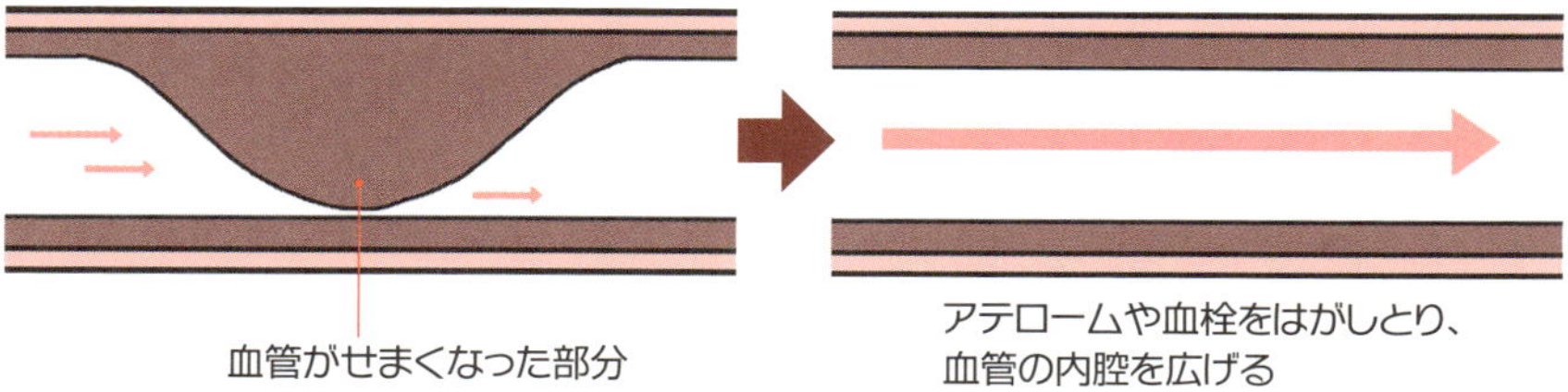
血管がせまくなった部分
アテロームや血栓をはがしとり、
血管の内腔を広げる

ステント留置術

太もものつけ根の大腿動脈から頸動脈まで細い管を入れ、血管がせまくなった部分にステントという金属製の筒を挿入する

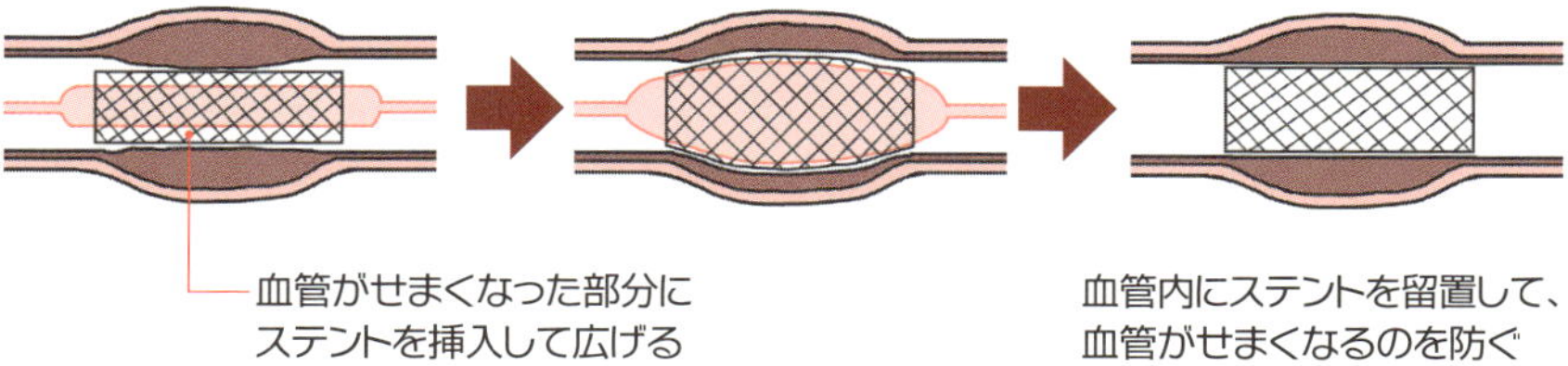
血管がせまくなった部分に
ステントを挿入して広げる
血管内にステントを留置して、
血管がせまくなるのを防ぐ

バイパス手術

頭蓋骨の一部を切り開き、脳の血管に頭皮（頭蓋骨の表面）の血管をつなぐ。新しい迂回路（バイパス）をつくることで、脳への血流を改善する

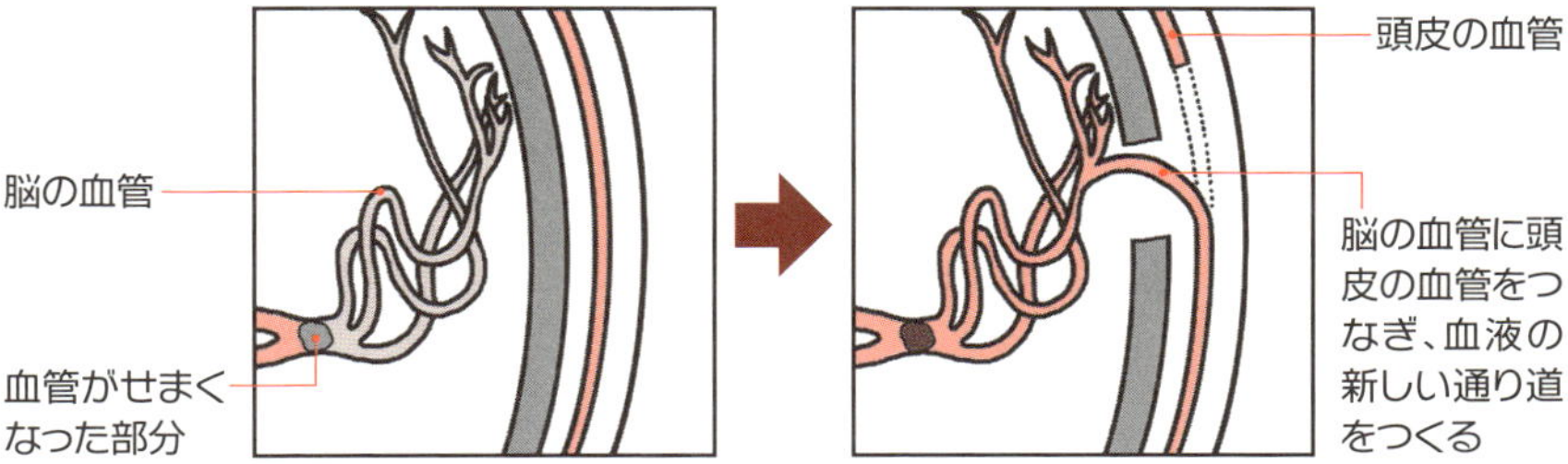
脳の血管
血管がせまく
なった部分
頭皮の血管
脳の血管に頭
皮の血管をつ
なぎ、血液の
新しい通り道
をつくる

再発予防の治療

脳出血・くも膜下出血の慢性期の治療

血圧や基礎疾患の管理が大切

脳出血と、くも膜下出血の慢性期の治療は、血圧のコントロールと、危険因子となる疾患の管理が中心です。必要に応じて、脳梗塞と同様の薬物療法を行うこともあります。機能回復のためのリハビリテーションを続けるとともに、生活習慣を見直して危険因子をとり除く努力をしましょう。

くも膜下出血で起こる正常圧水頭症にも注意

再発を防ぐためには、定期検査をきちんと受けることが大切です。とくにくも膜下出血の場合、手術をしたことで安心してしまいがちですが、別の血管に動脈瘤ができたり、手術した部位が再破裂したりする可能性もあります。また、手術の1～2カ月後からは、**「正常圧水頭症《せいじょうあつすいとうしょう》」**にも注意しましょう。脳脊髄液がたまって脳室が広がる病気で、歩行障害、尿失禁などを起こします。発症した場合、たまった脳脊髄液を流すため、脳室と腹腔をチューブでつなぐ手術が行われることがあります。正常圧水頭症は、くも膜下出血を起こした人の20～40％ほどに見られますが、手術により症状は回復します。

ここが大事!!

●動脈瘤の再破裂

くも膜下出血の場合、手術が成功しても再破裂の可能性はゼロではありません。開頭クリッピング手術では、クリップで止めた部分に動脈瘤の茎（根元）が残り、その部分が大きくなってしまうことがあります。血管内治療では、つめたコイルが血流によって動き、動脈瘤に再び血液が流れ込んでしまう可能性があります。再発を防ぐため、手術後の定期検査は欠かさないようにしましょう。

脳出血&くも膜下出血の再発を防ぐポイント

生活習慣を見直す 食事や運動、休息といった基本的な生活習慣を正す	**血圧の管理** 脳出血やくも膜下出血の危険因子となる高血圧を改善する
定期検査を受ける とくに異状を感じなくても、医師の指示に従って定期検査を受ける	**リハビリテーションを続ける** 退院後も適切なリハビリテーションを続け、機能の回復・維持をめざす
禁煙する 血圧の上昇につながるタバコは、大きな危険因子。喫煙者は禁煙する	**生活習慣病などの治療** 脳出血の場合、脂質異常症や糖尿病などの疾患も危険因子になるので、適切な治療を行う
飲酒は控えめに 過度の飲酒は血圧を上げ、生活習慣病の原因にもなるので、適量を守る	

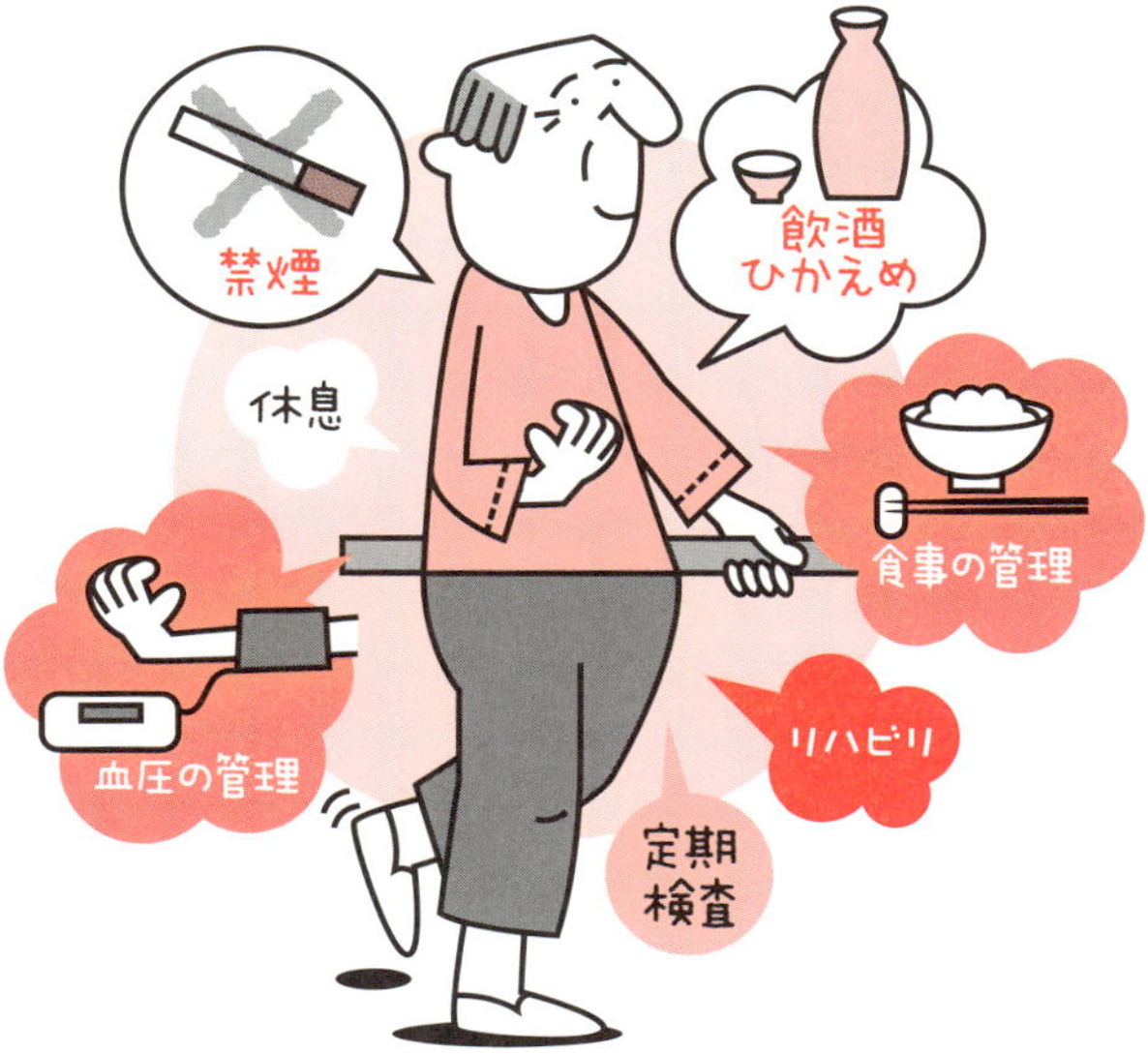

C O L U M N

脳卒中に似た症状の病気

頭痛や吐き気、運動機能障害や言語機能障害など、脳卒中の症状とよく似た症状をあらわす病気があります。頭部外傷にかかわる「**慢性硬膜下血腫**《まんせいこうまくかけっしゅ》」や腫瘍の「**脳転移**《のうてんい》」などで、とくに高齢者の場合は可能性の高い病気です。

●慢性硬膜下血腫

ベッドから転落したり、転倒によって頭を柱にぶつけるなど、高齢者にはよく起こる日常的な打撲から発症します。そのとき気がついて受診する人もいますが、外傷も痛みもないまま放置してやがて症状があらわれて病気に気づくケースも少なくありません。

打撲により脳の表面を覆う硬膜の下に出血が起こり、その血がたまって血腫となり脳を圧迫します。症状は通常、頭部の打撲から数週間〜数カ月で現れ、検査で血腫が見つかれば大きい場合は手術で治療します。

●脳腫瘍

頭蓋骨のなかにできる脳腫瘍《のうしゅよう》には、体のほかの部位にできたがんが転移してくる「**転移性脳腫瘍**《てんいせいのうしゅよう》」と、脳そのものから腫瘍ができる「**原発性脳腫瘍**《げんぱつせいのうしゅよう》」に分類されます。原発性脳腫瘍はさらに良性と悪性に分かれます。

頭痛や吐き気、眼がぼやけるなどの症状があり進行すると意識が低下したり、麻痺や感覚障害、言語障害、視野狭窄《しやきょうさく》など脳卒中とよく似た症状が現れます。

第2章

脳卒中後の家族のケア

家族の役割

後遺症に対する家族の役割とケア

本人がいちばんつらいということを理解する

脳血管障害の場合、病院でのリハビリで日常生活に必要な身体機能がある程度回復すると、自宅での生活に戻ります。機能の維持・向上や再発防止のためには、退院後もリハビリを続けていくことが必要です。それには家族のサポートが欠かせません。患者さんは、発症前の自分との違いを実感させられることによってつらい思いをしています。家族は様子を見守り、患者さんが前向きにリハビリに取り組める雰囲気づくりを心がけましょう。善意からであっても、叱ったり否定的なことを言うのは避けたいものです。励ましのことばも、かえってプレッシャーになることがあるので注意しましょう。

介護をひとりで抱え込まない

後遺症が重いと、退院後は生活全般にわたる介護が必要になることがあります。自宅介護は、大変な仕事です。環境や家族構成にもよりますが、だれかひとりが抱え込むのではなく、家族が協力して、負担を分散するのが理想です。介護保険などの公的サービスも積極的に利用しましょう。

ここが大事!!

●積極的に社会とかかわる

患者さんが社会とのつながりをもち続けられるようにすることも、家族の役割のひとつです。すぐに職場復帰などがかなわない場合でも、家に閉じこもってしまわないように注意して、外出したり家族以外の人と会ったりする機会を積極的につくっていきましょう。社会性の維持に役立つのはもちろん、いつもと違う環境で過ごすことは脳に刺激を与えるため、リハビリの一環としても有効なのです。

家族が心がけたいこと

①できることは自分でしてもらう

大変そうだからと手助けをしすぎない。日常的な動作もリハビリの一部なので、時間がかかっても、できることは自分でする

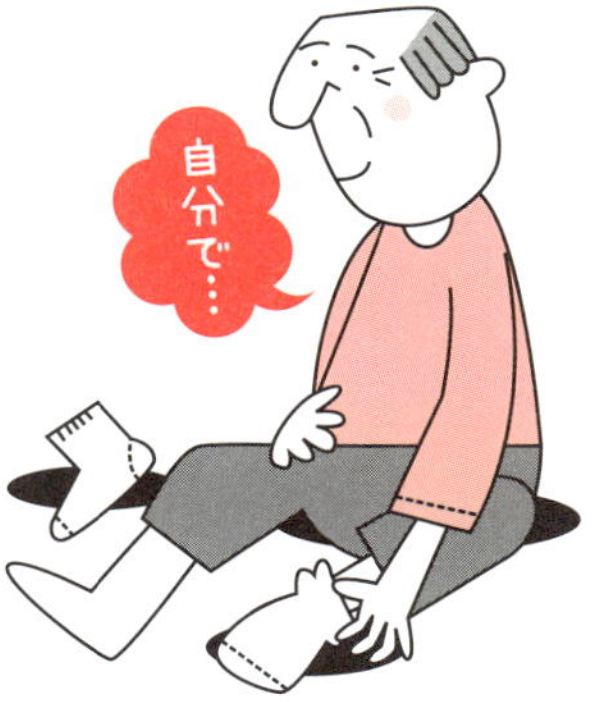

②家庭の中で役割をもたせる

症状に合わせて、できる範囲で家事などに参加してもらう。家族の役に立っていると感じることが、生活意欲の向上につながる

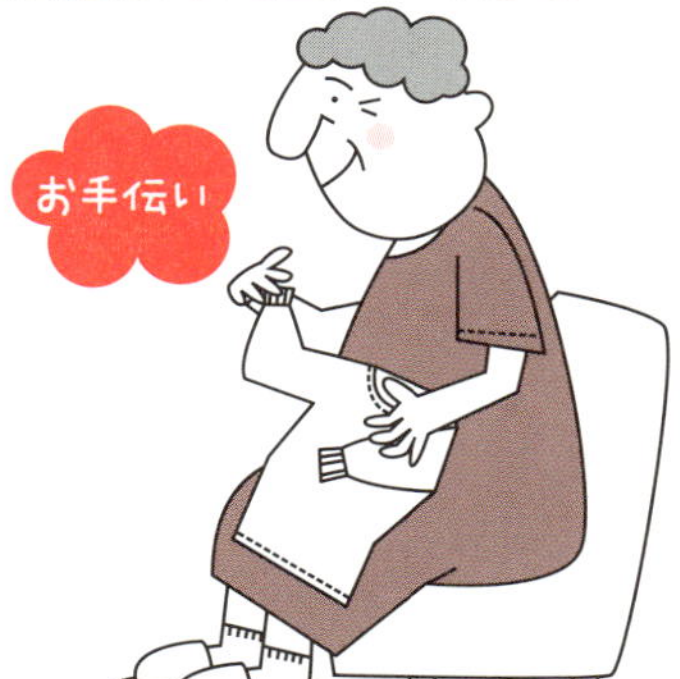

③社会とのつながりを保つ

患者さんが、家に閉じこもらないように気を配る。デイケアなどを利用して、同じ病気の人と交流することを勧めてみる

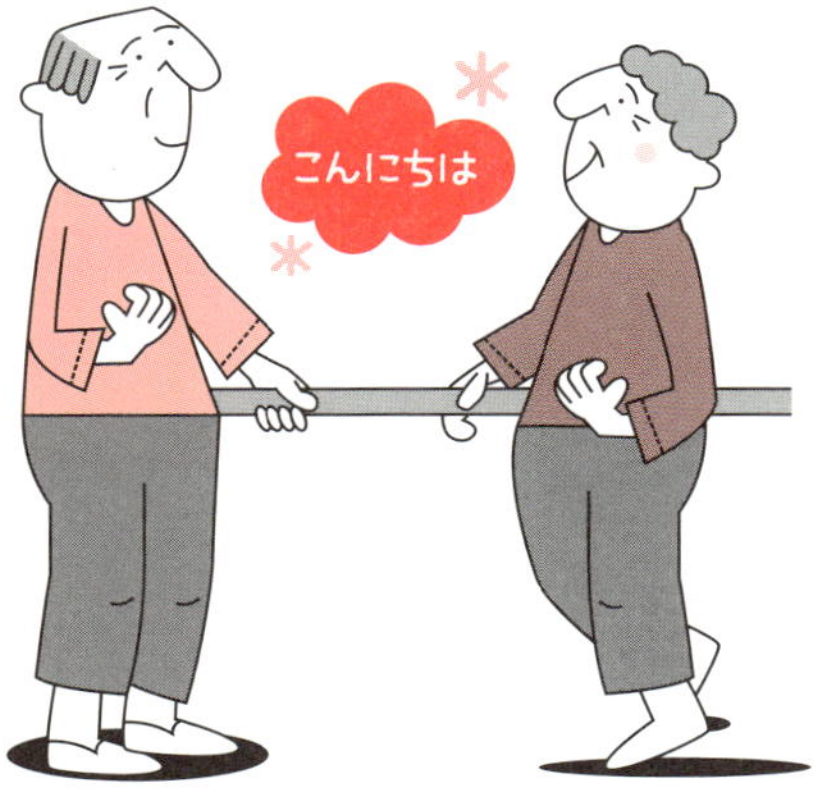

④前向きになれる雰囲気をつくる

患者さんのショックやつらさを思いやり、精神的な支えになることを心がける。叱ったり、過剰に励ましたりしないように注意

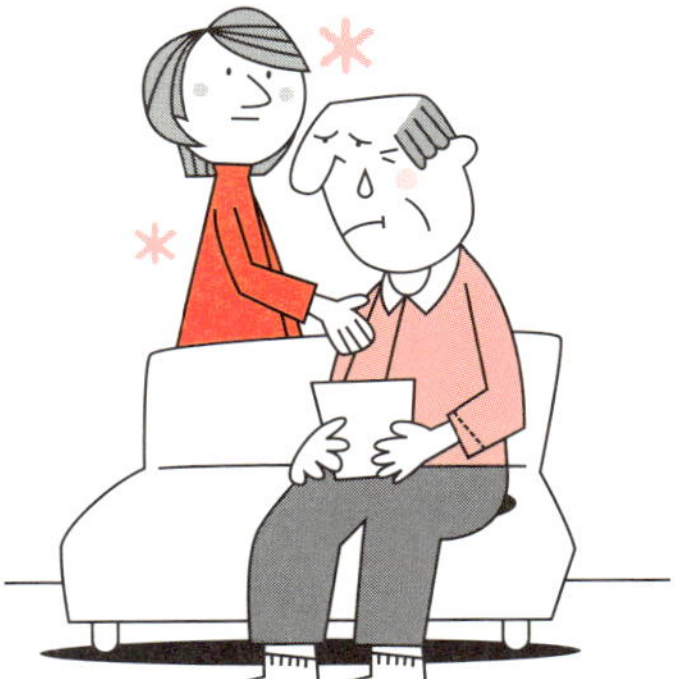

家族の役割

退院までに家族が行うこと

日常生活動作の自立度を確認

おおよその退院時期が決まったら、家族は医師や医療スタッフから退院後の生活のしかたに関する指導を受けます。その内容をもとに、患者さんが自宅での生活に戻る準備を始めましょう。ポイントとなるのは、患者さんの日常生活動作（ＡＤＬ）がどのぐらい回復しているか、ということ。日常動作の自立度を示す「ＡＤＬ評価」などをヒントに、自宅に戻ったあと、どういった介助やリハビリが必要になるのかを考えていきましょう。

症状に合わせて備品や住環境を整える

病状によっては将来的にも、望むような回復が期待できない場合もあります。ショックを受けることもあるかもしれませんが、まずは家族が現実を受け止め、患者さんの心身の状態を正しく把握しましょう。そのうえで介護用品を揃えたり、住宅を改修したりするなど、患者さんが暮らしやすい環境を整えます。また、退院後に必要になる介護・介助の方法を学び、自宅でのリハビリに関する基礎知識を身につけておくことなども役立ちます。

ここが大事!!

●予後予測は冷静に受け止めて

退院の予定やその後のリハビリなどについて病院からの説明を受ける際、現在の病状から考えられる将来の見通し（予後予測）も告げられます。今後の生活について考え、患者さんによりよい生活を送ってもらうためには、家族が現実としっかり向き合うことが大切です。医師や医療スタッフと協力して、患者さんの自立度を少しでも高められるよう、適切なサポートをしていきましょう。

■日常生活動作（ADL※）の評価■

食事	食べものを細かくするなどの工夫が必要か。食事の際の介助が必要か
整容	洗顔、歯みがき、整髪、ひげそりなどに介助が必要か
入浴	浴室内の移動、シャワーを浴びる、浴槽につかる、体を洗うなどの動作に介助が必要か
着替え	ファスナーやボタンなどの扱いも含め、衣服や靴の着脱に介助が必要か
トイレ	失禁の有無。トイレでの排尿や排便、便器への移乗、あと始末、衣服の扱いなどに介助が必要か
移乗	ベッドやいす、車いすなどへの移乗に介助が必要か。座った姿勢を保つことができるか
歩行	歩行に介助や杖、装具など必要か。歩行器や車いすが必要か、操作ができるか
階段昇降	階段の昇り降りに介助や見守りが必要か

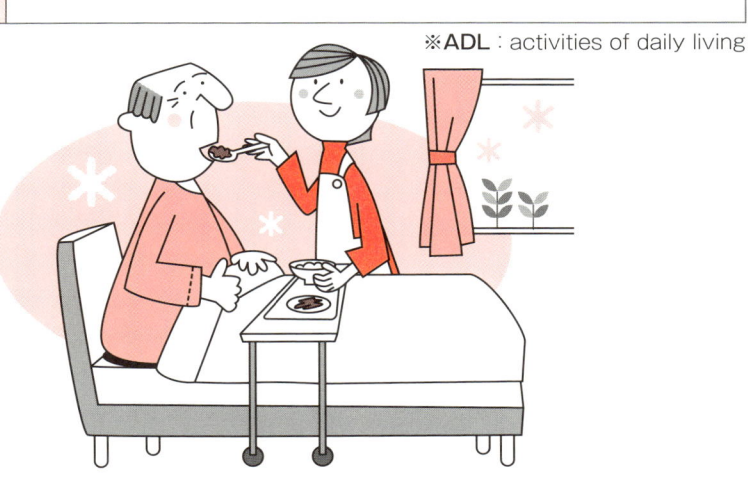

※ADL：activities of daily living

家族の役割

住環境の整え方

動きやすい環境づくりで患者さんの自立を助ける

退院後の患者さんにとっては、生活のすべてがリハビリです。住環境が不便だと体を動かしたり家事をする機会が減り、機能の低下につながってしまうこともあります。退院までに、症状に合わせて家の中を整え、患者さんが少しでも自立した生活を送れるようにしましょう。

整理整頓を心がけ室内の安全性を見直す

家族全員で心がけたいのが、室内の整理整頓です。ちょっとした段差や障害物が転倒などの原因になるので、物は決まった場所に置き、床に物を置きっぱなしにするのはやめましょう。

患者さんの症状に合わせて、階段や廊下に手すりをつける、部屋の出入り口の段差をなくすなどの改修を行い、高さ調節やリクライニングが可能な介護用ベッドの導入なども検討します。室内で歩行器や車いすを使う場合は、動きを妨げる障害物の有無や通路の幅なども見直す必要があります。退院前に、改修するべき場所や生活に必要なものなどをチェックしておくとよいでしょう。

ここが大事!!

●失認がある場合は表示も必要

失認（50ページ参照）などがある場合、物の置き場所などを思い出しにくいことがあります。日常的に使う物はわかりやすい場所に置き、引き出しや戸棚には「タオル」「皿」など、中身を表示しておくとよいでしょう。物の使い方を思い出せない場合は、「手をふくタオル」のように用途を書き添えておくのも有効です。文字が認識できない場合は、絵や写真など、患者さんに伝わる表示のしかたを工夫します。

■安全な環境づくりの例■

手すり
階段や通路、浴室などに手すりをつける。体の片側に麻痺がある場合は、動く方の手がつかまりやすい位置に手すりを付ける

カーテンなどの固定
体を支えるため、とっさにつかまる可能性があるので、簡単に外れないように固定する

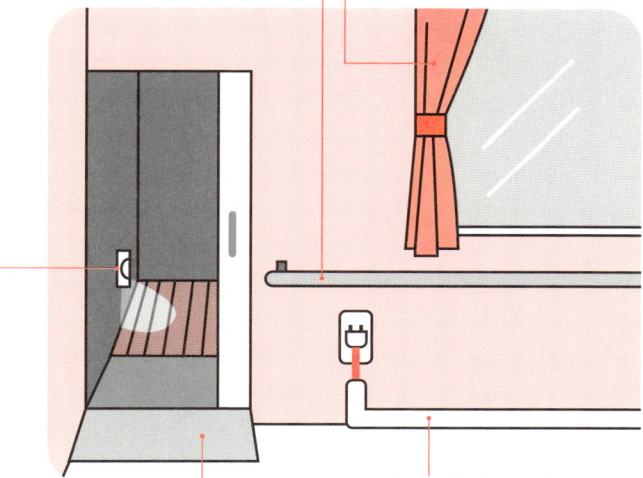

足元灯
暗い場所には、足元を確認できる照明を付ける

室内の整理整頓
動きを妨げる場所に物を置くのは避ける。床に物を置きっぱなしにしたり、コードをはわせない

段差をなくす
部屋の出入り口などの段差は、専用の板を取り付けるなど、スロープ状に

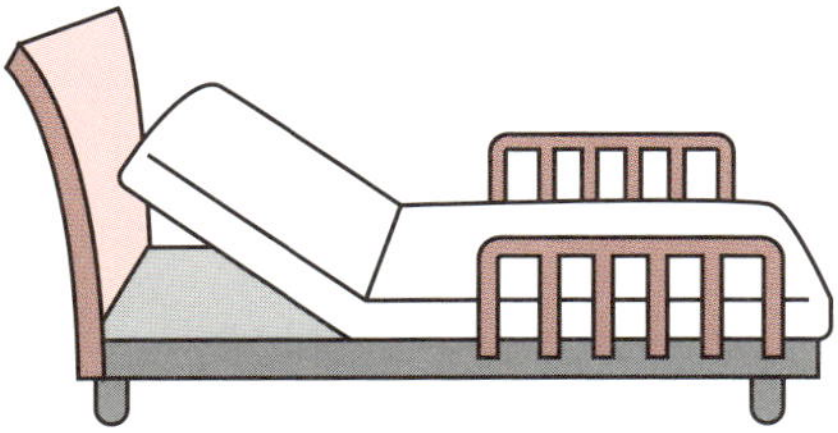

介護用ベッドの利用
布団よりベッドのほうが移動が楽で、介護者の負担も軽くなる

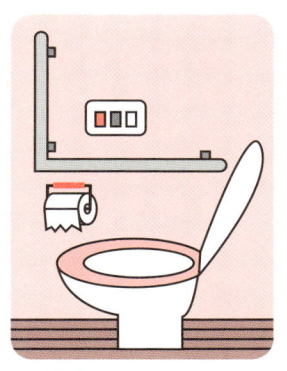

トイレは洋式に
体に麻痺がある場合、洋式トイレのほうが使いやすい

脳卒中の後遺症

さまざまな後遺症

脳がもつさまざまな役割

脳は「**大脳**《だいのう》」「**小脳**《しょうのう》」「**脳幹**《のうかん》」の3つの部分からできています。大脳は、感覚や運動、言語、思考、情緒などをつかさどる部分。小脳は体の動きや平衡感覚、脳幹は呼吸や心拍といった生命維持に必要な機能の調整にかかわっています。大脳は右脳と左脳に分かれており、**脳梁**《のうりょう》という神経線維によって中心部でつながっています。右脳と左脳は、それぞれがさらに前頭葉《ぜんとうよう》、頭頂葉《とうちょうよう》、側《そく》頭葉《とうよう》、後頭葉《こうとうよう》に区分けされ、部位によって異なる機能を受けもっています。

損傷を受けた場所によって後遺症が異なる

脳卒中の症状には、発症直後の治療によって消えるもののほか、短期間では改善が難しいものがあります。急性の症状がおさまったあとも体に残ってしまう症状を、**後遺症**と言います。脳卒中の場合、脳が損傷を受けた部分によって体への影響も異なるため、後遺症の現れ方や程度はさまざま。他人と比べることにあまり意味はありません。医師をはじめとする専門家の指導に従って適切なリハビリを行い、機能の維持・回復に努めましょう。

ここが大事!!

●楽しい生活こそがリハビリ

後遺症の種類や程度にもよりますが、病後の生活には不自由なことやつらいことも多く、患者さんも家族もストレスを抱えがちです。機能の維持・回復のためにリハビリは欠かせません。患者さんが「今、できること」に目を向け、家族や友人たちとともにリハビリを上手に生活の中に組み込み暮らしていく工夫をしてみてください。「楽しく生きることこそ、いちばんのリハビリ」と考えましょう。

■脳の部位と主な役割■

大脳（大脳皮質）

前頭葉
運動や思考、言語などをつかさどる

頭頂葉
痛み、温度といった皮膚感覚や空間認識などをつかさどる

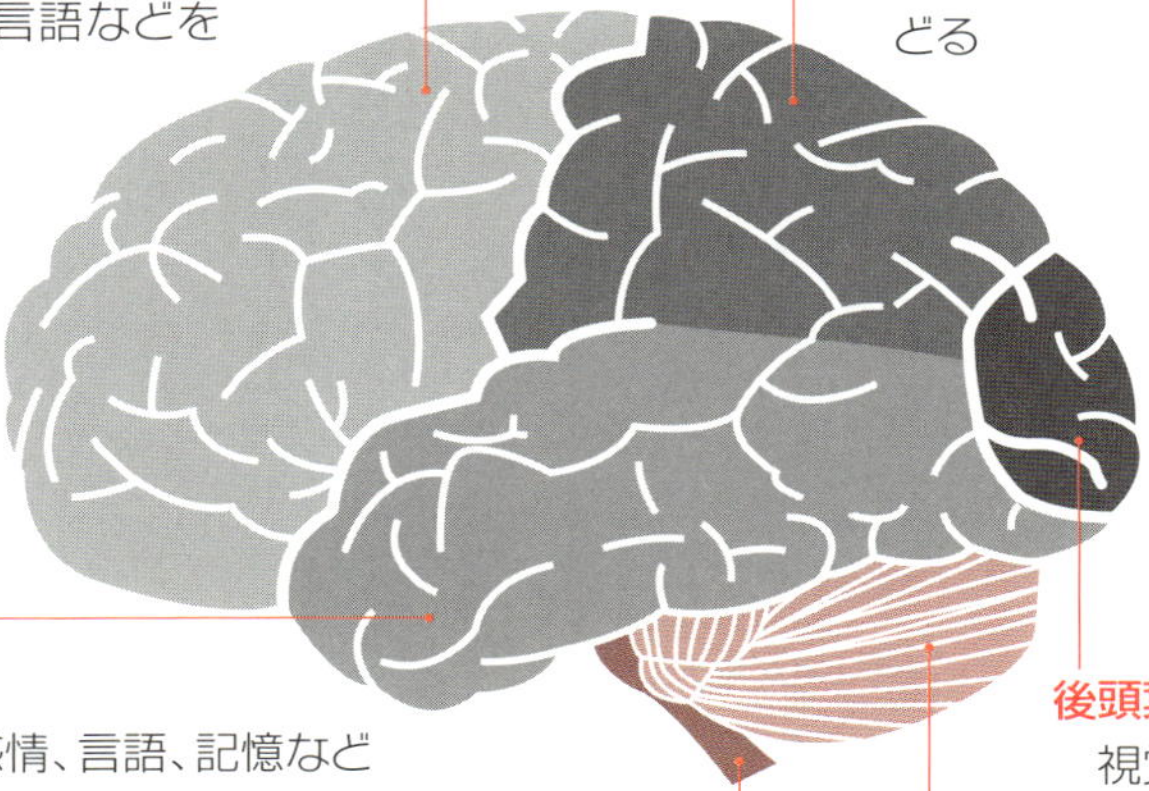

側頭葉
聴覚、嗅覚、感情、言語、記憶などをつかさどる

後頭葉
視覚をつかさどる

脳幹
呼吸、心拍、血圧、嚥下などの身体機能をコントロールする

小脳
体の動きや平衡感覚をコントロールする

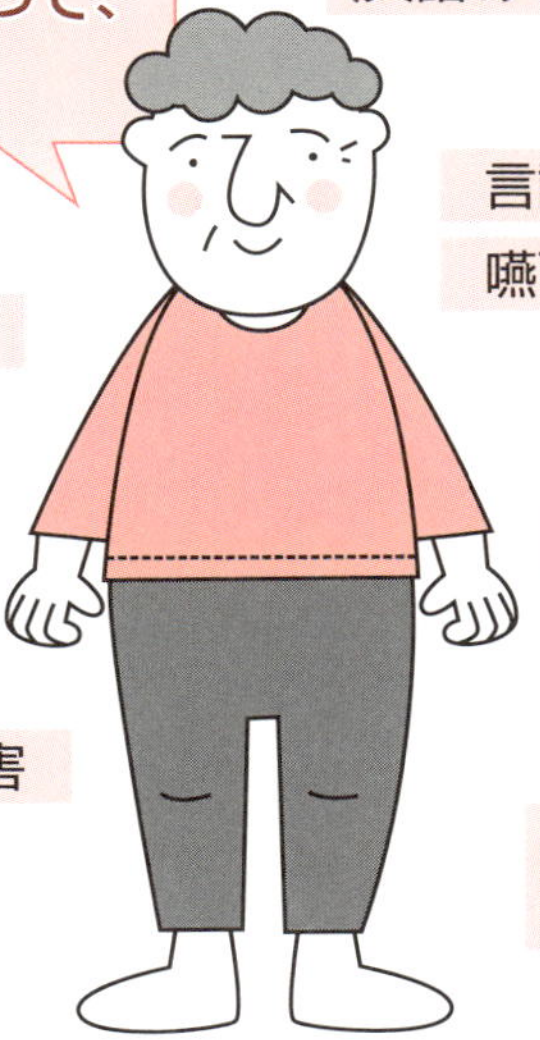
損傷を受けた領域によって、後遺症が異なる
高次脳機能障害（失語、失行、失認、記憶障害など）
言語障害
嚥下障害
精神症状（うつ、不眠など）
感覚障害
痛みやしびれ
排泄障害
運動障害（体の片側の麻痺など）
など

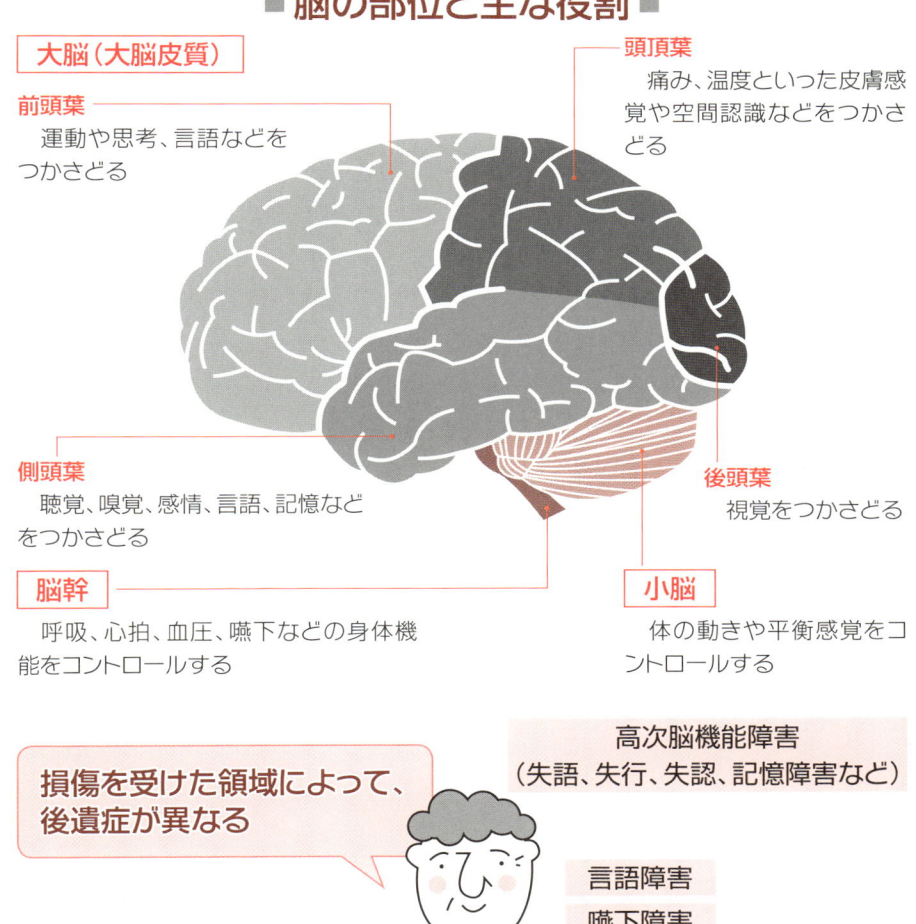

脳卒中の後遺症

体の片側に現れる麻痺

脳の損傷とは反対側に麻痺があらわれる

脳卒中が原因で起きる体の片側の運動麻痺は「片麻痺《かたまひ》」と呼ばれ、だれが見てもわかる後遺症です。体の片側だけに症状が出るのは、右脳と左脳の「運動野」が、それぞれ体の片側ずつを受けもっているためです。脳から脊髄へつながる神経は途中で交差しており、右脳は左半身、左脳は右半身をコントロールしています。そのため、麻痺は脳が損傷を受けた部分とは反対側に現れるのです。つまり、右半身に麻痺が起こった場合は左脳、左半身に麻痺が起こった場合は右脳の運動野あるいは、運動神経の経路が損傷を受けていることになります。

不随意運動や筋肉の拘縮が起こることも

麻痺の程度は、手足がほとんど動かないものから指先が動かしにくいという程度のものまで、さまざまです。また、動かそうと思っていない部位が勝手に動く不随意運動や、手足の指が曲がったままになってしまう筋肉のこわばりなどに悩まされることもあります。症状が重いと、麻痺した腕の重みで、肩が亜脱臼を起こすこともあります。

ここが大事!!

●感覚障害にも注意

感覚神経と運動神経は、ほぼ同じ道すじでつながっているため、麻痺が起こっている部分に感覚障害が生じることも少なくありません。感覚障害は片麻痺と同じ側にあらわれることが多く、物が触れたことや温度の変化に対する感覚が鈍くなったり、なくなったりします。このような皮膚の感覚障害のためにけがややけどに気づかず、悪化させてしまうこともあるので、日ごろから注意が必要です。

■脳の損傷と麻痺が起こる部位の関係■

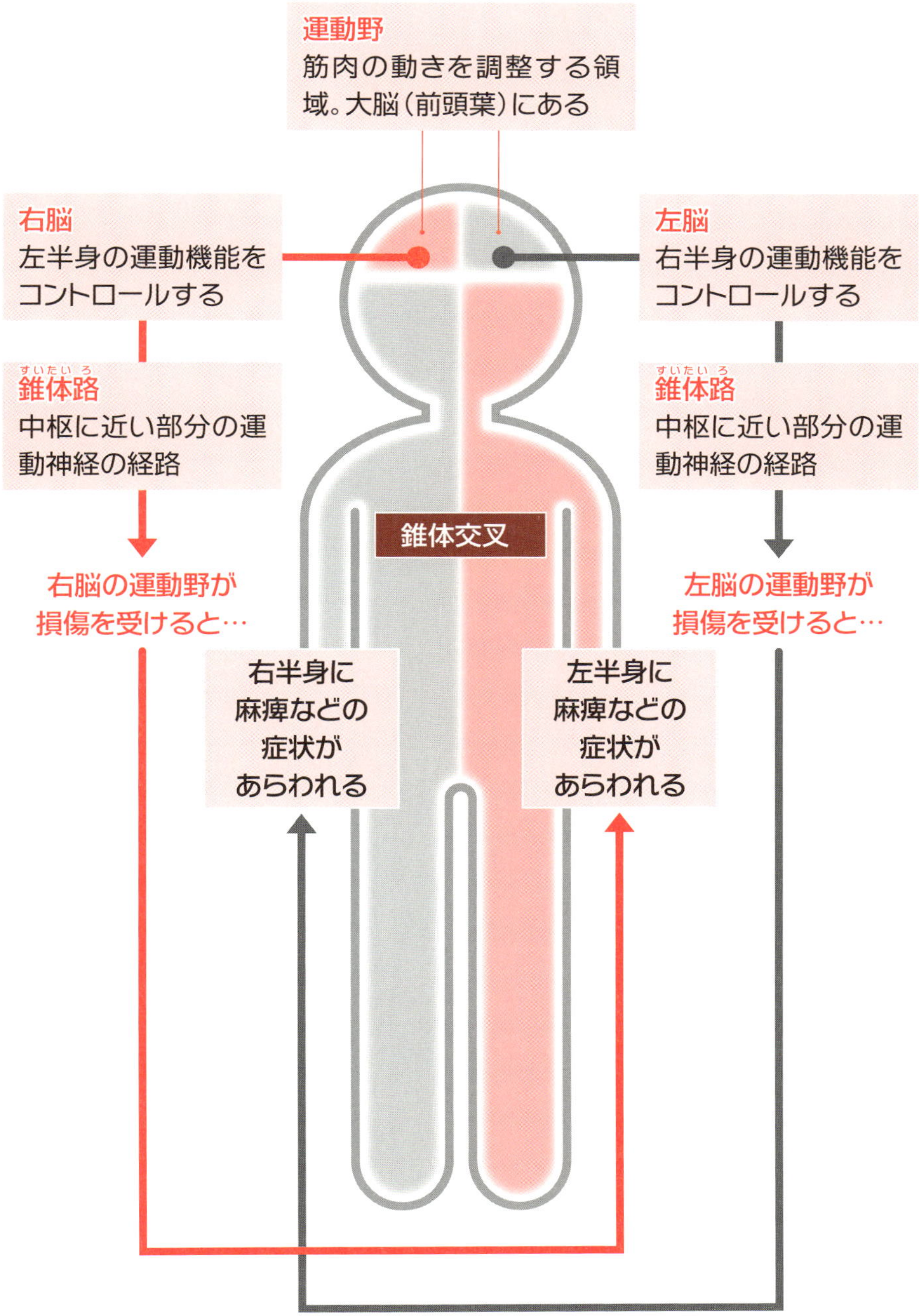
運動野
筋肉の動きを調整する領域。大脳（前頭葉）にある
右脳
左半身の運動機能をコントロールする
錐体路《すいたいろ》
中枢に近い部分の運動神経の経路
右脳の運動野が損傷を受けると…
左脳
右半身の運動機能をコントロールする
錐体路《すいたいろ》
中枢に近い部分の運動神経の経路
左脳の運動野が損傷を受けると…
錐体交叉
右半身に麻痺などの症状があらわれる
左半身に麻痺などの症状があらわれる

脳卒中の後遺症

ことばが不自由になる言語障害

筋肉の麻痺によって起こる構音障害

言語障害には、「**構音障害**《こうおんしょうがい》」と「**失**《しつ》**語症**《ごしょう》」の2種類があります。構音障害は、話すときに使われる舌やくちびる、のどなどの筋肉が麻痺することによって起こります。ことばや文字を理解することはできますが、発音が正しくできなくなったり、話す速度や声の大きさを調節できなくなったりします。

言語中枢の損傷によって起こる失語症

失語症は高次脳機能障害《こうじのうきのうしょうがい》（50ページ参照）の一種で、話す、書く、読んだり聞いたりして理解するといった、ことばに関する機能全般が損なわれるものです。ことばにかかわる脳の領域は、2カ所に分かれています。どちらが損傷を受けたかによって症状が異なり、ことばを理解することはできても発語ができないものを「**運動性失語**《うんどうせいしつご》」といいます。また、スムーズに話すことはできても間違えていたり、聞く側になったときことばの意味が理解できないものを「**感覚性失語**《かんかくせいしつご》」といいます。ことばの理解も発語もできなくなる「**全失語**《ぜんしつご》」などもあります。

ここが大事!!

●失われるのはことばだけ

脳の言語中枢は、前頭葉と側頭葉の2カ所にあります。これらの領域は左脳にある場合が多いため（右脳にある人もいる）、言語障害と右半身の麻痺を併発するケースもよく見られます。言語障害が起こるとコミュニケーションをとりにくくなりますが、病気によって低下しているのは、ことばに関する機能だけです。患者さんの知性や感情は保たれているということを念頭においた接し方をしましょう。

■失語症の症状のいろいろ■

「話す」こと

・頭の中でイメージしたものをことばに置きかえられない
・考えているのとは別のことばが口に出てしまう
・単語の音の順番が入れかわってしまう（つくえ→くつえ）
・意味のないことばを発してしまう
・単語を組み立てて正しい文をつくれない
・麻痺などがないのに、発音がぎこちない　など

「読む」「書く」こと

・文字を書くことができない
・書きたい文字とは違うことばを書いてしまう
・聞いたことばを書くことができない
・ひらがなやカタカナは書いたり読んだりすることができるが、漢字は理解できない
・漢字は書いたり読んだりすることができるが、ひらがなやカタカナは理解できない　など

「理解する」こと

・聴覚は正常なのに、聞いたことばが理解できない
・読んだことばが理解できない
・単語は理解できるけれど、文は理解できない　など

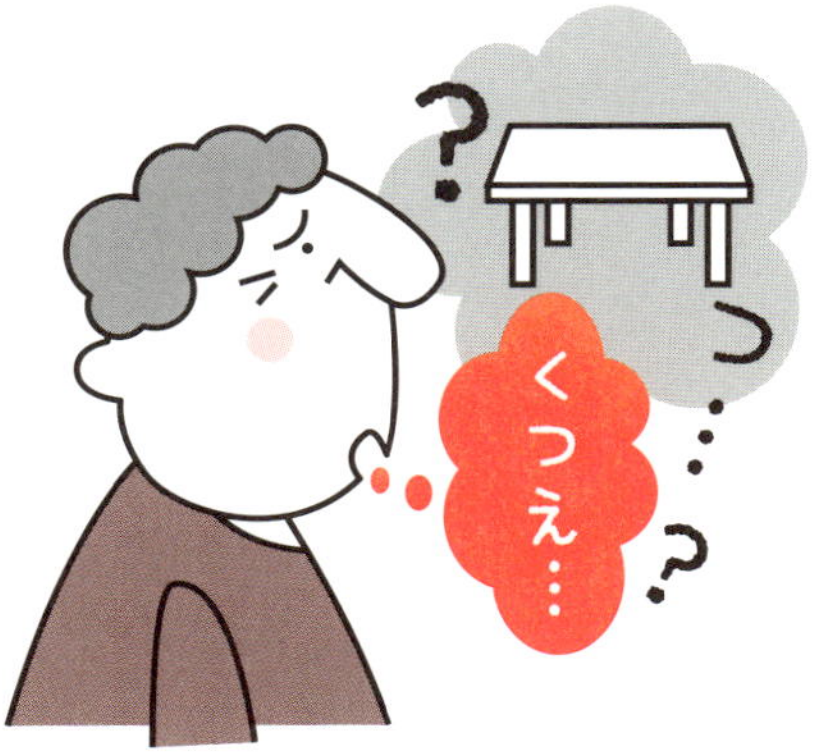

脳卒中の後遺症

ものを飲み込みにくくなる嚥下障害

食べものや飲みものを飲み込む機能が低下する

飲食物をうまく飲み込めなくなることを「**嚥下障害**《えんげしょうがい》」といいます。ものを飲み込む運動は、舌やあご、のどなどの筋肉が連動して動くことによって行われています。これらの筋肉をコントロールする神経が損なわれると、飲食物をのどから食道へスムーズに送ることができなくなってしまうため、嚥下障害が起こります。嚥下障害は、急性期の患者さんの6～7割に起こるといわれています。短期間で自然に治まることもありますが、後遺症として残る場合もあります。

誤嚥性肺炎を引き起こすことも

ものを飲み込む機能が低下すると、食事の際にむせたり、よだれが増えたりします。いちばんの問題点は、口の中のさまざまなものが肺に入り込むことによって「**誤嚥性肺炎**《ごえんせいはいえん》」を引き起こす場合があることです。嚥下障害があると飲食物や唾液が気道に入りやすいため、肺炎のリスクも高まるのです。誤嚥性肺炎は命にかかわることもあるので、抵抗力が落ちている高齢の患者さんには、とくに注意が必要です。

ここが大事!!

●口腔ケアもしっかりと

誤嚥性肺炎は高齢者に多く、再発しやすい病気です。くり返すことによりだんだんなおりにくくなるので、何よりも予防が大切です。飲み込む力が低下していると、本人も気づかないうちに唾液が気管に流れ込むことがあるため（不顕性誤嚥）、食事などの際に注意していても、誤嚥を完全になくすことはできないでしょう。肺炎を防ぐためには、適切な口腔ケアで口の中を清潔に保つことが大切です。

■ものを飲み込む仕組み■

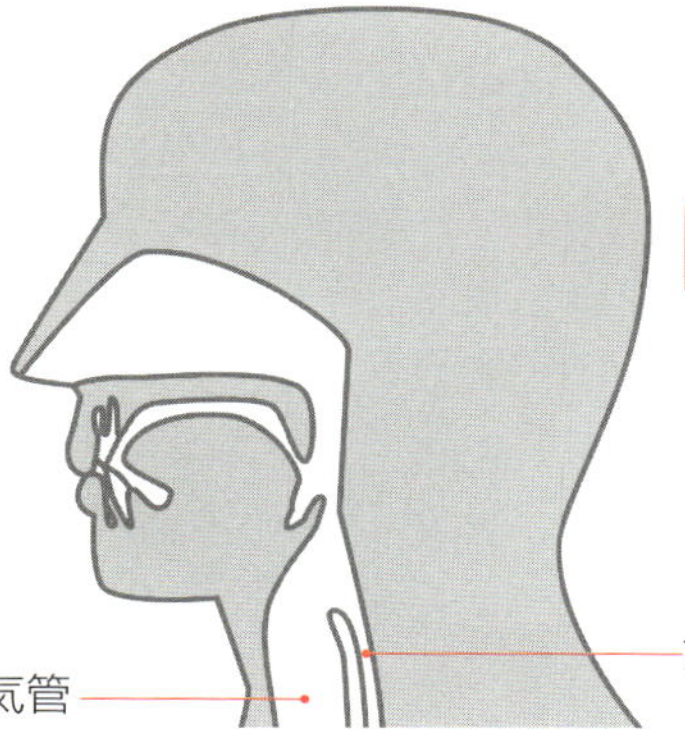

気管（空気の通り道）と食道（飲食物の通り道）は、のどの奥で分かれている

正常な嚥下

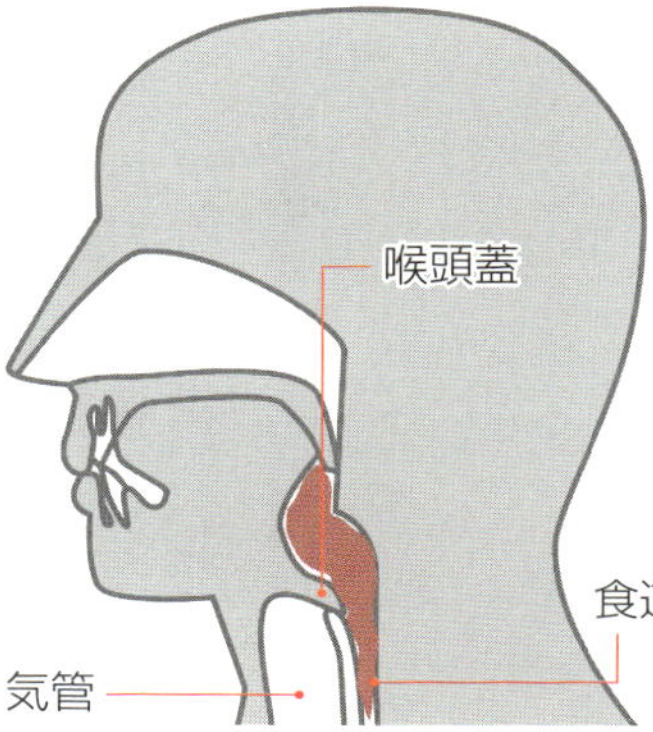

ものを飲み込む際、反射によって、喉頭蓋《こうとうがい》が気管の入り口をふさぐ

飲食物はすべて食道に入り、胃に送られる

嚥下障害があると…

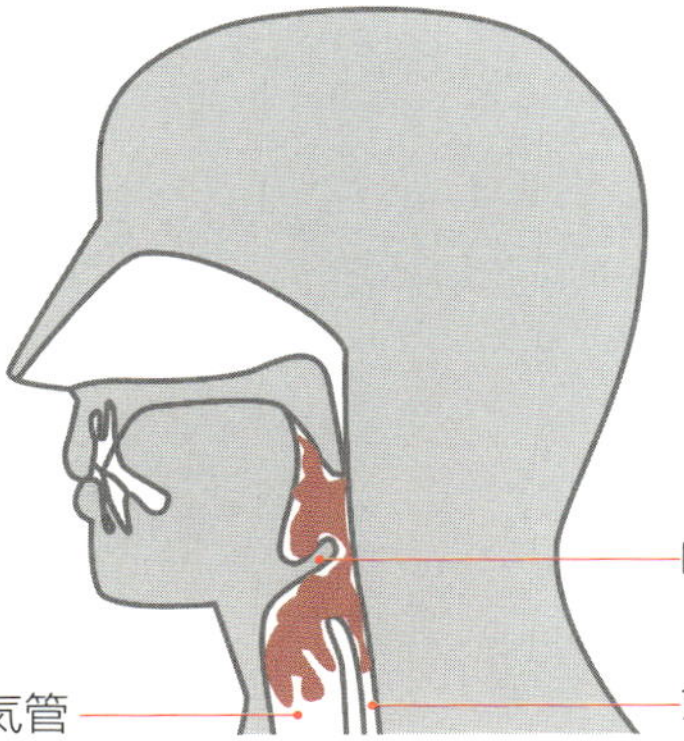

喉頭蓋の動きが悪く、気管を完全にふさぐことができない

飲食物が気管にも入り込む

高齢の患者さんに多い誤嚥性肺炎の原因になる!!

脳卒中の後遺症

失行・失認などが起こる高次脳機能障害

脳の損傷によって知的活動が妨げられる

ものごとを理解する、判断するといった機能が低下し、行為や記憶などの障害が現れるものを「**高次脳機能障《こうじのうきのうしょう》害《がい》**」と言います。知的活動を受けもつ脳の領域が損傷を受けたために起こります。ことばに関する機能が損なわれる失語症（46ページ参照）のほか、「**失《しっ》行《こう》**」や「**失認《しつにん》**」などが見られます。

多く見られる失行と失認

失行とは、日常的な動作ができなくなったり、ものの扱い方がわからなくなったりすること。失認とは、見聞きしたり触れたりしたものを認識できなくなることです。どちらの場合も、感覚や運動機能に問題はありません。右脳（左利きの人では左脳の場合もある）の頭頂葉が損傷を受けることによって起こる「**半側空間無視《はんそくくうかんむし》**」も、失認の一種。片麻痺に伴って起こることが多く、視覚に問題はないのに、空間の左半分を認識することができなくなるものです。失行や失認が見られる場合は、行動療法などによるリハビリを行い、理解や認知などにかかわる機能の改善をめざします。

ここが大事!!

●けがや事故にも注意!

高次脳機能障害によって起こるのは、失行や失認だけではありません。直前のことや過去のことを思い出せない記憶障害をはじめ、注意力が散漫になる、状況に応じた判断ができなくなる、計画的な行動ができなくなるなど、さまざまな症状が現れることがあります。こうした症状が見られる場合、ちょっとしたことがけがや事故につながる可能性もあります。身近な人は、日ごろから注意して患者さんを見守りましょう。

■失行・失認のいろいろ■

運動失行
体をスムーズに動かせなくなり、ボタンをかけるなどの日常的な動作がうまくできない

構成失行
図形を書く、積み木を積む、服をたたむなど、ものを形づくる行為ができない

観念失行
ハブラシにハミガキをつけて歯をみがくという行動の手順や、道具の使い方がわからない

着衣失行
洋服の前後や上下を間違えるなど、衣服を適切にぬいだり着たりすることができない

物体失認
よく知っているものを見ても、それが何かわからない。触れたり聞いたりすれば認識できる

聴覚失認
インターフォンの呼び出し音など、よく知っている音を聞いても、何の音かわからない

身体失認
体の一部の位置や感覚を認識することができない。体の片側にあらわれることが多い

半側空間無視
空間の片側を認識することができない。左半側を認識できなくなるケースが多い

地誌的障害
よく知っている場所で道に迷ったり、地図上で位置関係を把握できなくなる

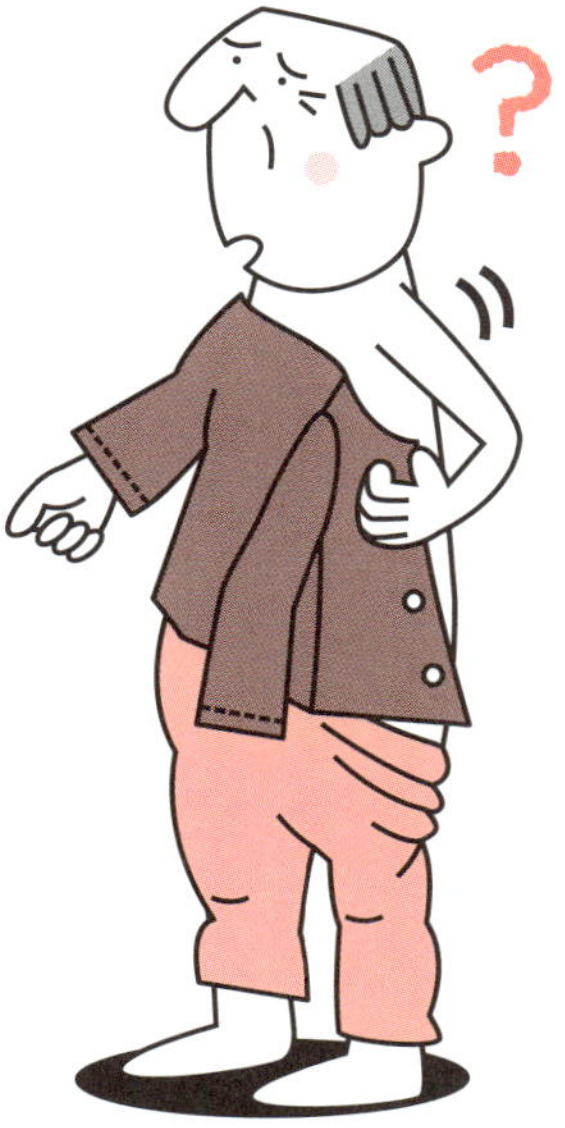

脳卒中の後遺症

うつなどの精神症状

病気の影響でうつになることも

脳卒中の後遺症は、精神面にあらわれることもあります。脳の損傷の影響によるもののほか、病気のショックが原因で起こるケースもあります。よく見られるのが、元気がない、周囲への興味や意欲を失うなど、うつ状態に陥ることです。脳卒中の発症後、少したってから起こることが多く、「**脳卒中後うつ**」と呼ばれることもあります。リハビリへの取り組みにも影響を及ぼすため、症状に応じてカウンセリングや薬物治療などが必要です。

感情面の障害や不眠にも注意

うつ状態のほか、イライラして怒りっぽくなるなどの変化や、感情をコントロールできず、些細なことで泣いたり笑ったりする「**感情失禁**」などがみられることもあります。また、運動不足や生活リズムの変化から、不眠などの睡眠障害に悩まされる人もいます。ただし、眠っているときに呼吸が止まったり、大きないびきをかいたりする場合は、**睡眠《すいみん》時《じ》無《む》呼《こ》吸《きゅう》症《しょう》候《こう》群《ぐん》**がかかわっている可能性もあるので、早めに医師に相談しましょう。

ここが大事!!

●せん妄や幻覚が見られることも

夜になると興奮して騒ぐなどの症状が見られる場合は、「夜間せん妄」の可能性があります。せん妄は一時的に起こる軽度の意識障害で、記憶や思考が混乱するため、意味不明なことを口走ったり、激しく動き回ったりします。実際にないものが見えたり聞こえたりする幻覚を伴うこともあります。せん妄には睡眠薬や向精神薬などによる治療が有効なので、気になるようなら、早めに医師の診察を受けましょう。

注意が必要な精神症状

うつ

気持ちが落ち込む、ものごとへの興味を失う、食欲不振、不眠、疲れやすいなどの症状が続く

感情失禁

感情の起伏が激しくなるほか、極端にがんこになったり、粗雑になるなどの変化もある

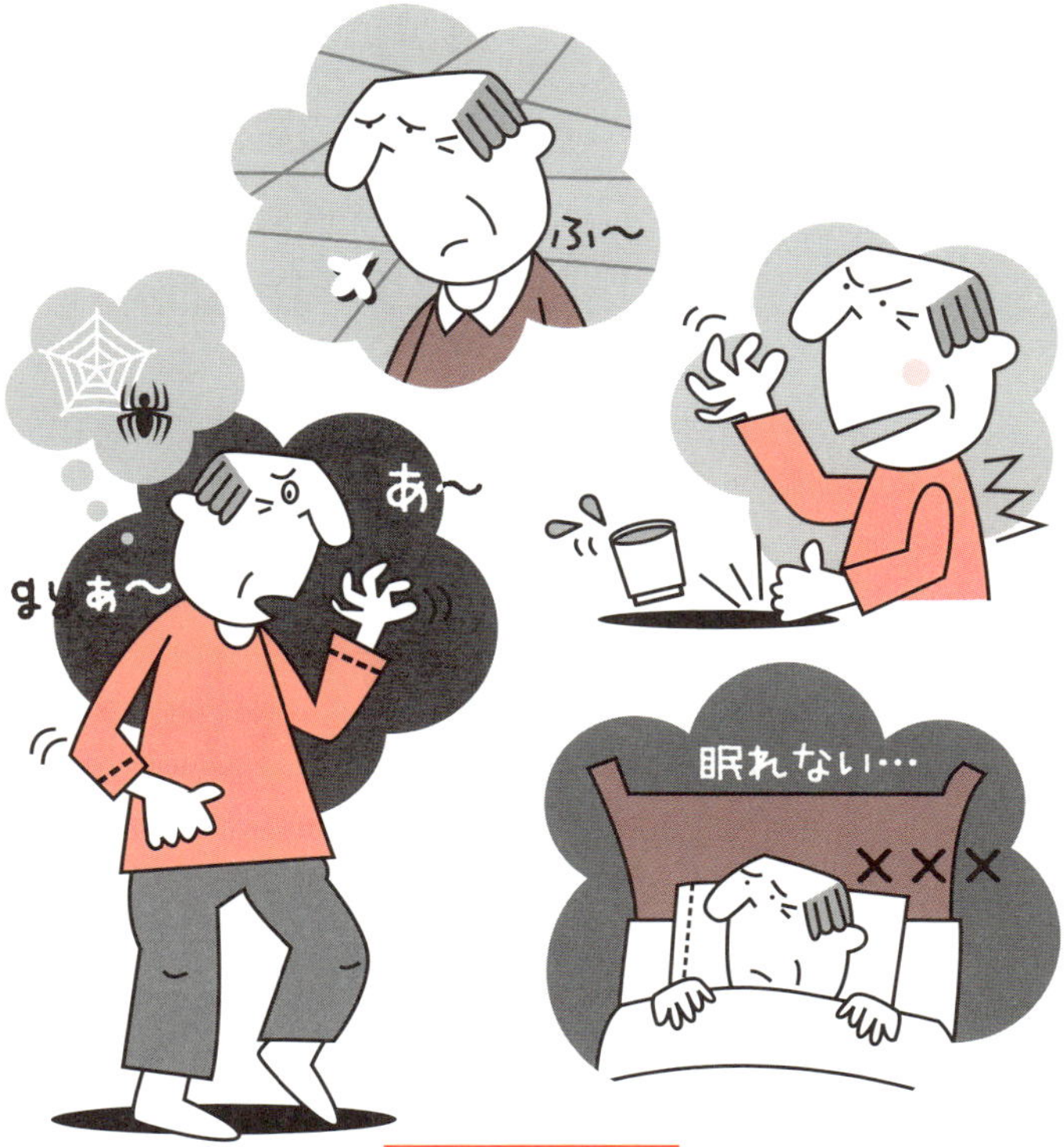

不眠

寝つきが悪い、夜中や早朝に目が覚めるなど。睡眠時無呼吸症候群が関係していることもある

夜間せん妄

夜になると、急に興奮して騒いだり、意味がわからない言動が見られる

幻覚

実際にはないものが見える、聞こえる、などの幻視や幻聴が起こる。せん妄に伴って起こることもある

脳卒中の後遺症

その他の後遺症

痛みやしびれ、視覚障害が起こることも

脳卒中の後遺症のひとつに、傷などがないのに痛みやしびれを感じる疼痛《とうつう》性障害《せいしょうがい》があります。こうした症状は患者さんにとって強いストレスになり、リハビリの意欲を失う原因にもなりかねません。つらい場合は、患部を温めるなどの物理療法を行ったり、鎮痛剤で痛みをやわらげたりします。また、脳の視覚にかかわる領域が損傷を受けると、視覚障害が起こります。主な症状に、物が二重に見える、視野の片側が欠ける、などがあります。

頻尿などの排尿障害にも注意

頻尿や失禁、尿が出にくいといった排尿障害《はいにょうしょうがい》も、よく見られる後遺症のひとつ。排尿をコントロールする脳の領域が損なわれることによって起こります。頻尿や失禁は、専用の下着やパッドでケアをし、時間を決めてトイレに行く方法などのリハビリを続けましょう。尿が出にくい場合は膀胱にバルーンカテーテルを通して導尿を行いますが、一定時間ごとにカテーテルを外して膀胱に尿をためるなどの方法で、機能の回復をめざします。

ここが大事!!

●**体調の変化に注意を**

脳卒中の後遺症には、さまざまなものがあります。発症後、少し時間が経ってから現れたり、徐々に進行する場合もあるので、体調の変化に気づいたら、早めに医師に相談しましょう。患者さんや家族が「たぶん○○のせい」と自己判断したり、たいしたことはないだろうと決めつけたりするのは、よくありません。まずは正しい診断を受け、適切な治療やリハビリにつなげていくことが大切です。

視覚障害のいろいろ

視野の片側が欠ける

右脳が損傷を受けた場合は左側、左脳が損傷を受けた場合は右側の視野が欠ける

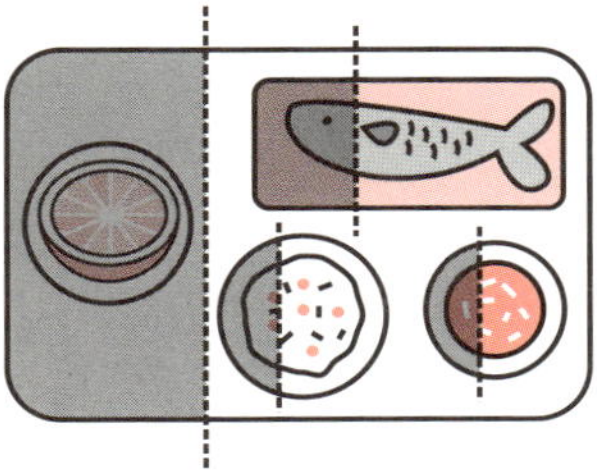

お膳全体を見渡すと左側のくだものに気づかない。それぞれの椀や皿に目がいくと食べ物の左側が見えない

物が二重に見える

左右の眼球の動きがずれるために起こる。片側の目だけで見ると正常だが、両目で見ると、物がブレて見える

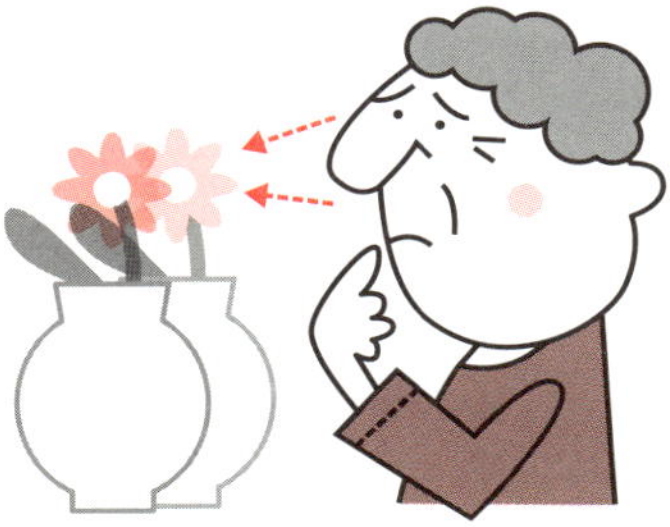

排尿障害のいろいろ

尿意を感じない うまく排尿できない

膀胱の筋肉が麻痺し、たまった尿を押し出すことができないために起こる

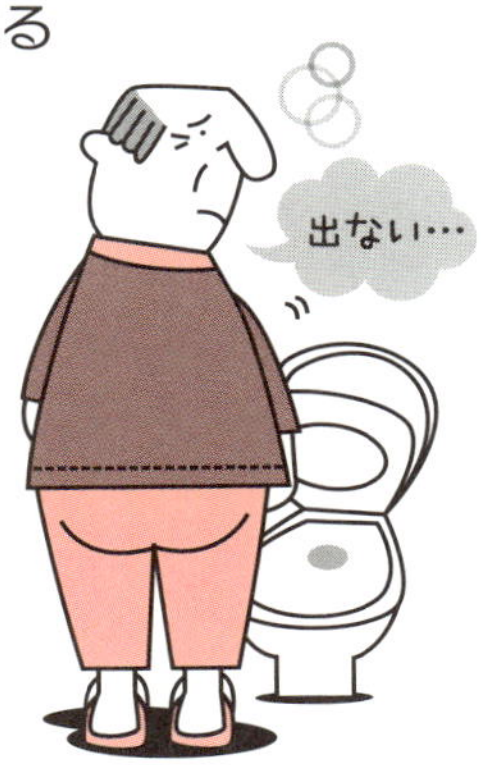

頻尿

膀胱に十分な量の尿をためることができず、頻繁に尿意を感じる

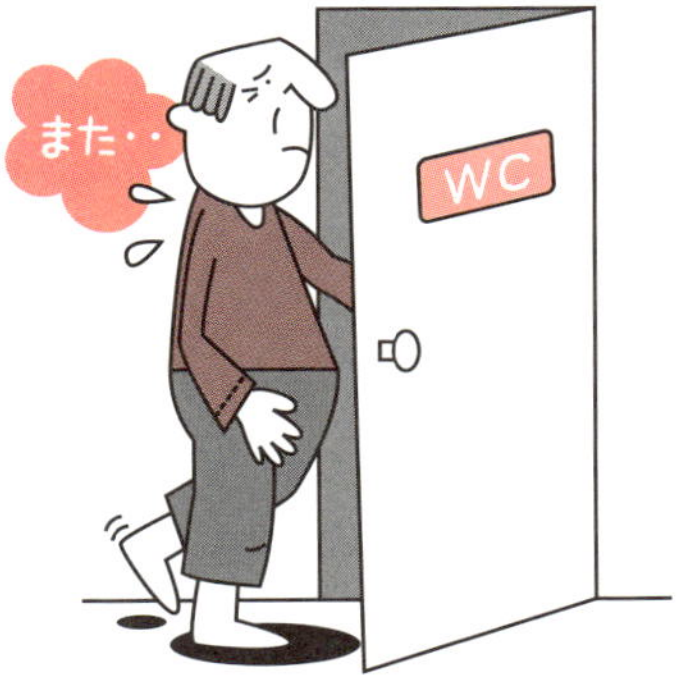

尿意をがまんしきれず、失禁してしまうことがある

二次的な後遺症

脳卒中から起こる認知症

認知症が疑われる場合は専門医へ

　脳卒中に伴って認知症を発症する場合があります。脳卒中による認知症は「**脳血管性認知症**《のうけっかんせいにんちしょう》」と呼ばれ、アルツハイマー型認知症などとは区別されています。認知症の症状の代表的なものが記憶障害、細かい部分だけでなく体験そのものを忘れてしまうことが、加齢による生理的なもの忘れとの違いです。たとえば、朝食のメニューが思い出せないのは、生理的なもの忘れですが、朝食を食べたことまで忘れてしまう場合は認知症の可能性があります。

　言語障害や失行・失認といった高次脳機能障害を認知症とカン違いすることもあるので、気になる症状がある場合は専門医を受診しましょう。

活動的な生活で症状の進行を抑える

　認知症を発症している場合は、患者さんや家族の生活に影響を及ぼす行動・心理症状を改善する治療を行います。薬物治療と並行して、活動的な生活を心がけることも大切です。さまざまな体験から得る刺激が、認知症の進行を遅らせるのに役立つからです。

ここが大事!!

●階段状に症状が進む

　アルツハイマー型認知症と脳血管性認知症は、症状のあらわれ方や進み方にも違いがあります。脳血管性認知症の場合、記憶力が低下しても、判断力や理解力は比較的保たれている場合もあります。アルツハイマー型認知症のように進行性ではなく、よくなったり悪くなったりしながら、階段状に進行していくのが特徴です。

■認知症の主な症状■

中核症状：ほぼすべての人に見られる		
記憶障害 新しいことを覚えられない、よく知っているはずのことを思い出せない、など	**見当識障害** 時間や場所など、自分がおかれている環境を正しく把握することができない	**計算力障害** 1けたや2けたの足し算・引き算など、初歩的な計算ができない。

＋

行動・心理症状（周辺症状）：人によって、あらわれ方や程度が異なる	
うつ 元気がない、意欲を失うなど	**妄想** 実際には起こっていないのに、「財布を盗まれた」などと思い込む
情緒障害 感情の起伏が激しくなったり、反対に無感動になる	**その他** 徘徊、異食、失禁、暴力など

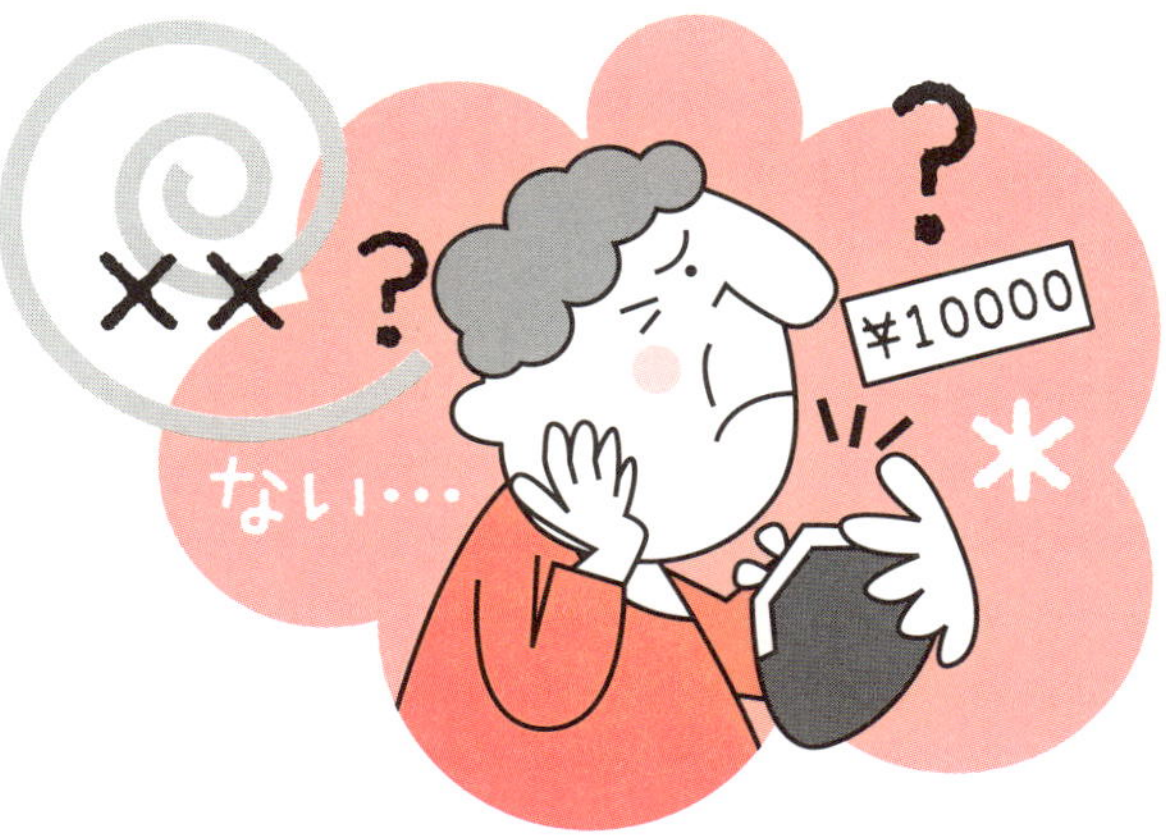

二次的な後遺症

廃用症候群にならないために

体を動かさないために機能や器官が衰える

病気の療養などのために体を動かさずに過ごすと、体の器官は徐々に衰えていきます。体を使わなかったために起こる機能低下などの症状を、「**廃用症候群**《はいようしょうこうぐん》（**生活不活発病**）」といいます。

脳卒中が原因の場合、急性期のリハビリが不十分だったり、その後のリハビリをきちんと行わなかったりした場合に起こりがちです。症状はさまざまですが、発症するとさらに体を動かしにくくなり、ますます機能が低下していく、という悪循環に陥ってしまいます。寝たきりになる原因のひとつでもあるので、注意が必要です。

リハビリだけでなく生活のなかで体を動かす

廃用症候群のいちばんの予防法は、活動的に過ごすことです。医師などの指示に従ってリハビリを続けるのはもちろん、日常の家事などにも積極的に取り組みましょう。家族に頼りすぎず、たとえ時間がかかっても、できることは自分でするようにします。生活のすべてが廃用予防になるので、暮らしのなかに楽しみを見つけ、毎日を活動的に過ごすことを心がけましょう。

ここが大事!!

●家族は世話をやきすぎない

廃用症候群の予防には、家族の協力も必要です。危なっかしいから、時間がかかるからと、何でもやってあげるのは、かえって患者さんのためになりません。安全な環境を整えたうえで、ときにはだまって見守ることも必要です。また、本人が進んで体を動かしたくなる環境づくりも大切です。趣味の活動や家事など、患者さんが楽しみながらできることをいっしょに探してみましょう。

■廃用症候群のいろいろ■

筋力が衰える 高齢者の場合、2～3日でも動かないと筋力が衰える。足腰が弱くなると寝たきりになりやすいので注意が必要	**認知症が進む** 体を動かしたり人と接したりする刺激が少ないと、認知症が進みやすい
関節がこわばる(拘縮) 関節が曲がったままかたくなり、体を動かしにくくなる	**立ちくらみを起こしやすい** 横になっている時間が長いと、立ちくらみやめまいを起こしやすい。転倒につながることがあるので注意が必要
骨がもろくなる 運動による負荷がかからないと骨はもろくなる。(骨《こつ》粗《そ》鬆症《しょうしょう》が進行する)	**その他** 尿路結石などになりやすい 心肺機能の低下 食欲不振 床ずれ(60ページ参照) 便秘 意欲の低下　など

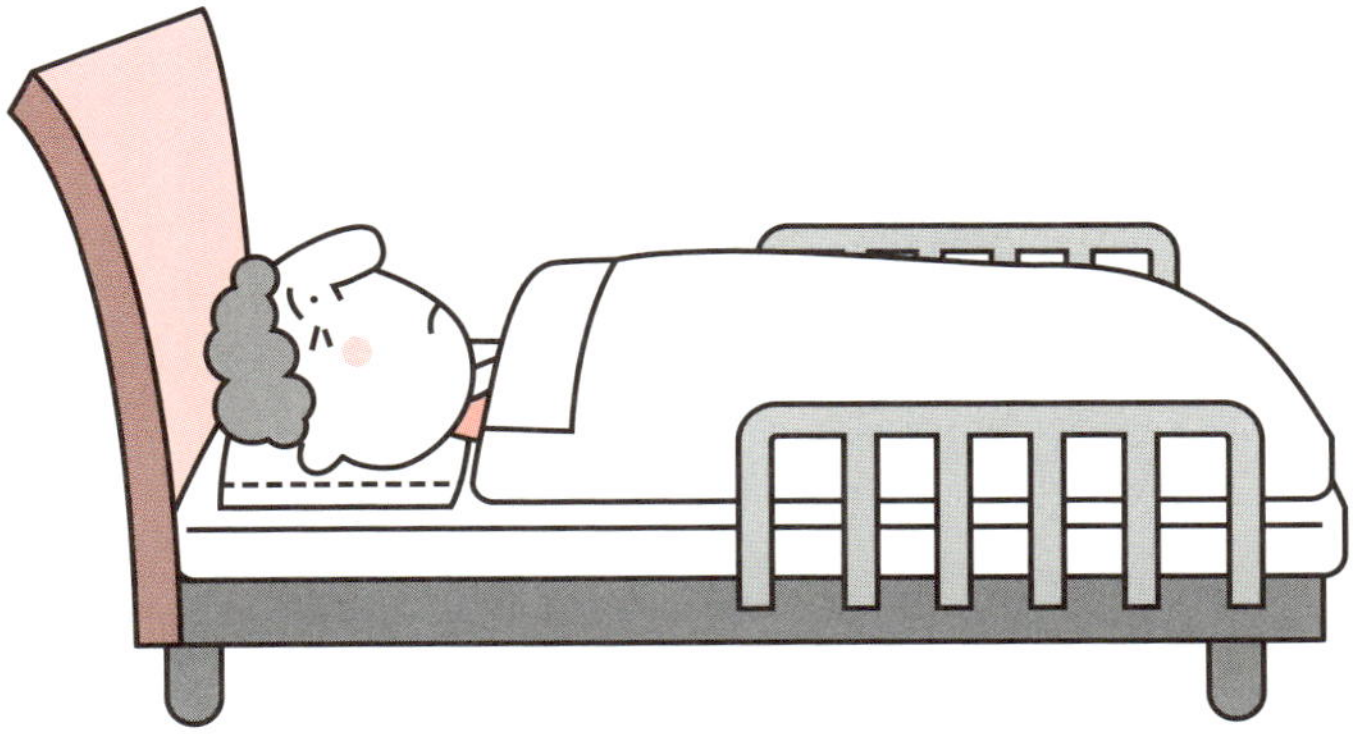

二次的な後遺症

褥瘡（床ずれ）の心配が出てきたら

皮膚が薄く骨が出張った部分にできやすい

長い時間、同じ姿勢で寝ていると、寝具と密着している部分の血行が悪くなり、「**褥瘡**《じょくそう》（**床ずれ**）」ができることがあります。床ずれができやすいのは、腰やかかと、肩、肘など、骨が出っ張っている部分です。軽度のものは皮膚が赤くなったり軽くただれたりする程度ですが、同じ部分にただれがくり返し起こると皮膚が再生しにくくなり、化膿したりします。さらに悪化すると皮膚の深い部分にまで広がり、手術による治療が必要になります。

予防にはこまめな体位変換が有効

体に麻痺があると、自分で体位をかえることができなかったり、床ずれの痛みを感じにくい場合もあります。床ずれを予防し、体の機能を維持するためにも、寝て過ごす時間が長くなりすぎないようにすることが大切。ベッドから出られない場合は、介護者がこまめに体位変換を行いましょう。入浴などの際には肌の状態を確認し、床ずれができていた場合、軽度のものなら応急手当をし、水ぶくれなどがある場合は、病院で治療を受けましょう。

ここが大事!!

●介護用品で負担を軽く

体を動かせない患者さんの体位変換を一日に何度も行うのは、大変な仕事です。専用の介護用品などを使って、少しでも介護者の負担を軽くしましょう。床ずれ防止に役立つものには、体圧を分散するマットレスやクッション、体を支えて体位変換をしやすくするパッドなどがあります。こうしたグッズは介護保険の「福祉用具貸与」の対象となっているので、ケアマネジャーに相談しながら上手に利用しましょう。

■床ずれができやすい場所■

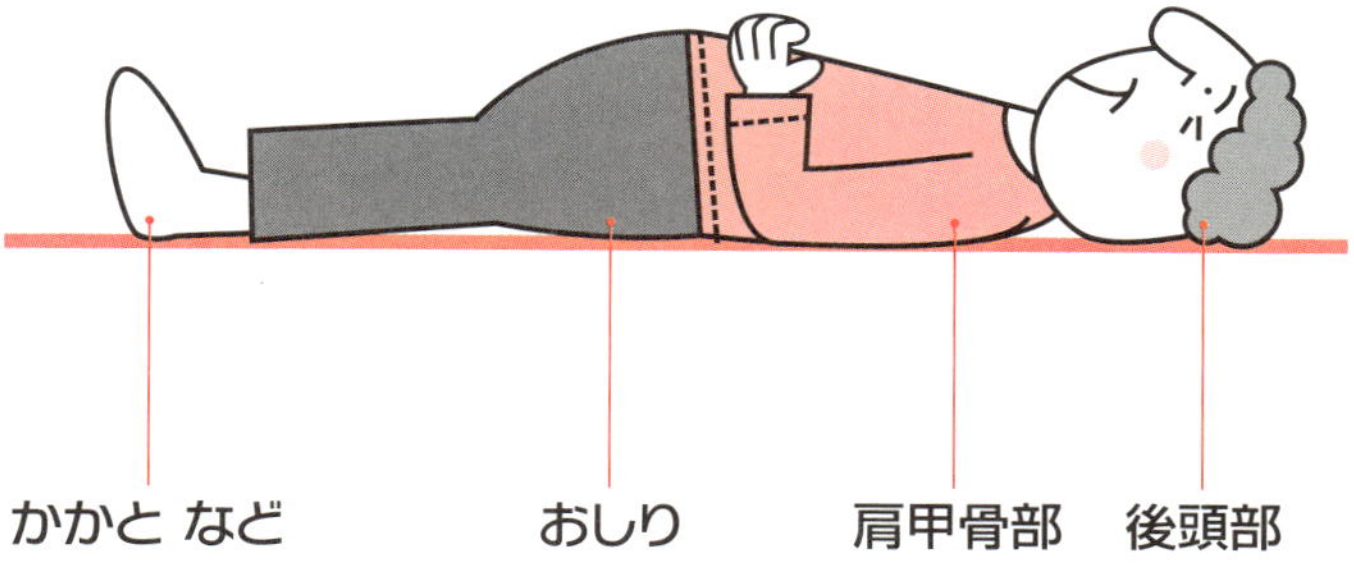
かかと など
おしり
肩甲骨部
後頭部

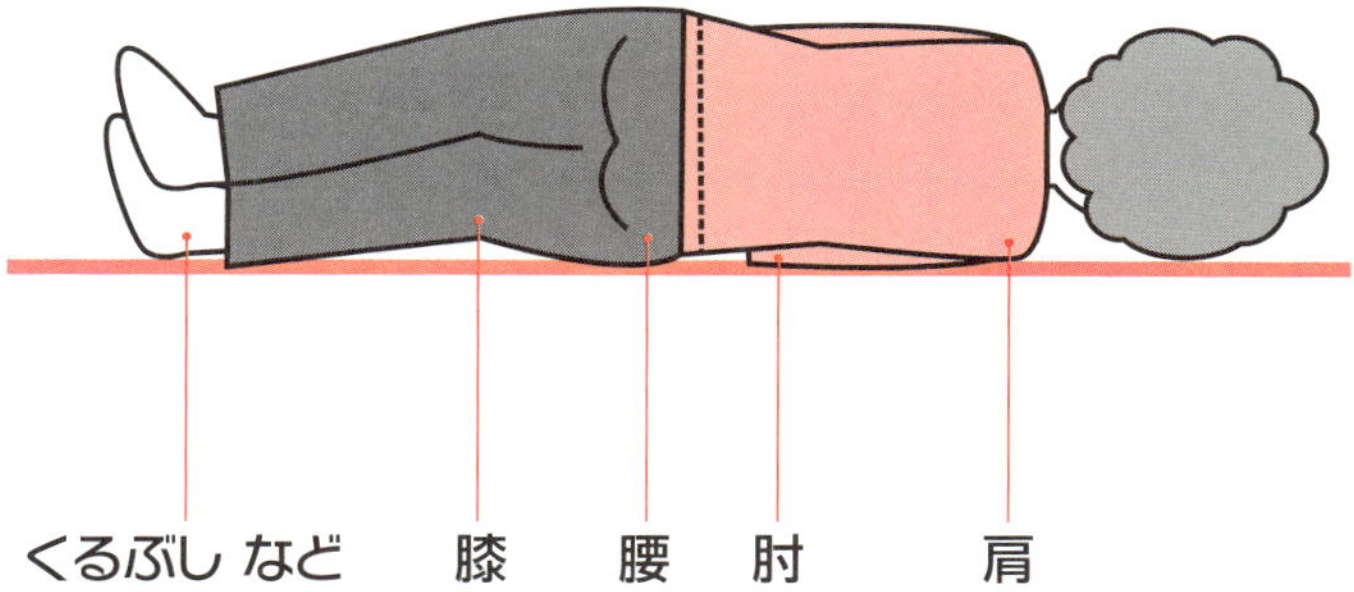
くるぶし など
膝
腰
肘
肩

軽度の床ずれの応急手当

ただれや水ぶくれがある場合は、病院で治療を受ける！

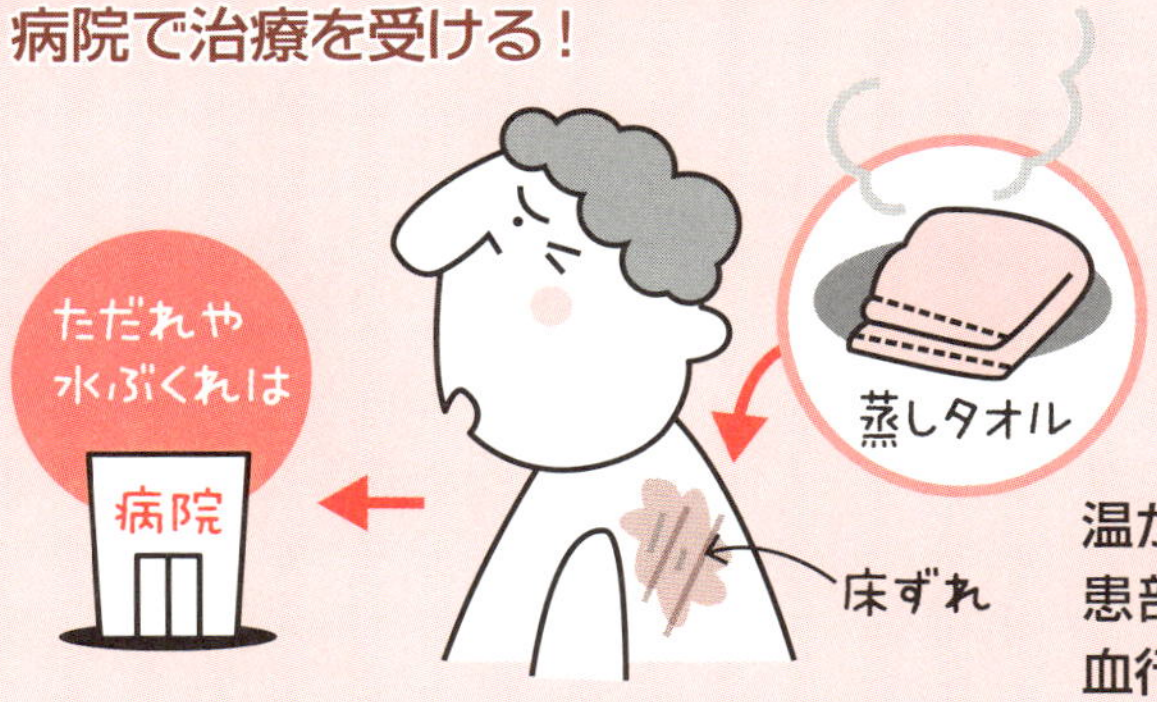
ただれや
水ぶくれは
病院
蒸しタオル
床ずれ

温かい蒸しタオルを
患部にそっと当て、
血行をよくする

二次的な後遺症

転倒を防ぐために

室内を転倒しにくい環境に

退院後、自宅でもっとも気をつけたい事故が転倒です。とくに高齢者の場合、骨がもろくなって軽い衝撃でも骨折することがあります。骨折の部位や程度によっては回復に時間がかかり、その間のリハビリも滞るため、寝たきりになる原因にもなりかねません。

転倒を防ぐためには、室内の整理整頓が第一。家具などは歩行のじゃまにならないところに配置し、電化製品のコード類は、壁ぎわなどにまとめておきます。カーペットは、床との段差が出ないように壁際まで敷き詰め、端がめくれないように固定しておきます。階段や廊下、浴室、トイレなどには、できれば手すりをつけましょう。

慣れた自宅でも動くときは慎重に

患者さん本人も、動き方などに気を配る必要があります。椅子などから立ち上がるときは、安定した場所で体を支えられることを確認しましょう。症状に合わせて、杖を使ったり装具を着けることも必要です。長いスカートや幅の広いパンツなど、足をとられやすい服装も避けましょう。

ここが大事!!

●浴室での転倒を防ぐ

転倒事故は、浴室でもよく起こります。ぬれた床は滑りやすいので、動くときは慎重に。とくに滑りやすいタイルの床や浴槽の中には、滑り止めのマットを敷いておくと安心です。浴室用の椅子は、安定していて、無理なく立ち上がれる高さがあるものを選びましょう。片麻痺がある場合は、手すりの位置にも注意が必要です。患者さんがしっかり握れる側に手すりを付けましょう。

■転倒を防ぐポイント■

カーペットは壁際まで
わずかな段差につまずくこともあるので、床とカーペットの間に段差をつくらない

慣れた場所だからと気をぬかない
病後は、自分のイメージどおりに体が動かないこともあるので、動作は慎重に

コード類は壁際に
あるのがわかっていても、うまくまたげないことがあるので、人が歩くスペースにコード類をはわせない

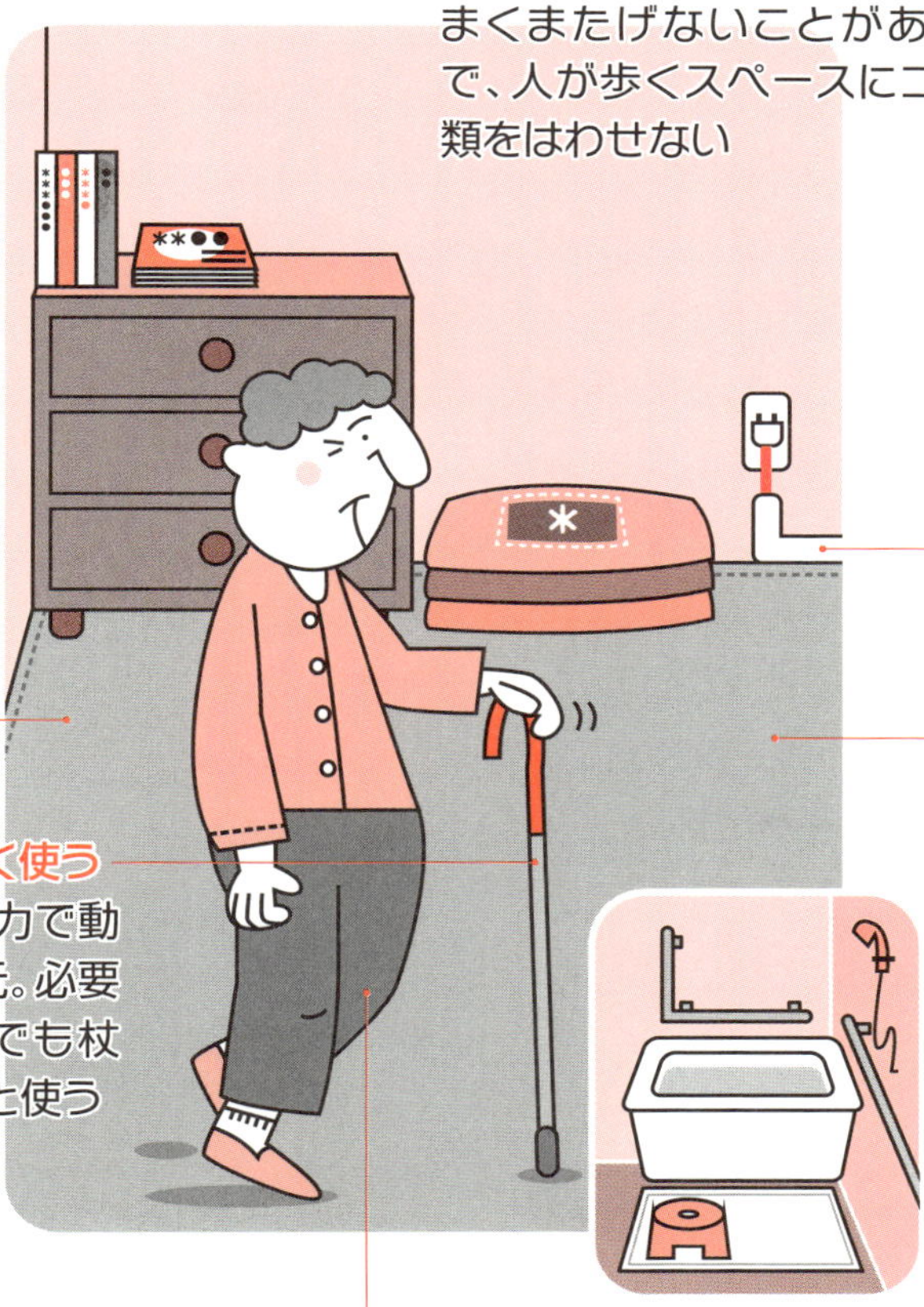

杖や装具を正しく使う
無理をして自力で動くのは、けがの元。必要に応じて、室内でも杖や装具をきちんと使う

動きやすい服装で
長いスカート、幅が広かったり長すぎたりするパンツ、和服、ぬげやすいスリッパなどは避ける

床にものを置かない
新聞や雑誌はもちろん、座布団なども部屋の隅へ。ぬいだスリッパなども置き場所に注意する

COLUMN

ストレスをためない生活が大事

過度のストレスは、血圧の上昇や動脈硬化を誘発します。脳卒中の患者さんにとっては心の問題だけでなく、健康にかかわる大きな問題です。

ストレスが多い脳卒中の患者さん

脳卒中の患者さんは後遺症により体が思うように動かせなかったり、話せなかったりしてストレスをためがちです。病気への不安もあります。

そんな患者さんのストレス解消法は、運動、趣味、交流などいろいろあるでしょうが、それ以前にそれらに取り組む前向きな姿勢こそが、ストレスを撃退する一番の方法になっている患者さんが少なくありません。（P114～118「脳卒中の患者さんの2事例」参照)

思うようにはかどらないリハビリも、数カ月単位で考え、小さな成果でも喜びが感じられればストレスを軽減できます。患者さん本人が、こうした前向きな姿勢が保てるよう、家族は患者さん以上に辛抱強くサポートしましょう。

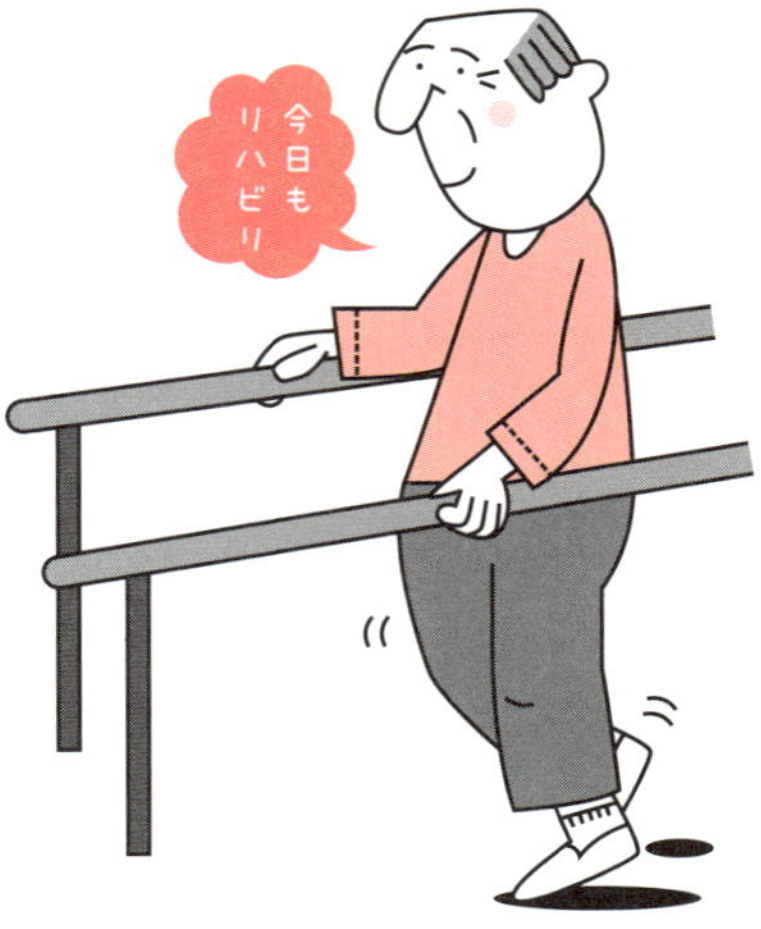

第3章

後遺症を克服し再発を防ぐリハビリテーション

リハビリテーション

脳卒中のリハビリテーションの流れ

発症後、早期からのリハビリが重要

脳卒中が起こると、身体の機能にさまざまな障害が現れます。それが病後の生活に影響を及ぼします。そのため脳卒中の急性期治療を行いながら、障害された機能を回復させたり、低下させないために早い時期からのリハビリがとても大切になります。

こうした機能の低下予防と回復を目的に行われる脳卒中のリハビリテーションは一般に発症直後から「**急性期**」、「**回復期**」、「**維持期**」と分けられ、一貫した流れで行われます。

家庭に戻ってのリハビリが重要

急性期・回復期は主に病院で行われますが、維持期のリハビリは家庭などで行われます。

急性期のリハビリは、早期離床が最大の目標となります。

回復期のリハビリは、能力の最大限の回復や早期での社会復帰を目指して行われます。

維持期のリハビリは、回復期のリハビリで得た能力をできるだけ長期に維持し、さらに日常生活の中で機能改善が図れるように行われます。

ここが大事!!

●リハビリはチームで行われる

リハビリはなるべく早い時期から始められるのが理想です。身体機能の低下を主たる目的に行われますが、それにはさまざまな専門分野のスタッフが手助けをします。

リハビリを手助けする医療チームは、医師・理学療法士（PT）・作業療法士（OT）・言語聴覚士（ST）・看護師・臨床心理士・薬剤師・歯科医師・歯科衛生士・医療ソーシャルワーカー・義肢装具士・栄養士・介護福祉士・ヘルパーなどで構成されます。

■リハビリテーションの流れ■

時期のめやす		場所	目的	内容
急性期	発症直後～1カ月	病院	早期離床・廃用症候群の予防・拘縮《こうしゅく》の予防・機能訓練（麻痺の回復）	ベッドの背上げ・ベッドの上で手足を動かす関節可動域（ROM）訓練・ベッドで座る・ベッドから起き上がる 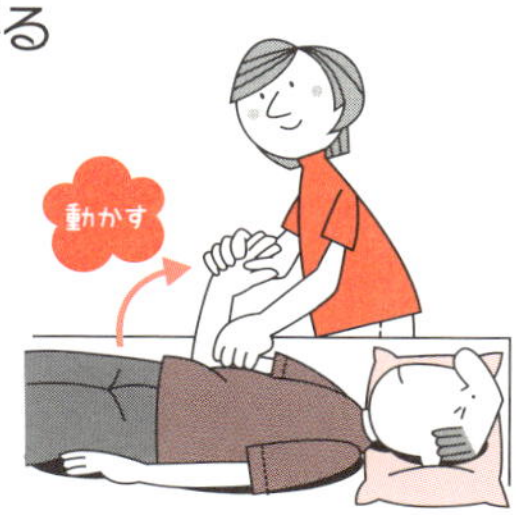
回復期	発症後1カ月～6カ月	リハビリ専門病院やリハビリ病棟	日常生活動作（ADL）の向上・寝たきりの予防・自宅（社会）復帰・復職	ベッドから起き上がる・ベッドからの立ち上がり・車いすへの移乗・歩行訓練・日常生活動作の練習 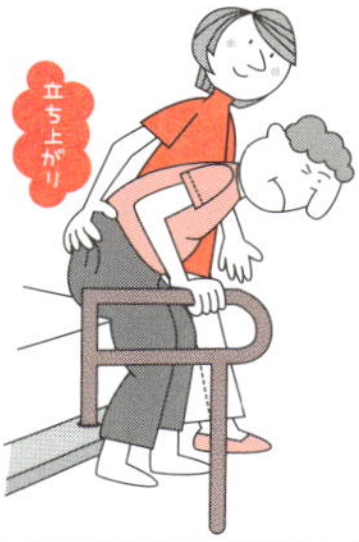
維持期	回復期以降～	自宅・病院・施設など	日常生活動作の向上と維持・廃用症候群の予防・生活の質（QOL）の向上	回復期訓練の維持・自主トレ・家事などによる機能向上・外出・生きがい見つけ 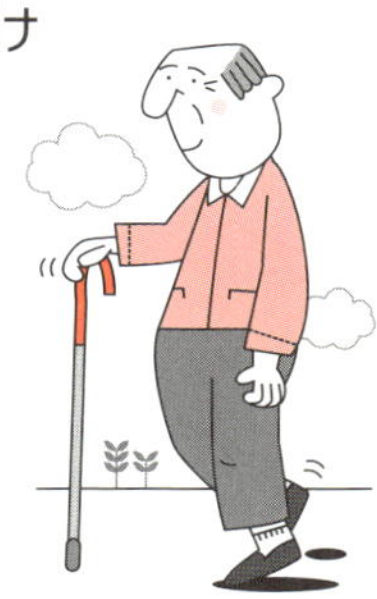

リハビリテーション

ベッドから早期離床をめざして

早期離床のリハビリの主たる目的は2つ

脳卒中のリハビリは、医学的に可能なら発症から24～48時間以内に、寝返りをしたり、座ったりする訓練が始められます。

こうした急性期のリハビリは早期離床をめざして行われますが、早期離床の目的は大きく分けると2つです。

1つは、筋力・体力の低下を防ぎ、身体機能の回復を早めること。もう1つ深部静脈血栓症、褥瘡《じょくそう》、関節拘縮《こうしゅく》、沈下性肺炎など寝たきりの生活で起こりやすい合併症を防ぐことです。

再発の危険が高いのでリハビリは慎重に行われる

早期離床のリハビリは入院中の病室で、本人の状態に合わせて行われます。看護師や理学療法士などによって行われますが、意識が回復している場合だけでなく、回復していない場合でも、始められます。ベッドの背を上げるところからスタートしますが、早くリハビリを始めるほど有効と考えられています。ただし、脳卒中はこの時期の再発が多いので、医療スタッフが血圧などをチェックしながら慎重に行います。

ここが大事!!

●急性期のリハビリは慎重に!!

家族が脳卒中のリハビリを行う場合は、医師などに相談しながら行います。とくに病院での急性期のリハビリは、再発の危険があるので、必ず指示を受けて行いましょう。「リハビリが有効だから」といって家族の判断で勝手にリハビリを始めるのは危険です。

ただ、声かけや会話はリハビリに役立つので積極的に行いましょう。

■早期離床のためのプログラム■

①ベッドの背上げ

ベッドの背を上げるリハビリをしますが、最初は、ようすを見ながら30度・45度・60度といった具合に、血圧や心拍数などをチェックしながら小刻みに上げていきます。

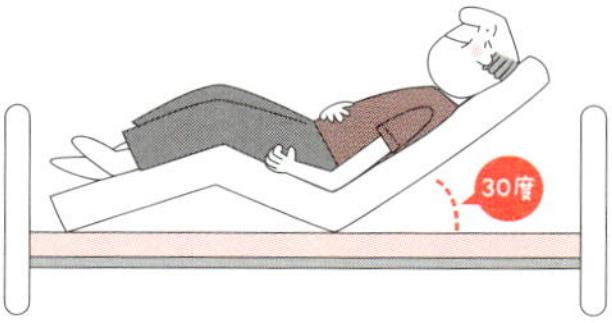

②端座位

ベッドの背上げによる座位が安定するようになったら、体を横向きにして端に腰かける訓練をします。次の段階では、腰かけた姿勢から立ち上がり訓練を行います。一度お辞儀をして、体重を足に移してから立ち上がります。

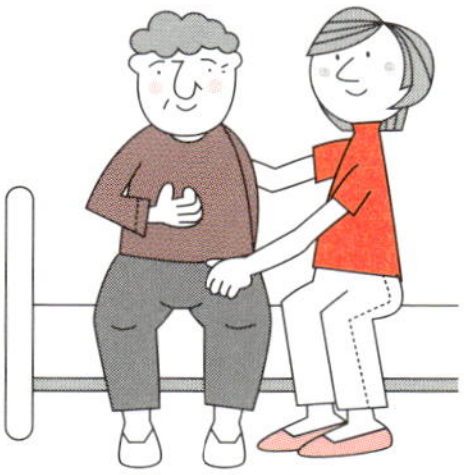

③リハビリ室での立位・歩行

端座位で血圧が安定したらリハビリ室へ。リハビリ室では平行棒などを使って立つ訓練、歩く訓練を行います。

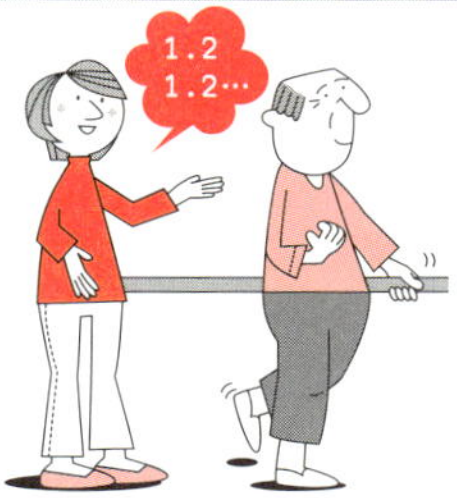

④関節を動きやすくする訓練

立位・歩行の訓練と同時に、関節可動域を広げる訓練を行い、関節が固まったり筋肉が萎縮したりするのを防ぎます。

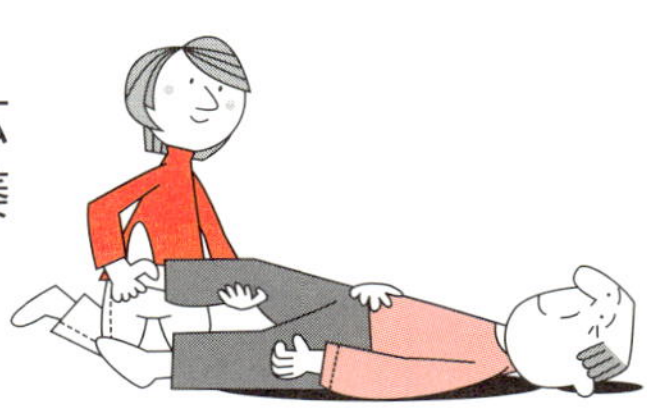

⑤このほかのリハビリ

ベッドでの筋力トレーニング、言語訓練、嚥下訓練などを同時に行います。

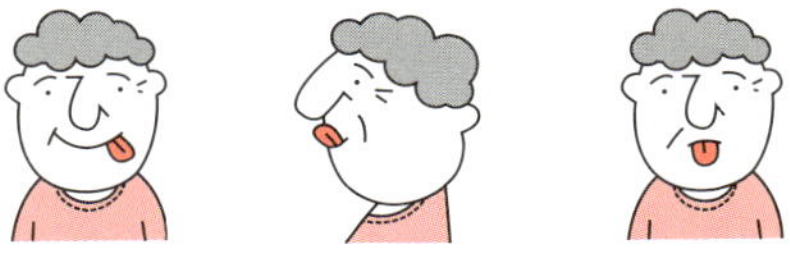

※このプログラムは東葛病院で実施されている例で、病院によって方法は違います。

リハビリテーション

日常生活に戻るためのリハビリ

回復期のリハビリは治療が終了してから行われる

一般的に脳梗塞などの治療のための入院期間は2～4週間程度です。後遺症が残る場合はその後、リハビリの専門病院やリハビリ病棟などに移り、治療を受けます。

発症後6カ月を過ぎると身体機能の回復はゆるやかになりますから、それまでの間、集中的にリハビリを行います。そこで行う回復期のリハビリは、早期離床をめざした急性期のリハビリを継続しながら、さらに自力による立ち上がりや、車いすへの乗り移り、自立をめざした歩行の訓練を行います。同時に、食事や着替え、入浴といった日常動作の訓練や、言語や手指の動作などの訓練も行います。

家族も知っておきたいリハビリの大切さ

回復期のリハビリは、理学療法士や作業療法士などの専門職の指導によって行われます。1つ1つのリハビリに目的があり、家庭に戻ってからも続けたいことが多いので、家族もリハビリの目的や方法を知っておくといいでしょう。移動訓練や日常生活の介助方法などを教えてもらうのも有効です。

ここが大事!!

●家族は退院指導に立ち会いましょう

退院前に、病院から家庭に戻ってからの生活について指導があります。脳卒中の場合、退院後の食事管理など再発予防も大切なテーマですが、後遺症とのつき合い方や機能を維持するための家庭でのリハビリについても説明があります。

障害の度合いによってリハビリの方法は違ってくるので、本人にあった方法をよく聞いておきましょう。説明に不明な点や不安があったら、そのままにせず確認しましょう。

リハビリテーションの目的

①機能回復

脳卒中の後遺症で生じた機能障害などを、できる限り回復させるために行います。

②機能維持

失っていない機能や回復した機能が低下しないように、維持を目的に行います。

③障害の克服

残された機能を活用したり、杖、自助具、装具などの使い方を学び、失った機能を補う目的で行います。

④予防

体を動かさないために筋力が低下したり、拘縮による廃用症候群が起きないように予防のために行います。

日常生活での自立と社会復帰

リハビリテーションの目的

①運動療法	·立ち上がり　·車いすへの移乗　·歩行訓練　·階段や段差での歩行　·拘縮予防　·筋力トレーニング　など
②日常生活動作（ADL）訓練	·着替え　·食事　·整容　·入浴　·排せつ　·手指の訓練　·嚥下訓練など
③言語訓練	·言語訓練　·構音障害の訓練　など

※ADL：activities of daily living

リハビリテーション

家庭で行う維持期のリハビリ

機能を低下させないためのリハビリ

脳卒中による片麻痺などの後遺症は、リハビリによって3カ月くらいまでは急速に回復しますが、半年くらいから回復がゆるやかになるのが一般的です。その後のリハビリは、回復期のリハビリで獲得した能力を維持するために行うとともに、少しずつでも機能の改善が図れるように行います。生活全般がリハビリになるので、着替えや食事などの日常動作で、できるところは、自分で行うようにしましょう。

リハビリを支援する家族が心がけたいこと

患者さんの障害の度合いにもよりますが、家族が心がけたいのは、思うように回復せずあせりがちな患者さんの心の動きを察し、前向きな気持ちを失わないようにケアすることです。

家族は早く回復してほしいという願いから、励ましすぎてしまいます。しかしリハビリは長い目で見ることが大切です。その日の体調もあるので、「今日はやりたくない」と気分が乗らないようなら、「明日にしましょうね」というくらいの気持ちで接しましょう。

ここが大事!!

●転倒防止を行って引きこもりを防ぐ

日常生活全般にリハビリが継続されますが、家庭での介護では転倒事故への配慮も大切です。転倒・骨折は寝たきりになる原因の第5位に入っていて、小さな転倒でも大きな事故になりかねません。ただし、転倒を心配して引きこもりが続くと、不活発な生活が認知症を招きかねないので、デイサービスなどを利用してメリハリのある生活を心がけましょう。

■寝たきりを防ぐリハビリのポイント■

①声かけ支援を心がける

寝たきりを防ぐには、家族が明るい声であいさつをしたり、明るい話題を選んで会話をしましょう。

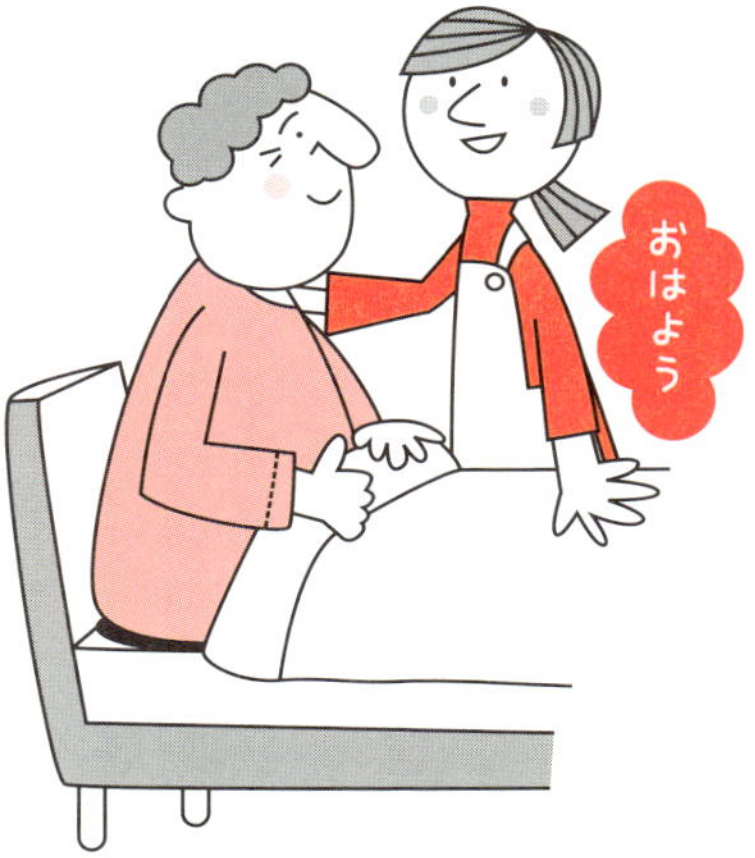

②リハビリは楽しんで行う

リハビリを「つらい」と思ったら長く続きません。ゲームのように楽しみながら行う方法も有効です。

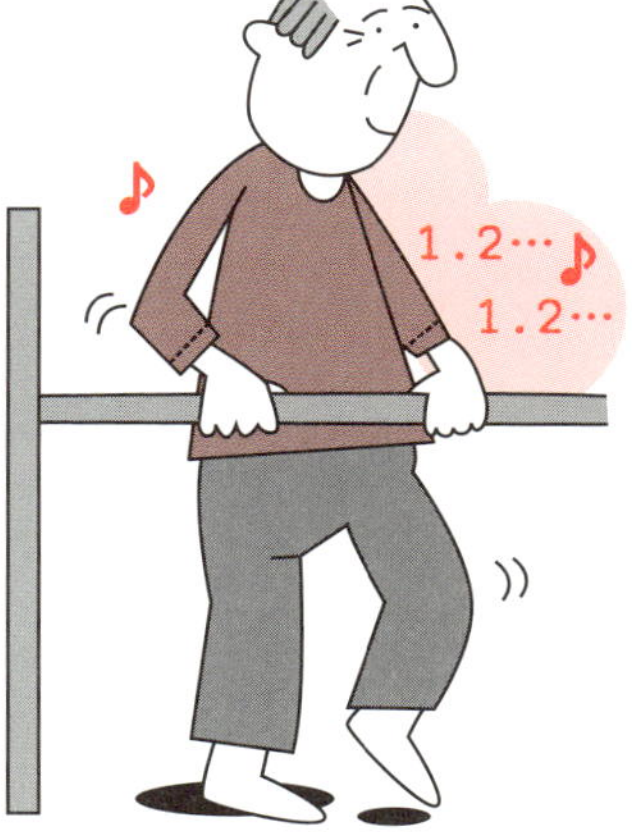

③生きがい・趣味を持つこと

旅行や手芸などもリハビリになります。楽しむことが大事なので仲間を見つけて行うのも効果的です。

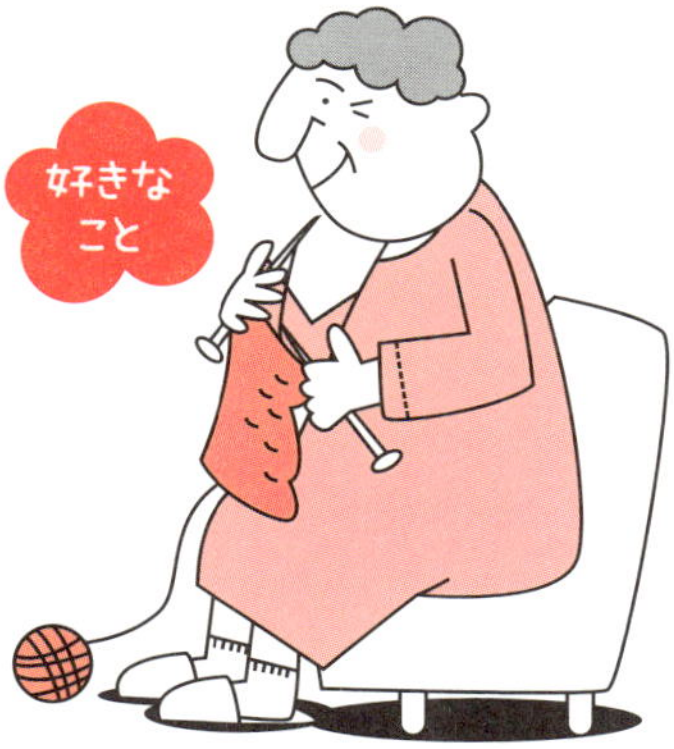

④日常生活を活発化させる

引きこもりは廃用症候群の原因になります。なるべく気持ちを外に向け、活発な生活を心がけましょう。

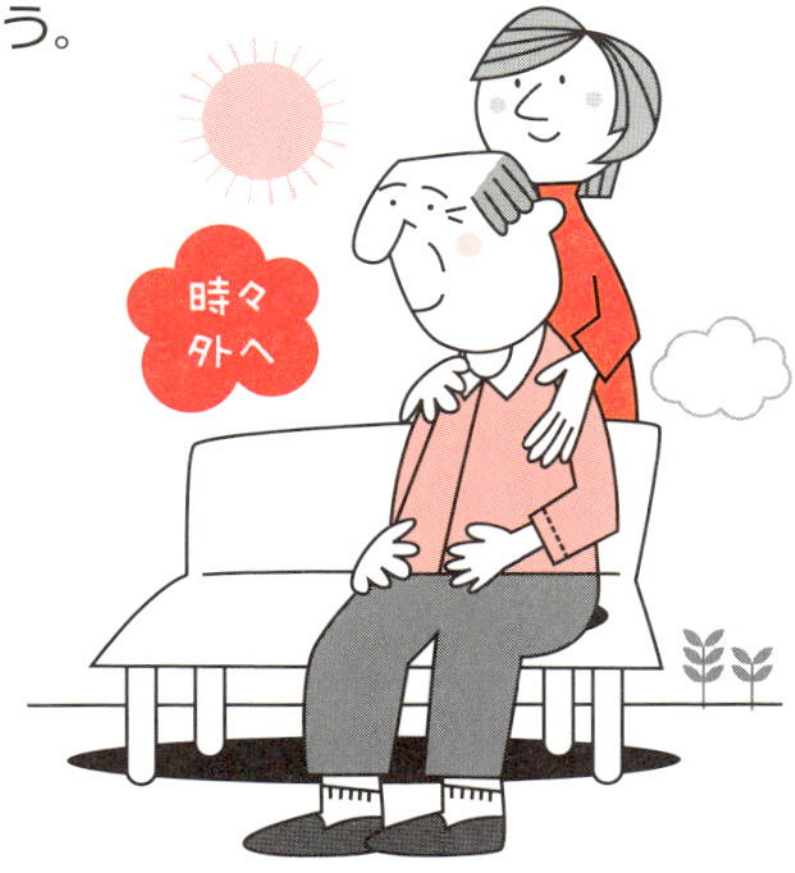

拘縮予防のリハビリ

関節をやわらかくするリハビリ

関節をやわらかくするリハビリの必要性

脳卒中の後遺症による麻痺がある人や、それが原因でベッドの上での生活が多くなっている人は、関節が固くなりがちです。日常的な動きが不活発になっているため、関節や周囲の筋肉が固くなり、手足が動かしにくくなっています。放っておくと、筋肉や関節が固まって元に戻りにくくなり、戻そうとすると痛みが出て、手足がスムーズに動かせなくなります。

そこで、関節の周囲の縮んだ筋肉を伸ばすリハビリが必要になります。

関節のリハビリはゆっくり行うと効果が上がる

関節が動く範囲（関節可動域）を広げるリハビリは、ゆっくり行うのが大切です。急いで行うと関節の動きを不安定にして、関節や筋肉、じん帯などを損傷する危険があるからです。さらに、脳卒中で生じる筋肉のこわばりは、ゆっくりストレッチすると緊張がゆるみますが、急速なストレッチでは逆に緊張が高まってしまう特性があります。介護者が行う場合は、やわらげたい関節の周囲をやさしく包むようにゆっくり動かしましょう。

ここが大事!!

●片麻痺の人の拘縮の特徴

片麻痺のある人は、腕は曲がる方向に、足は逆につっぱる方向に固まる傾向があります。これは、関節を曲げる筋肉と伸ばす筋肉のもともとの強さの差により引き起こされるものです。その傾向を抑制させて、関節が動く範囲を広げる目的で行うのが拘縮予防のリハビリです。回復期に専門職によるリハビリを受ける人も多いでしょうが、自宅に帰っても毎日続けることが大切です。拘縮を防ぎ、身体の機能回復に役立ちます。

■関節をやわらかくするリハビリのポイント■

①ゆっくり行う

短時間で行おうとすると、関節や筋肉の緊張を高め逆効果です。「1·2·3」と心の中で数えるくらいのスピードで行いましょう。

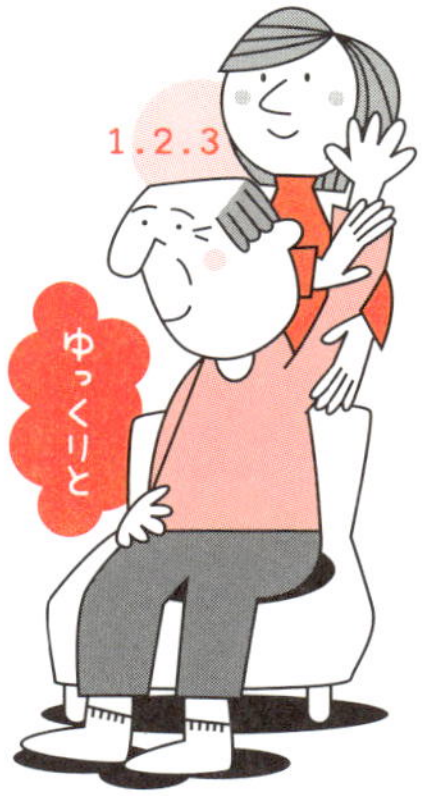

②手足をいきなり離さない

乱暴な扱いも危険です。手足を乱暴につかんだり、離したりすると、小さな力でも骨折や脱臼《だっきゅう》の恐れがあります。しっかり握ってやさしく離しましょう。

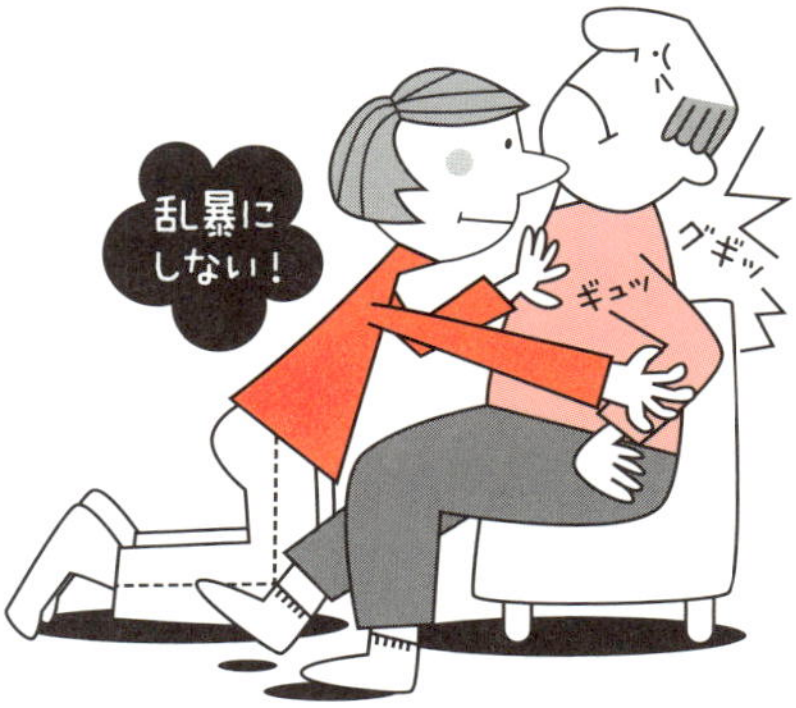

③伸ばすのは痛みのない範囲まで

手足を伸ばしたり、曲げたりしてストレッチを行いますが、本人が「痛い」と感じるところまで伸ばすのは危険です。痛くないか確認しながら行いましょう。

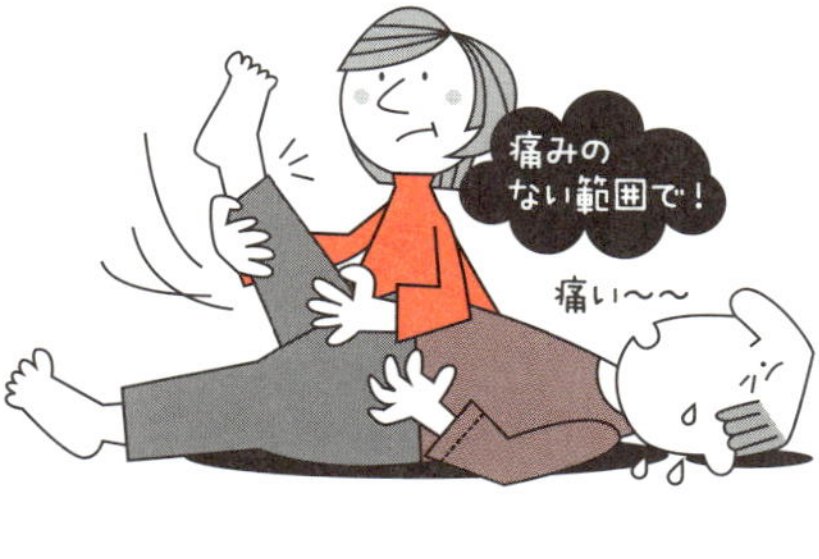

④入浴後に行うと効果的

筋肉が温まった状態で行うと痛みも少なく、筋肉もよく伸びます。効果が期待できるうえ、「毎日風呂上がりに行う」と決めておけば長続きします。

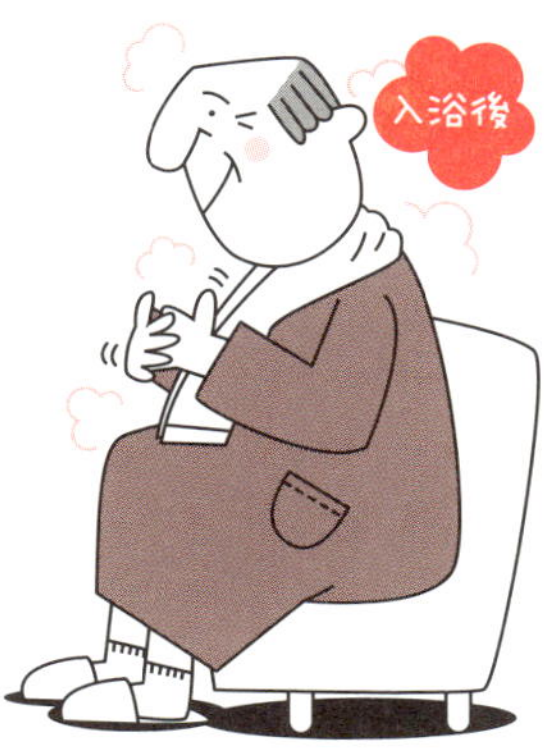

肩の動きをよくする

肩の動きをよくするには、関節をやわらかくするリハビリが有効です。筋の固さによって、介助と自力で行います。

めやす 10～20回

介助

1 肩甲骨《けんこうこつ》を動かす

肩をやわらかくするリハビリの前に肩甲骨を動かし、拘縮のある肩周辺の緊張をほぐしてから行います。

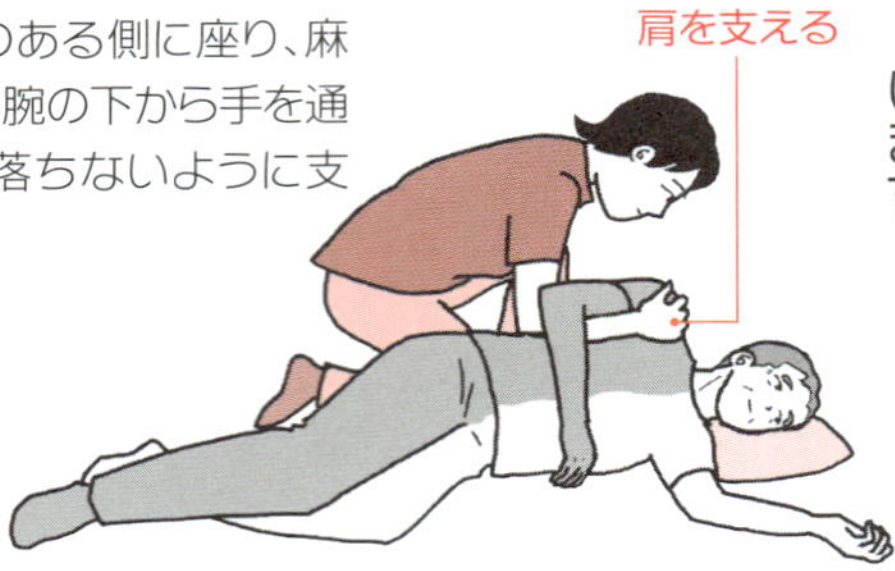
肩を支える

①麻痺のある側に座る

麻痺のある側に座り、麻痺のある腕の下から手を通し、肩が落ちないように支える。

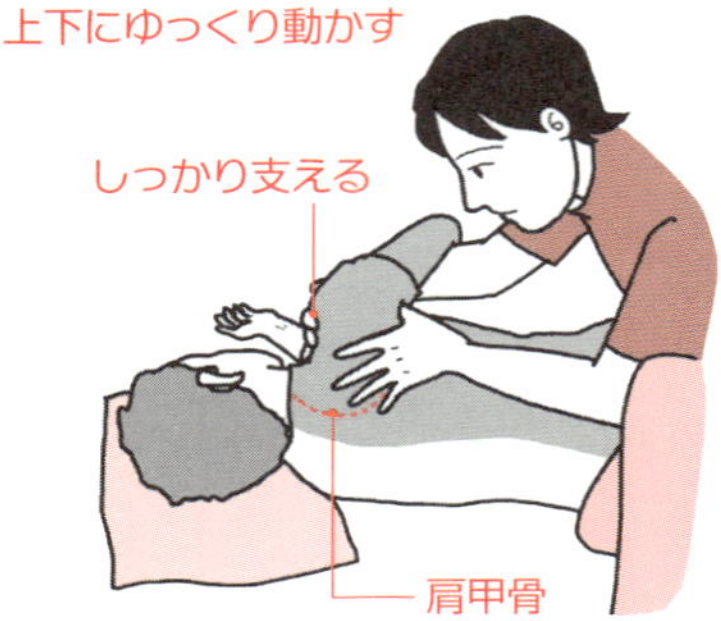
上下にゆっくり動かす
しっかり支える
肩甲骨

②肩甲骨を動かす

右手で腕を支えながら、左手の手のひらでゆっくり肩甲骨を上下に動かし、次に回す。

介助

2 肩をやわらかくする

肩を上げたり、広げたりするリハビリによって、肩の関節が動く範囲を広げます。

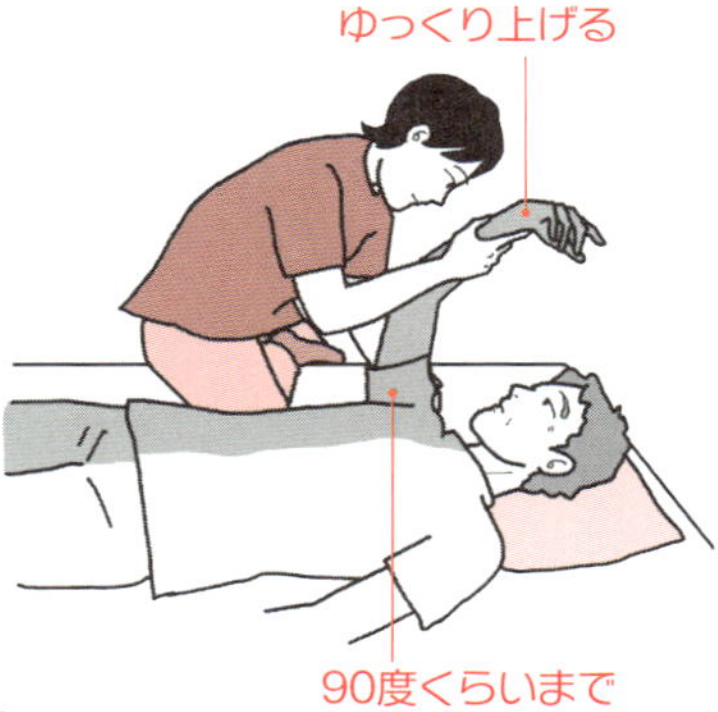
ゆっくり上げる
90度くらいまで

①麻痺のある肩をゆっくり上げる

肩を支えながら。麻痺のある腕を握って、ゆっくり90度くらいまで上げていく。痛くないか声をかけながら行う。

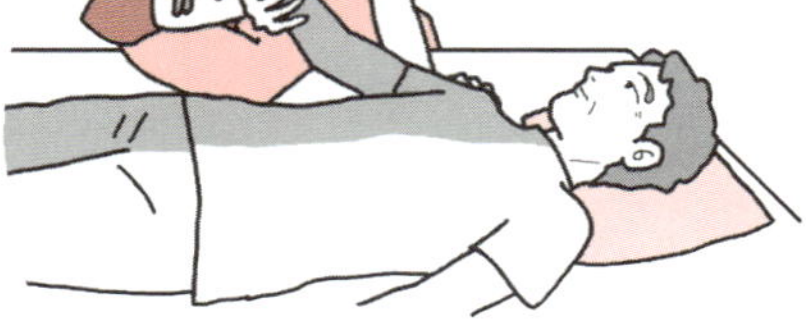

②腕をゆっくり下げる

肩を支えながらゆっくり腕を下ろす。

介助

3 拘縮が強い人のリハビリ

拘縮が強い場合は上腕を下から支えて、腕を上げたり、広げたりしてリハビリを行います。

①上腕を下から支えて上げる

左手で肩を支えて、上腕（ひじの上部）を下から支え、ゆっくり上げていく。

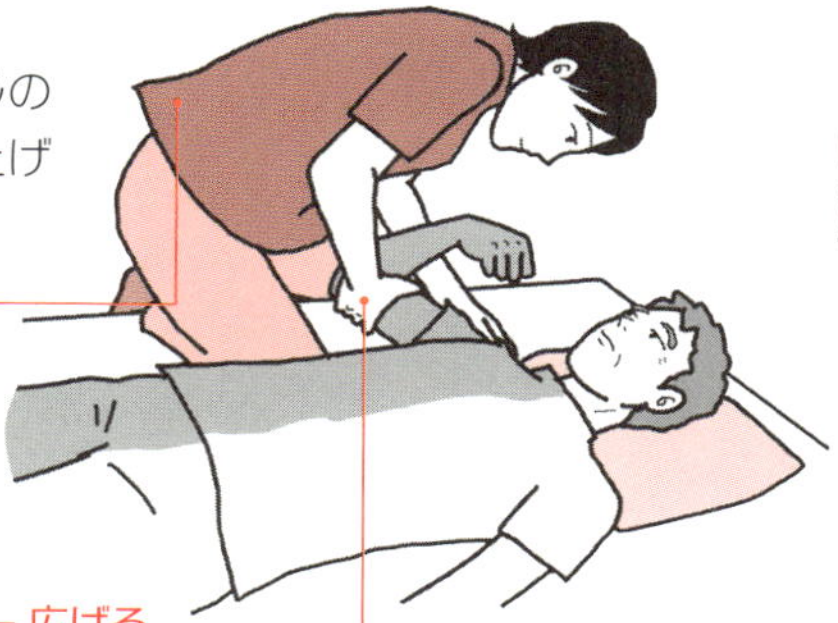

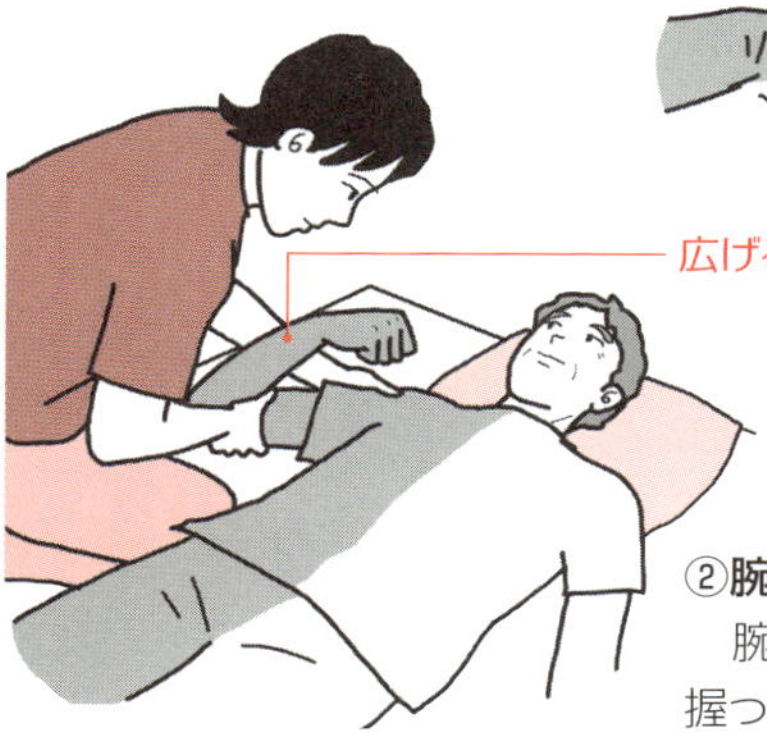

②腕を広げる

腕を上げたら、戻してから、上腕を握って広げる。

自力

4 自分で行う肩のリハビリ

自力でもリハビリはできます。肩の固さに応じて腕を上げる運動をします。

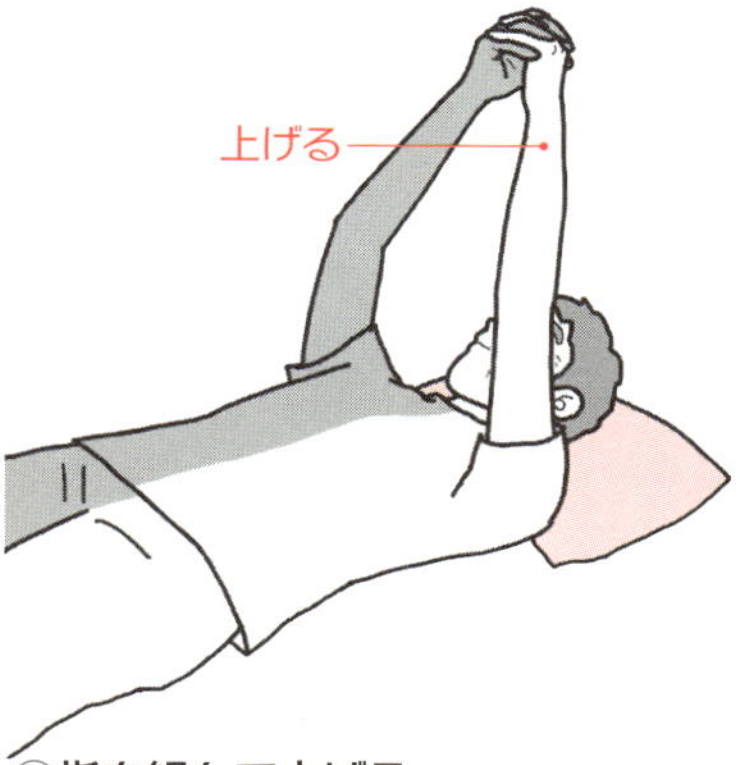

①指を組んで上げる

痛みが出ない程度に上げる。

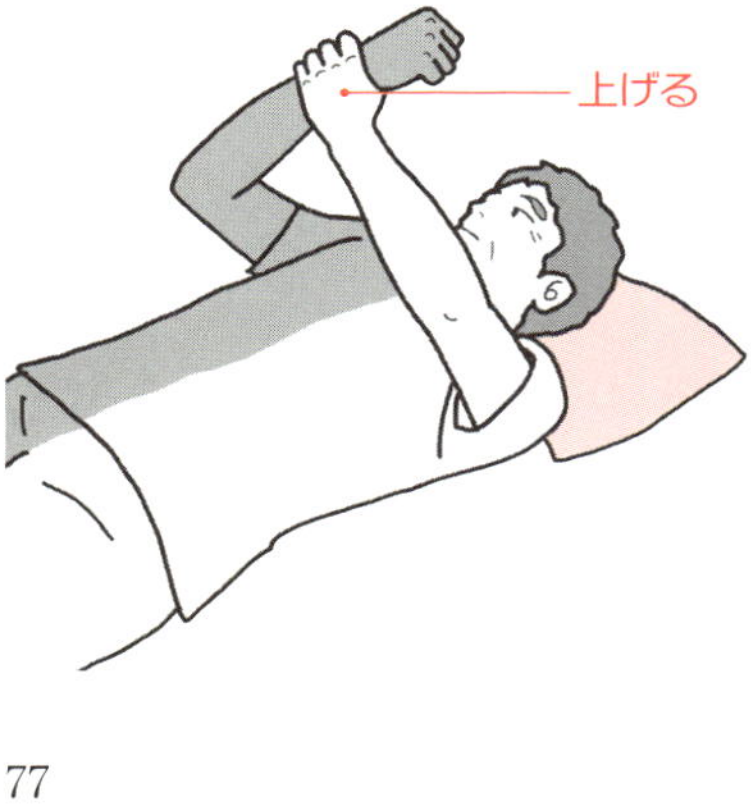

②麻痺側の手首を握ってあげる

指が組めない場合は、麻痺のある腕の手首を握って上がるところまで、上げる。わずかしか上がらなくても、十分効果がある。

安静にしているとき

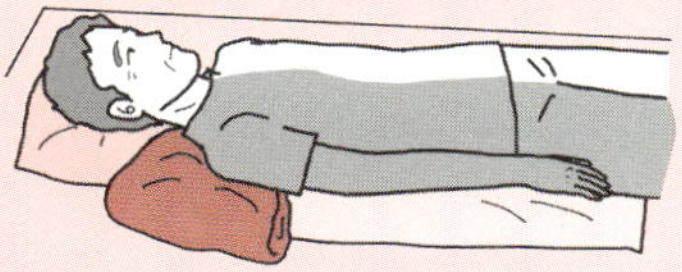

仰向けに安静にしているときは、肩が落ちて痛めることがあるので、バスタオルを肩と腕の下に敷いておくと安全です。

ひじの動きをよくする

めやす 5～20回

ひじのリハビリは、ひじを「伸ばす運動」と「回す運動」を行います。どちらも麻痺側の手首を握り、もう一方の手でしっかりひじを支えます。

介助

1 ひじを伸ばす

拘縮《こうしゅく》の強い人はいきなり伸ばそうとすると危険です。ゆっくり少しずつ筋が伸びるのを確認しながら行います。

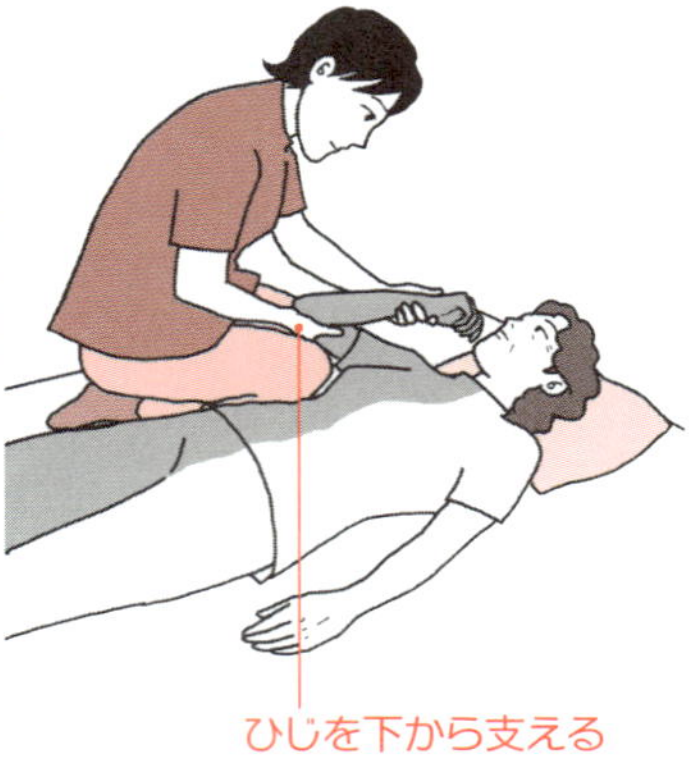

①麻痺のある側の手首を握る
麻痺のある腕の手首を握って、もう一方の手でひじを支える。

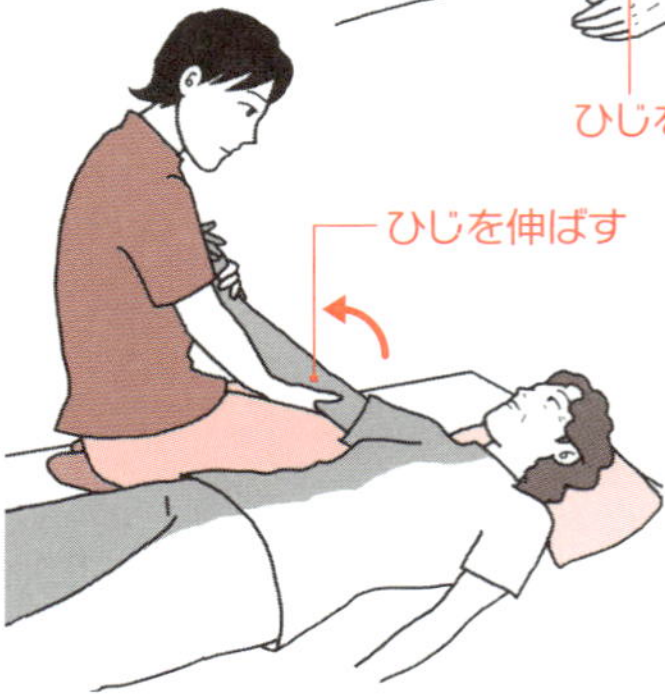

②ひじをゆっくり伸ばす
1・2・3と数えるくらいのスピードで、少しずつひじを伸ばす。

介助

2 ひじを回す

ひじの回旋は重要なリハビリの1つです。手首を握り内側に回し、次に外側に回します。

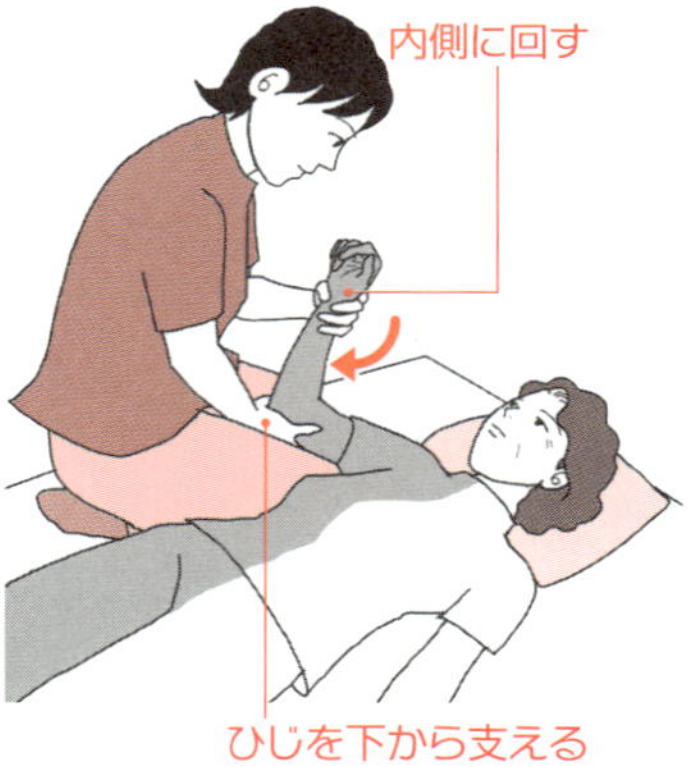

①手首を握って内側に回す
手首を握り、もう一方の手でひじを下から支え、介助者のひざの上まで上げて、内側に回す。

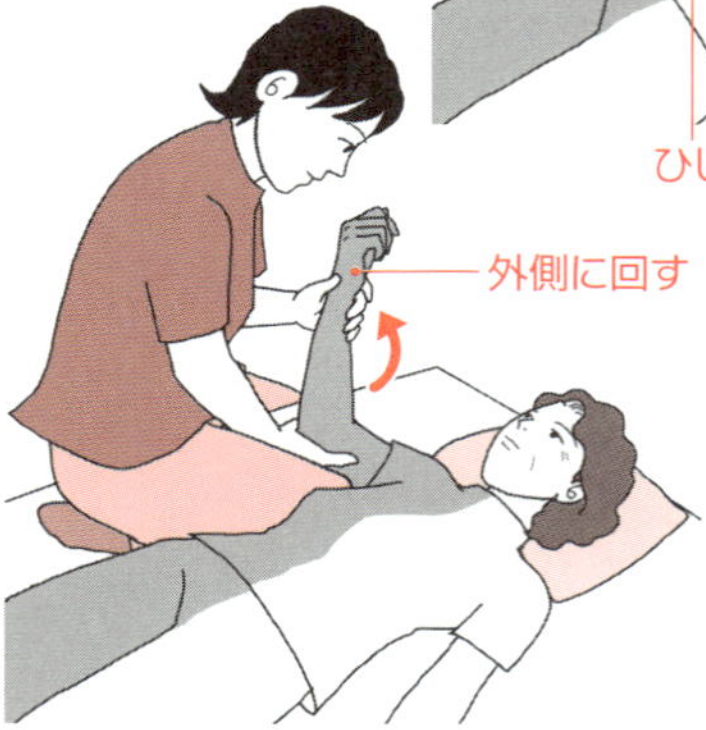

②外側に回す
手首を握って外側に回す。

自力

3 ベッドの上で自力で行う

自力で行うリハビリです。肩・ひじの関節を伸ばす効果があります。

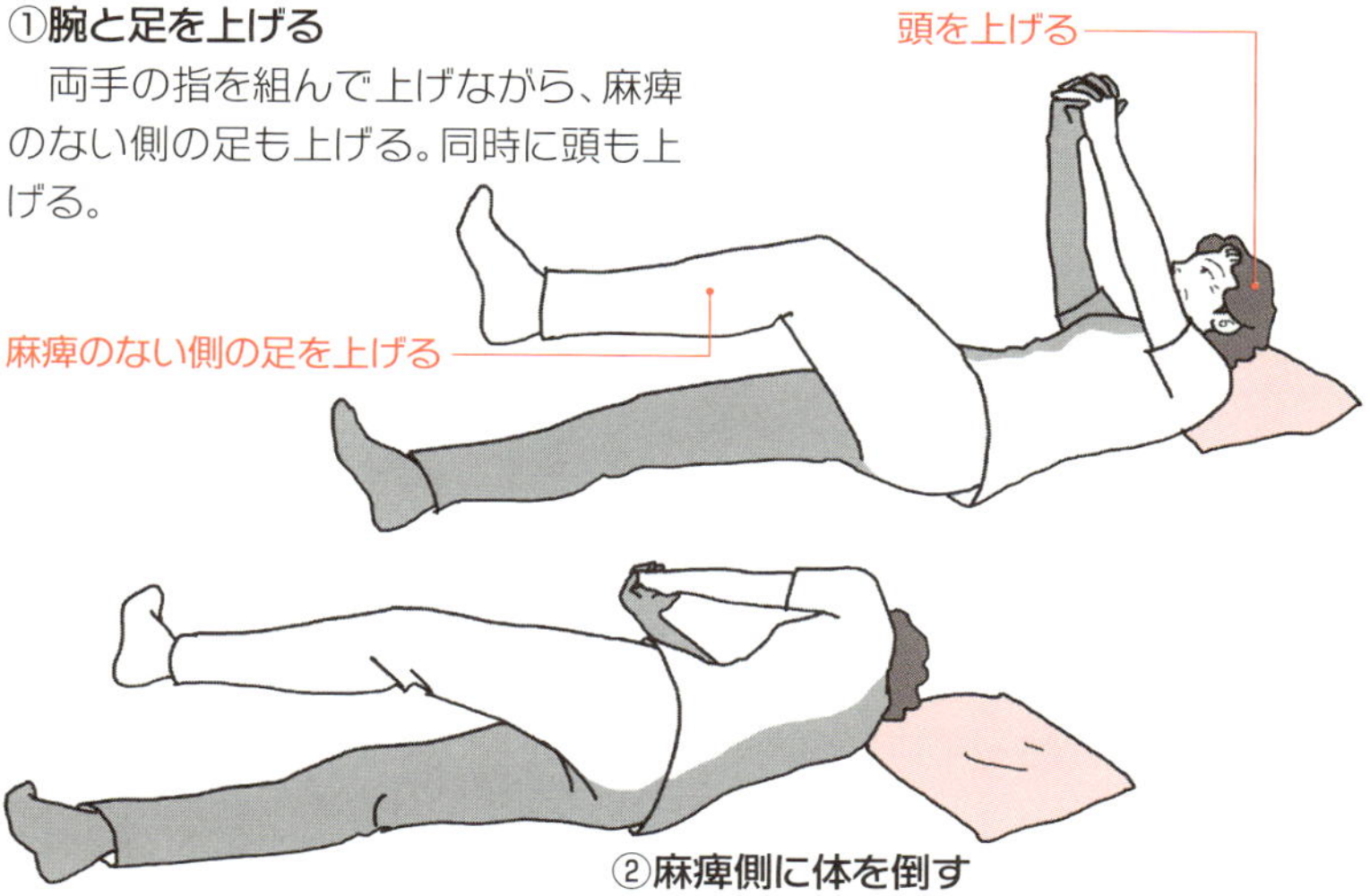

①腕と足を上げる

両手の指を組んで上げながら、麻痺のない側の足も上げる。同時に頭も上げる。

②麻痺側に体を倒す

両手を離さないようにして、麻痺側に体を倒す。十分にひじが伸びたら、元に戻り、5回程度くり返す。

自力

4 座って自力で行う

両手の指を組んで前にかがむだけで、背中、肩、ひじを伸ばす訓練になります。

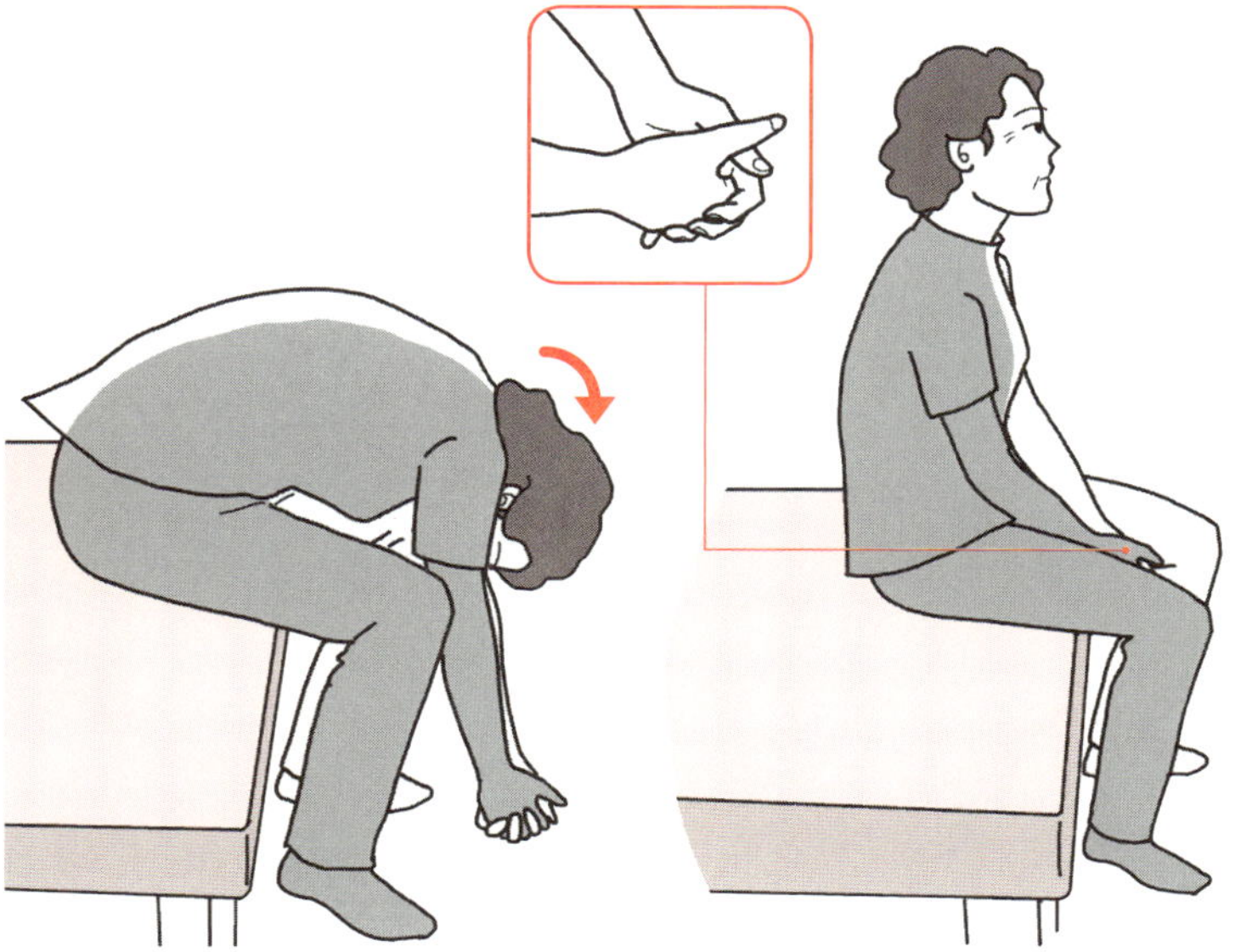

①ベッドの端に腰かける

ベッドの端に腰かけ、両手の指を組むが、麻痺側の親指が上にくるように組む。

②前にかがむ

お辞儀をするように頭をゆっくり下ろす。背中を十分に伸ばす。元に戻り5回程度くり返す。

手首の動きと指の開きをよくする

めやす 10～20回

両手の指を組んで、左右に動かすだけで関節がやわらかくなります。手指の拘縮《こうしゅく》が強い人は手のひらに汚れがたまるので定期的に開くリハビリを行います。

介助

1 手首を返す

拘縮のある手のひらに指を差し入れて手のひらを広げるようにして、手首を返します。

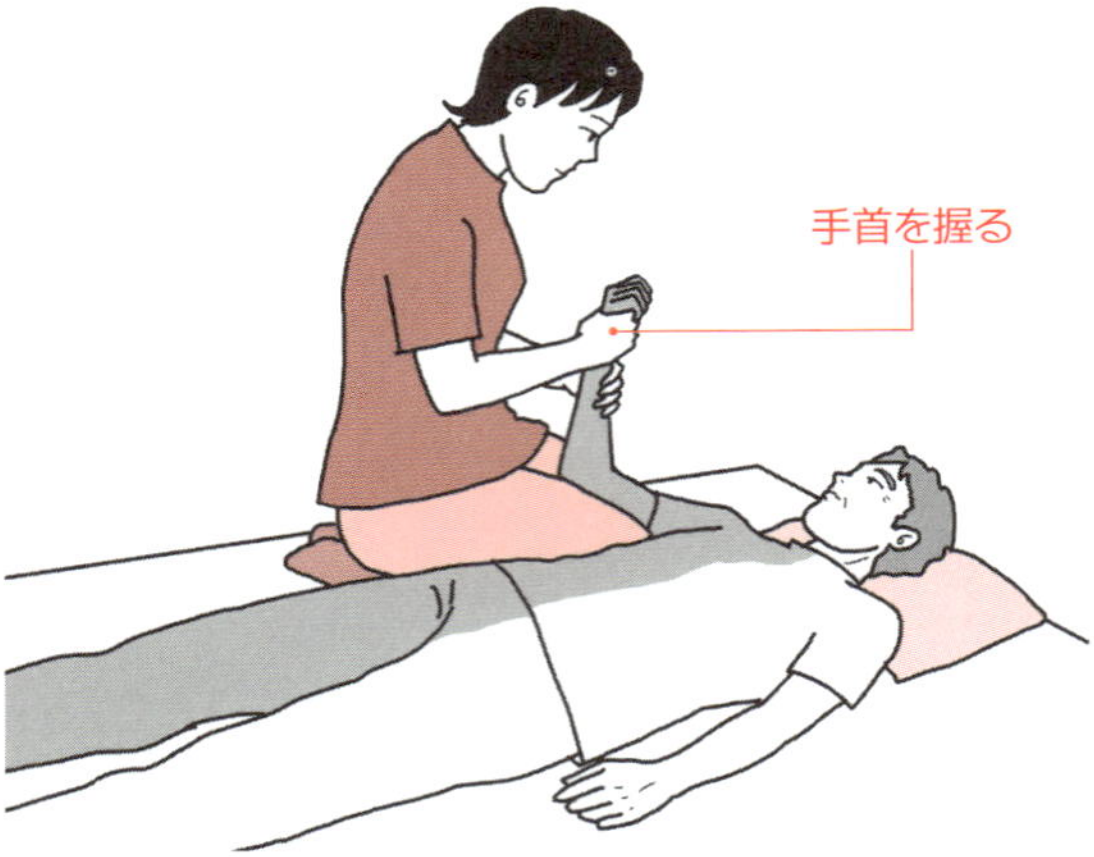

①手を握る

麻痺側に座って左手でしっかり手首を握る。

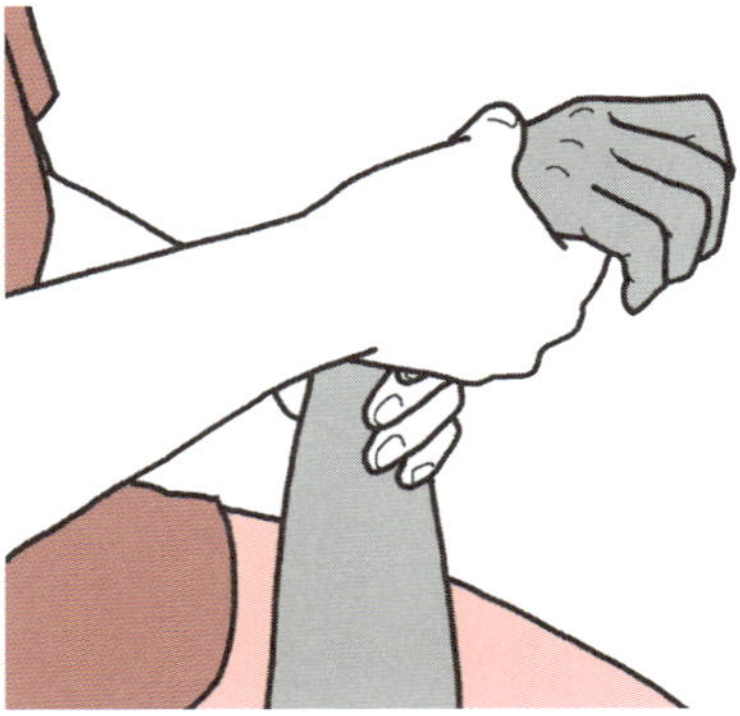

②指を差し入れる

右手の指を拘縮のある手のひらに差し入れる。

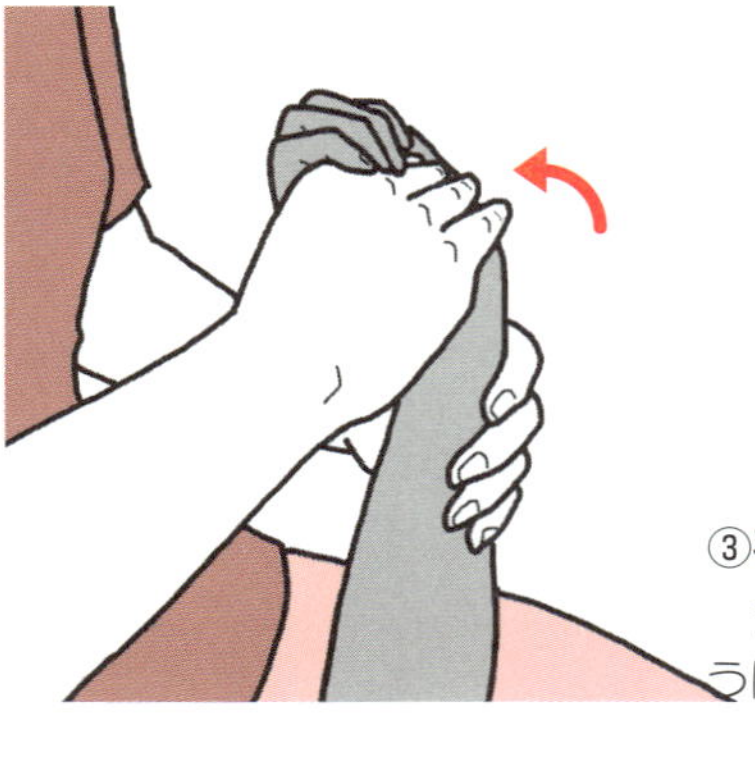

③手首をゆっくり返す

指し入れた指を手前に返すようにして手首を返す。

自力

2 自力で手首を返す

手首を左右に動かすだけの簡単なリハビリです。麻痺のない人でも関節をやわらかくするのに有効です。

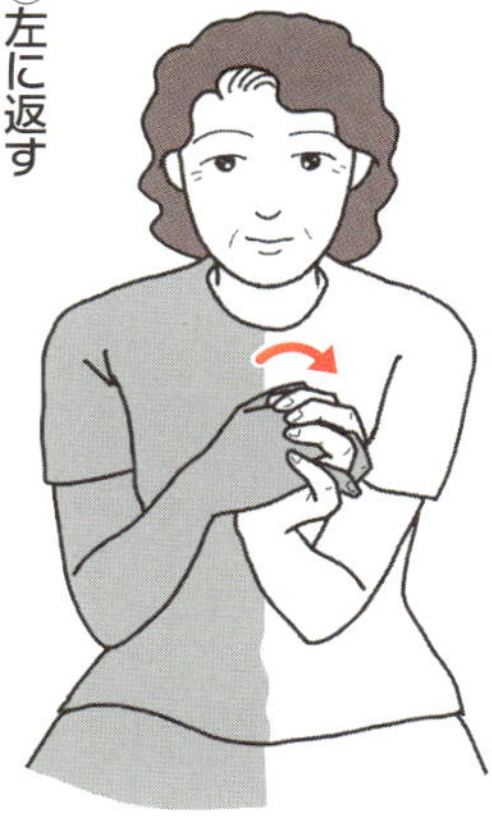

①左に返す
麻痺側の親指が上(外側)にくるように指を組み、左に返す。

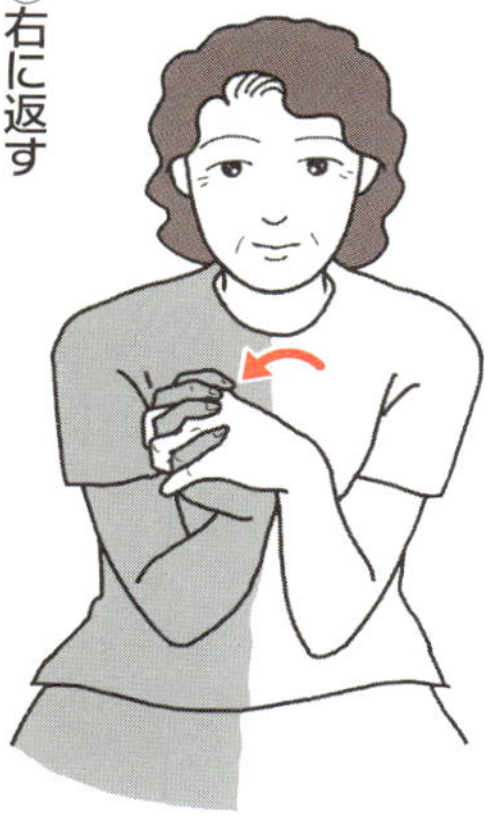

②右に返す
ゆっくり左右に動かし手首をやわらかくする。

介助

3 拘縮の強い人の指を開く

拘縮が強く開きにくいときは、いったん手の甲を押して内側に曲げると筋が伸びて開きやすくなります。

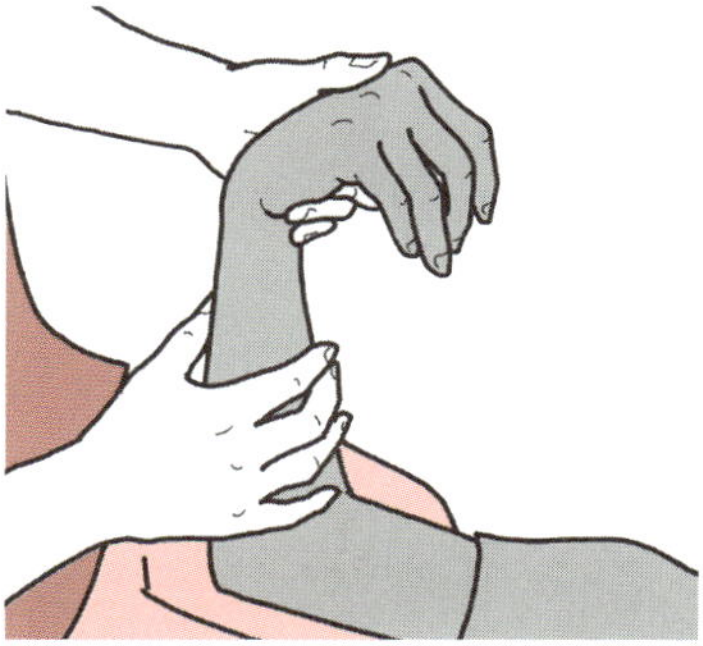

①手の甲を押す
左手の親指で手の甲を押すと、筋が伸びて指が開く。

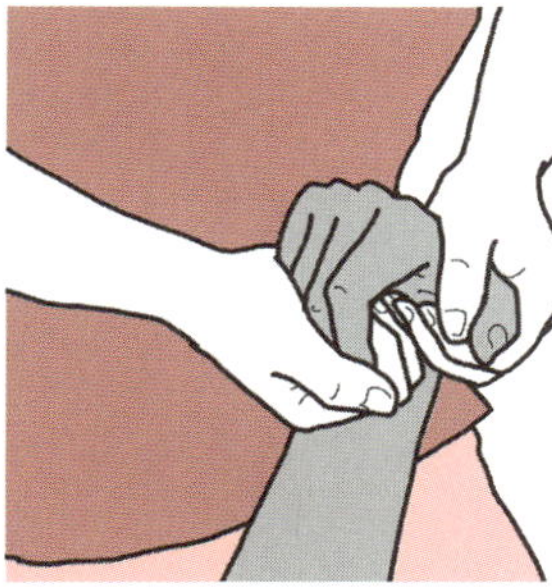

②親指と4本の指を握る
指が開いたら、左手で親指を握り、右手で残り4本の指を包むように握る。

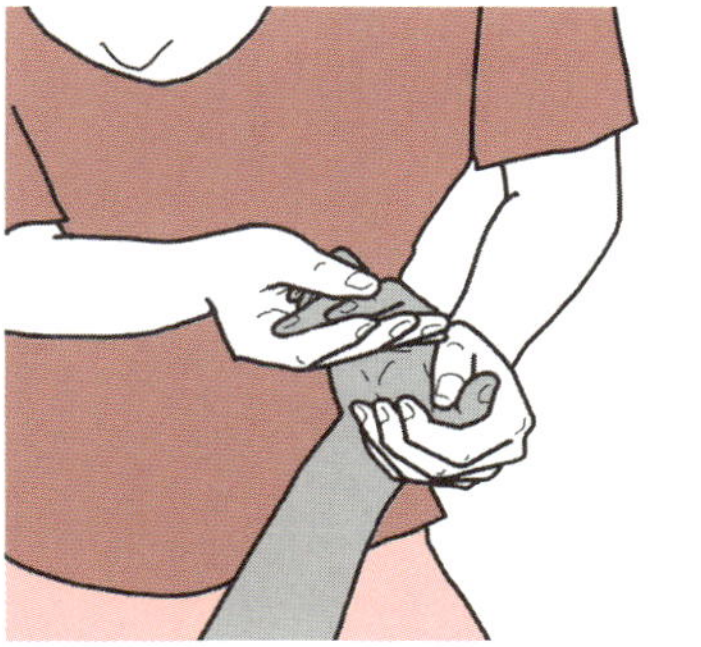

③ゆっくり開く
痛くないか、声をかけながらゆっくり開く。

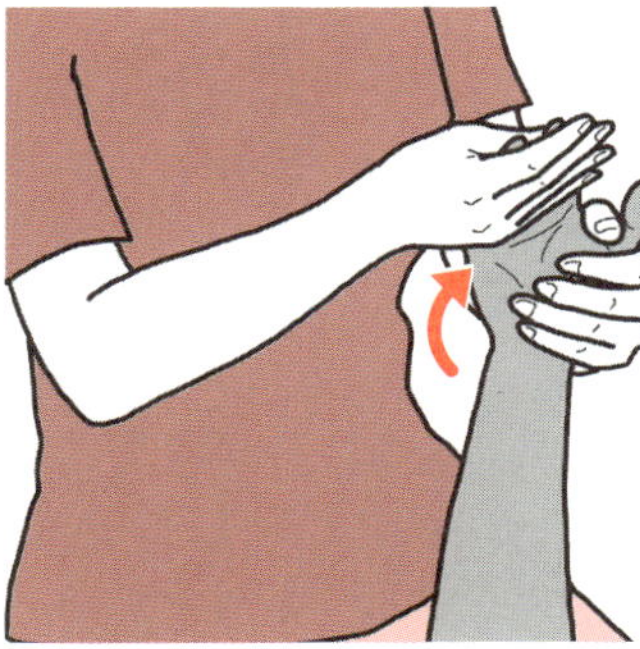

④開く範囲でよい
指が正常に開かなくても効果があるので、無理して開かない。

介助

4 指間を広げる

人差し指から小指までの指間が開きにくい場合は、両手で指を包むように握って広げるリハビリを行います。

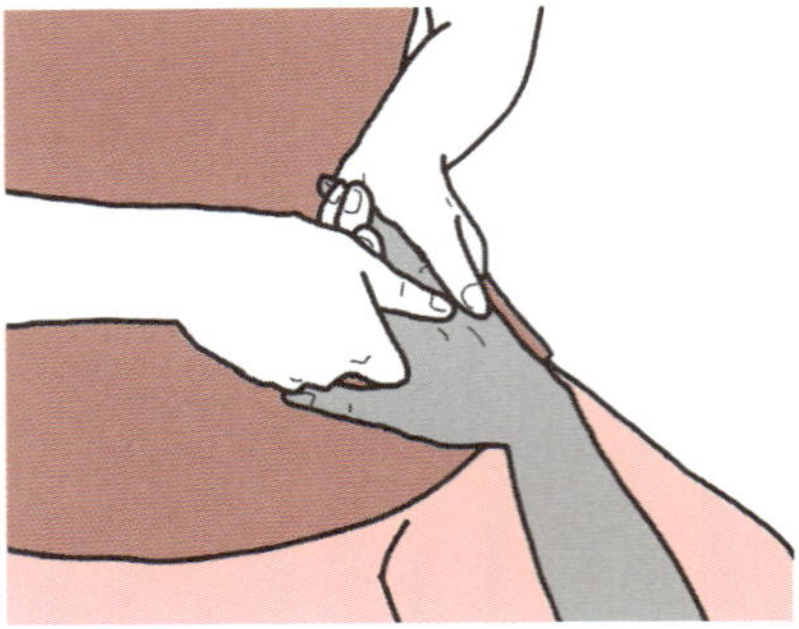

①指を握る

該当の2本だけではなく、ほかの指を包むように握る。

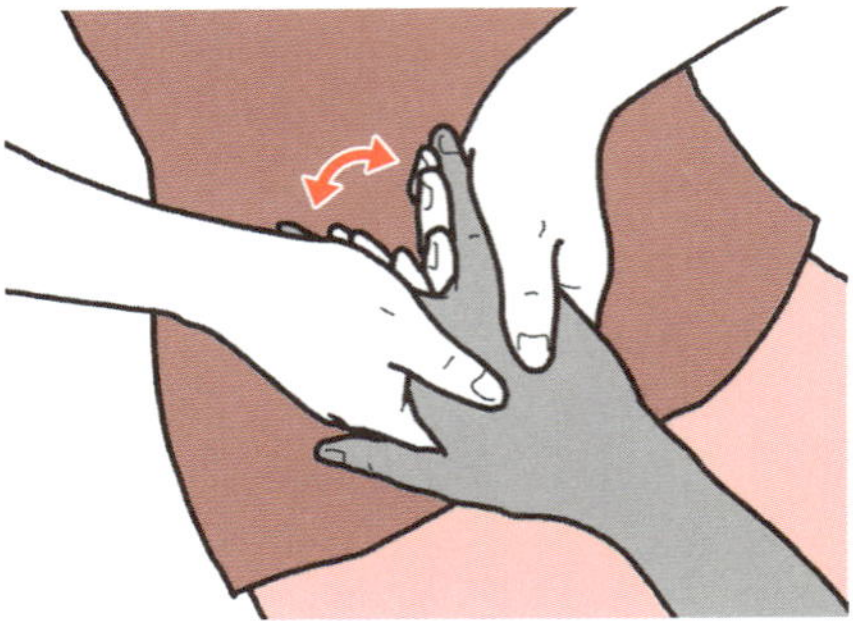

②指間をゆっくり広げる

人差し指から小指までの間を順次行う。

自力

5 自力で指を開く

拘縮が強い人でも、指なら自力でリハビリができます。１本ずつ握って広げるのは危険です。全部の指を同時に開きます。

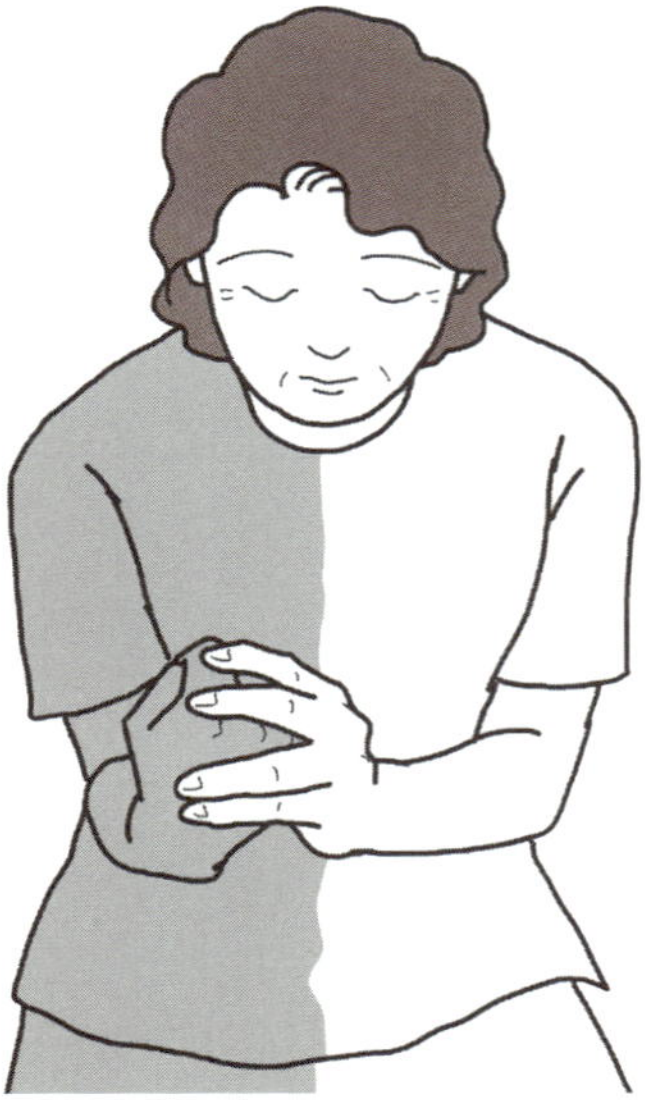

①親指を差し入れる

麻痺のない手の親指を、麻痺のある指と手のひらの間に差し入れる。

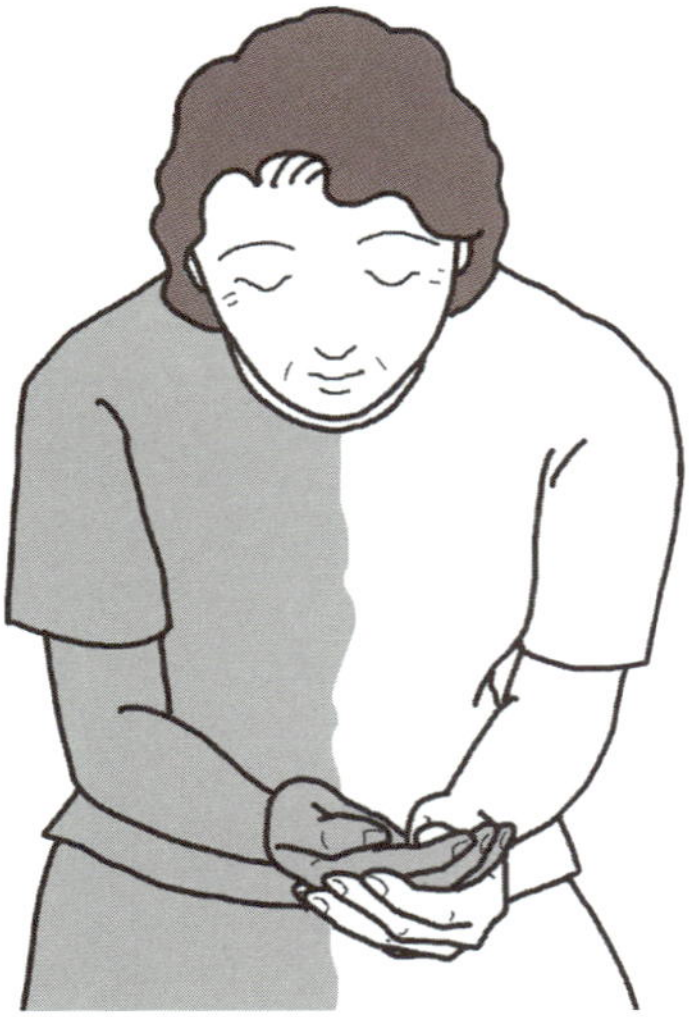

②4本の指を握って開く

親指以外の4本を握り、ゆっくり開く。

介助

6 自力で指間を広げる

麻痺のある手の指の間に、麻痺のない手の指を差し入れ、指を組む訓練です。

①指を差し入れる

麻痺のある手の指と手のひらの間に、麻痺のない手の4本の指を差し入れる。

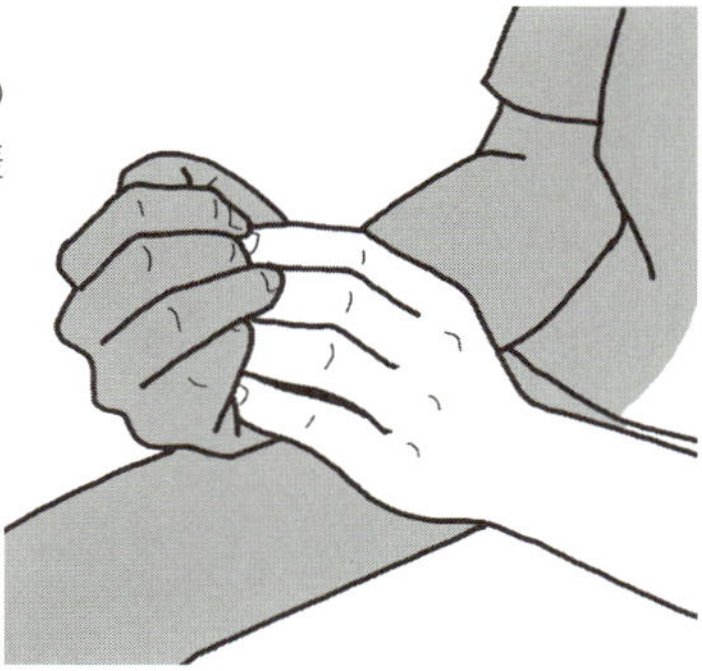

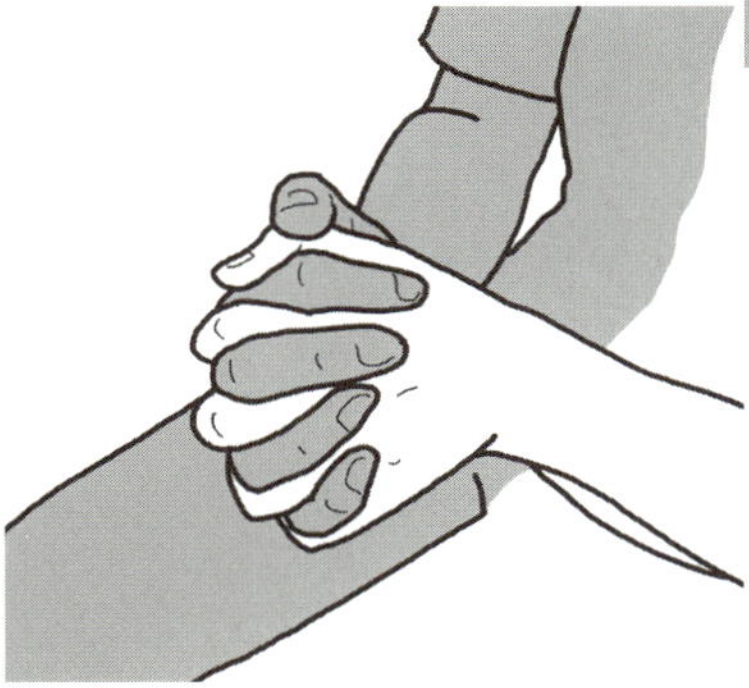

②指を組む

麻痺のある側の親指が上（外側）にくるように指を組む。

自力

7 軽度の人のリハビリ

軽度の人はいすやベッドを利用し、自力でひじを伸ばしたり、手首の関節を伸ばすリハビリが有効です。

①いすを利用する

手のひらをいすに押しつけて、立ち上がる。

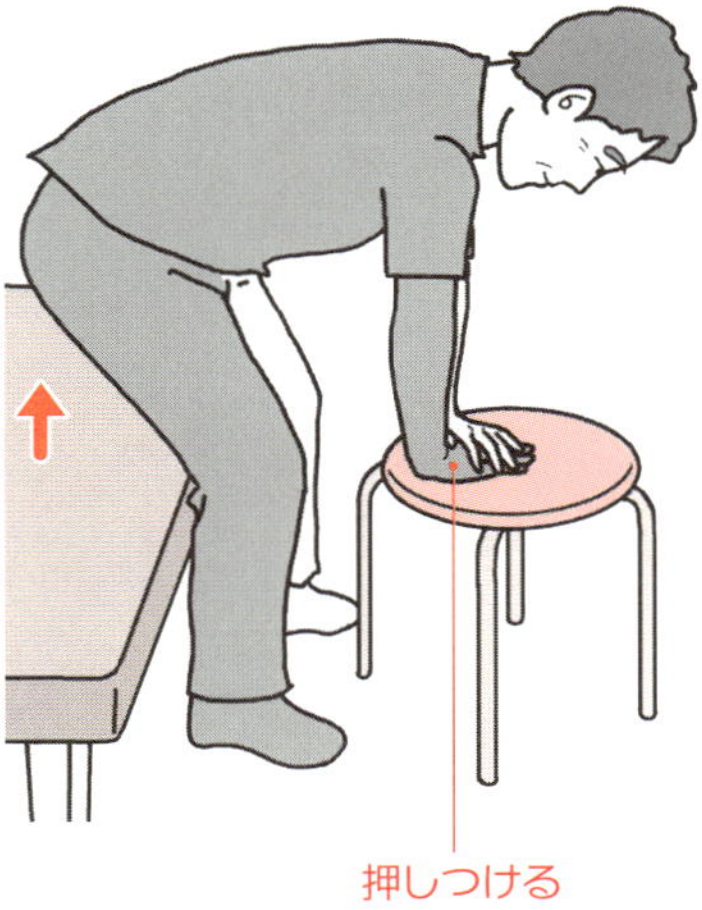

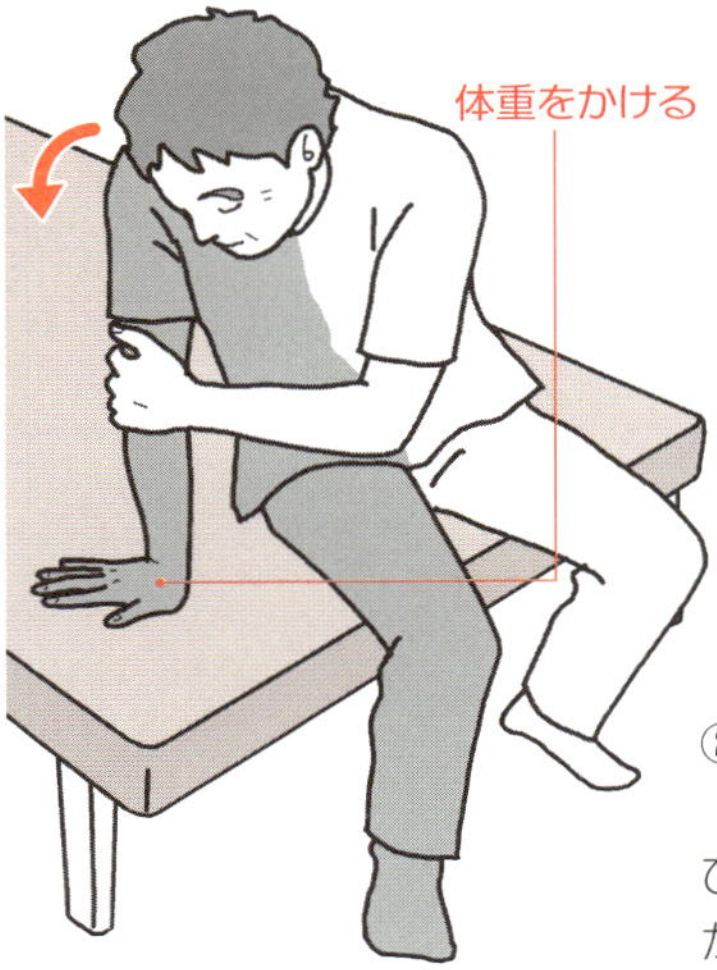

②ベッドに手のひらを押しつける

麻痺のない手でひじを押さえ、手のひらを逆向きにベッドにつけて体重をかけて押しつける。

股関節をやわらかくする

めやす 10～20回

拘縮《こうしゅく》があり歩行が困難な人には、股関節をやわらかくするリハビリが有効です。バランスが不安定な人の転倒防止にも役立つので、ぜひ実行しましょう。

介助

1 ひざを曲げる

かかとを押しながらひざを曲げるリハビリです。股関節を広げる効果があります。

①足を抱える

麻痺のある側のひざの後ろを支え、もう一方の手でかかとを持つ。

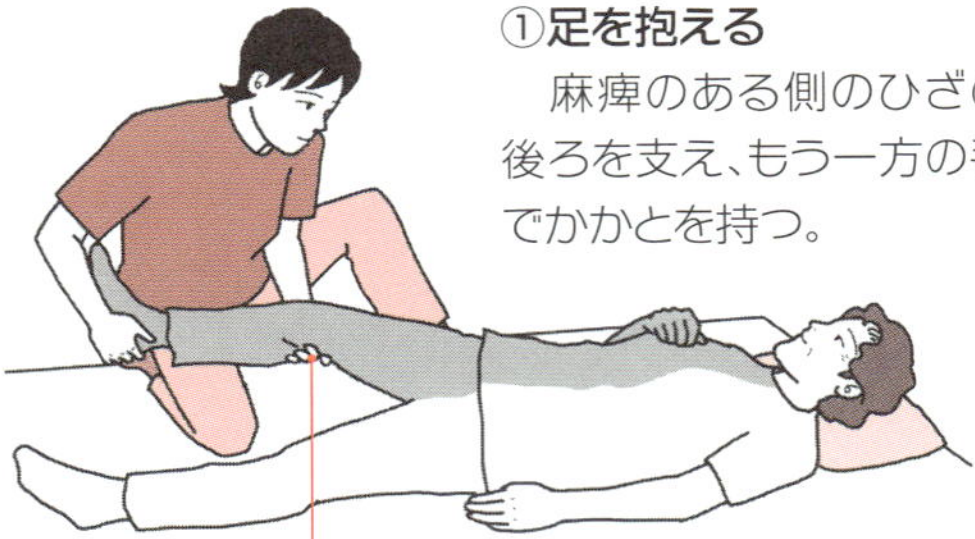

②足を持ち上げて押す

足が水平になるように前方に押していく。深くひざが曲げられないときは90度くらいでもよい。

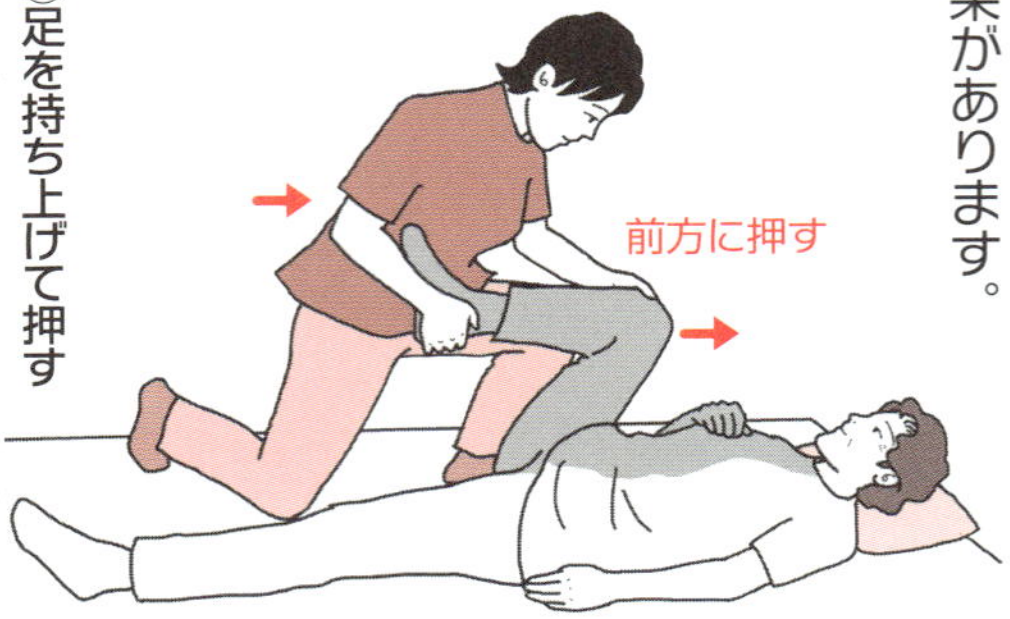

介助

2 足を上げる

足を抱え上げて太ももの裏の筋肉をストレッチするリハビリです。

①足を持ち上げる

ひざを押さえ、もう一方の手で足首を握る。

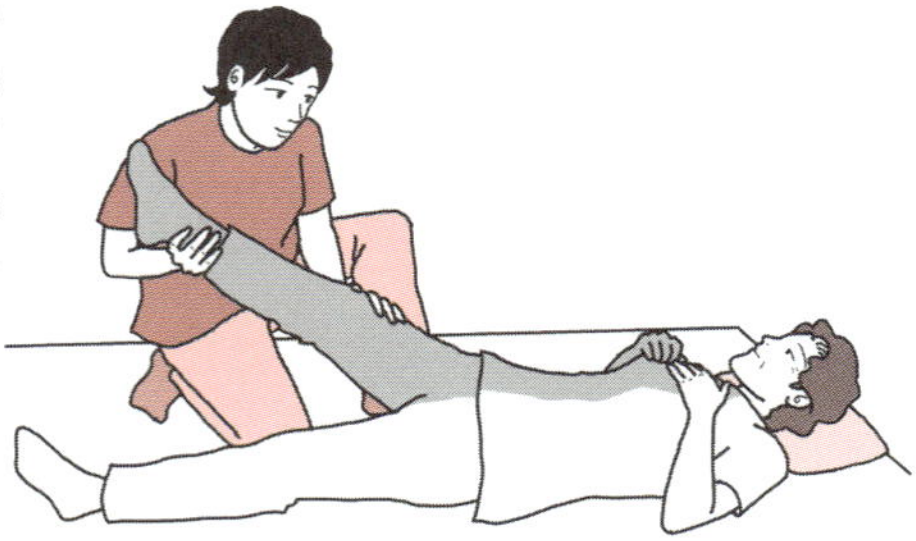

②股関節を広げる

ひざを立てて足首を握って上げる。ひざが曲がらないように押さえて行う。

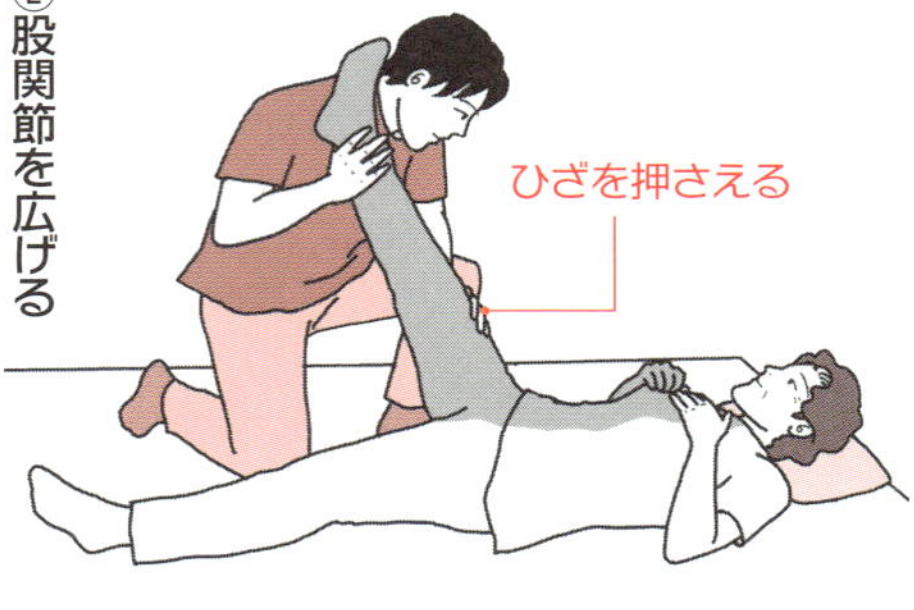

介助

3 足を広げる

足を広げることで太ももの内側の筋肉を伸ばします。寝たきり予防に有効なリハビリです。

①足を持ち上げる

ひざを支えながら足首を握って持ち上げる。

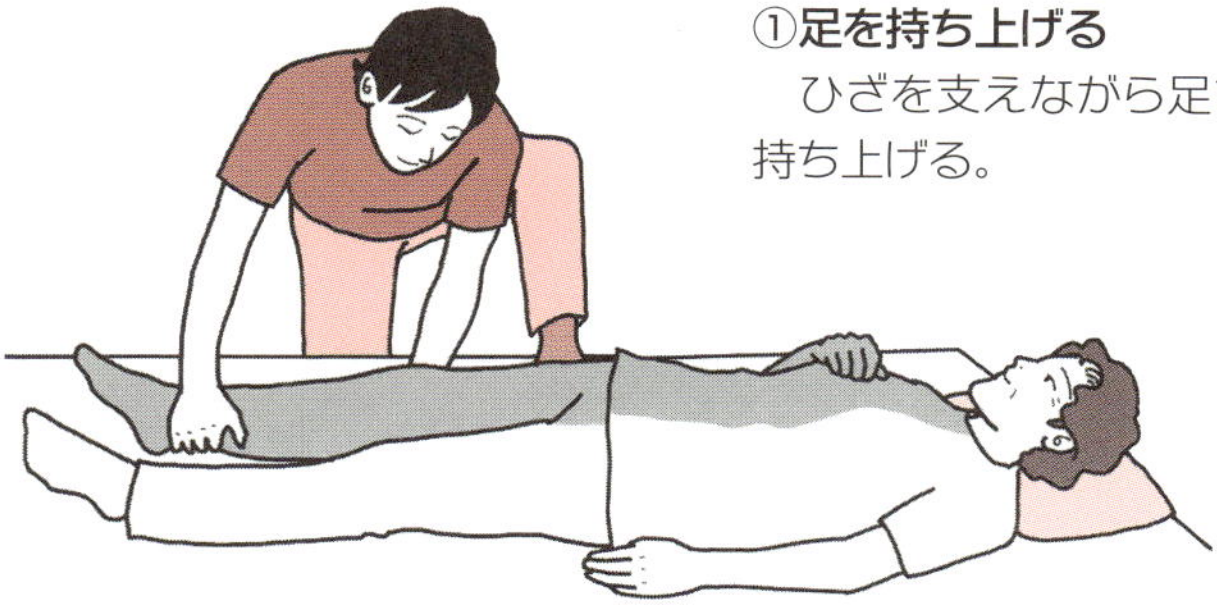

②足を横に広げる

痛みがでない範囲でゆっくりと足を広げる。

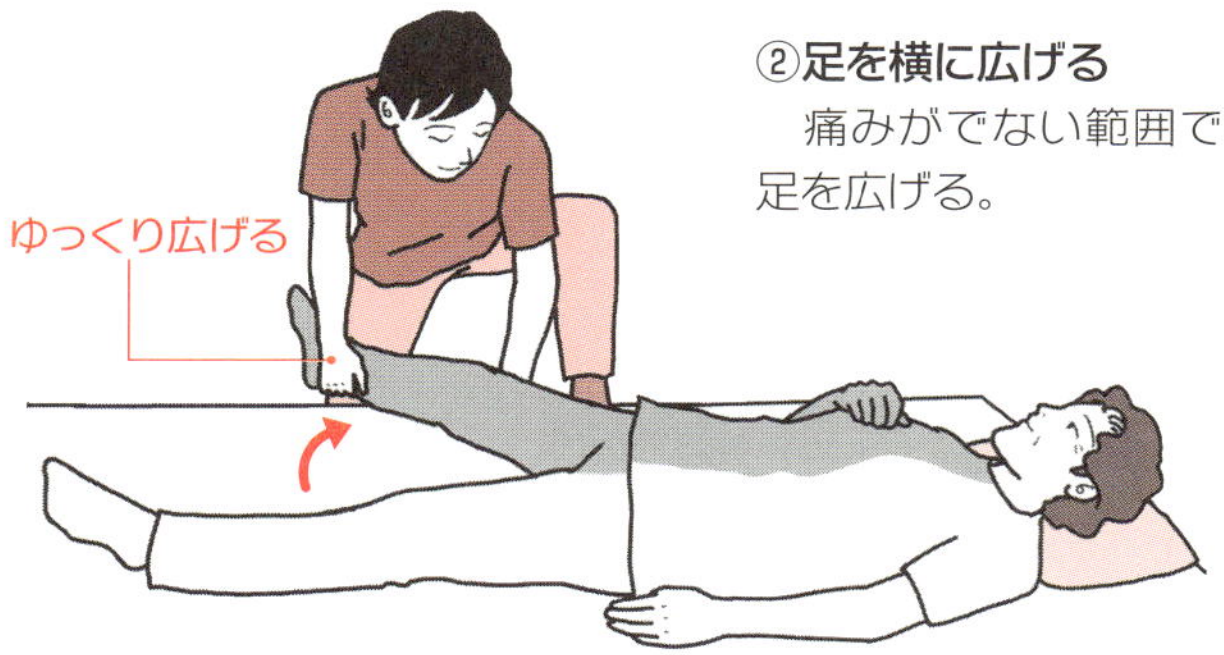

介助

4 後ろに足を引っ張る

横向きになってもらい、ひざ頭を抑えて、後ろ向きに引きます。股関節から太もものの緊張をほぐします。数回行うと下半身がラクになります。

①ひざとお尻を押さえる

ひざ頭を押さえ、一方の手でお尻を押さえる。

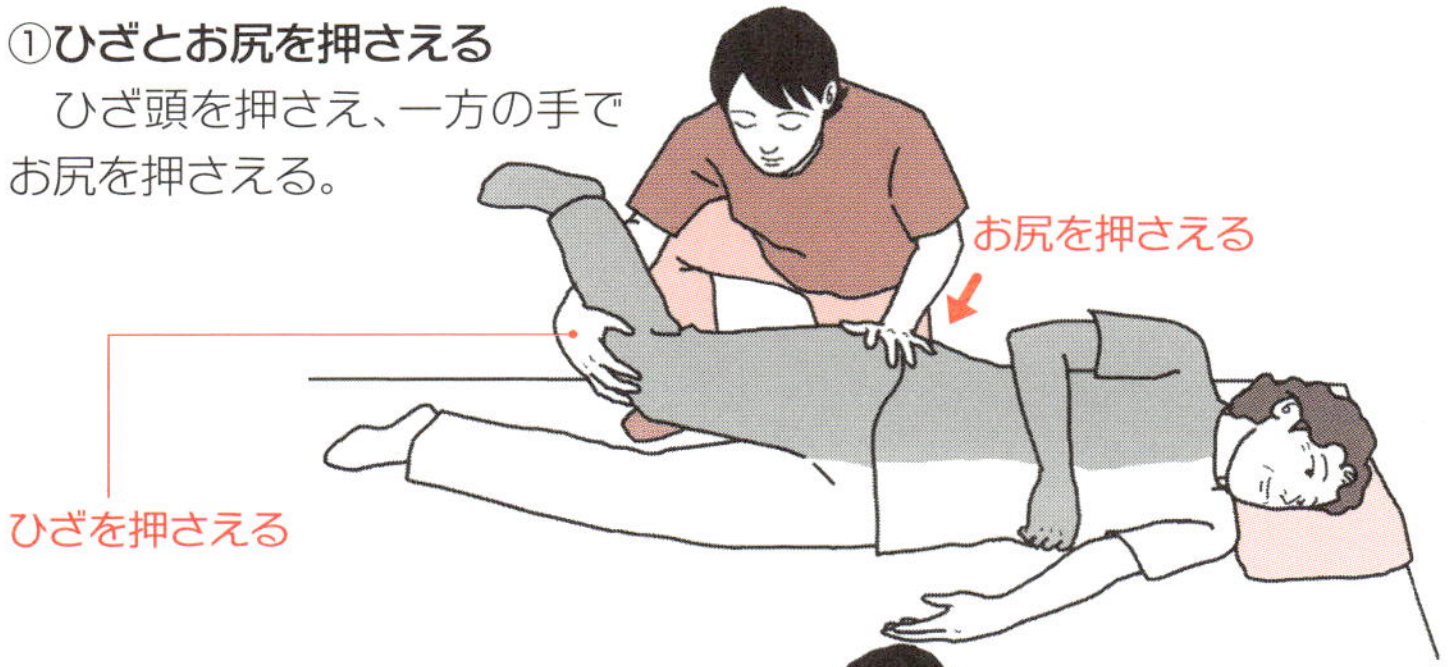

②足を手前に引く

ひざ頭にかけた手で足を手前に引き、お尻を押すことで股関節を伸ばす。

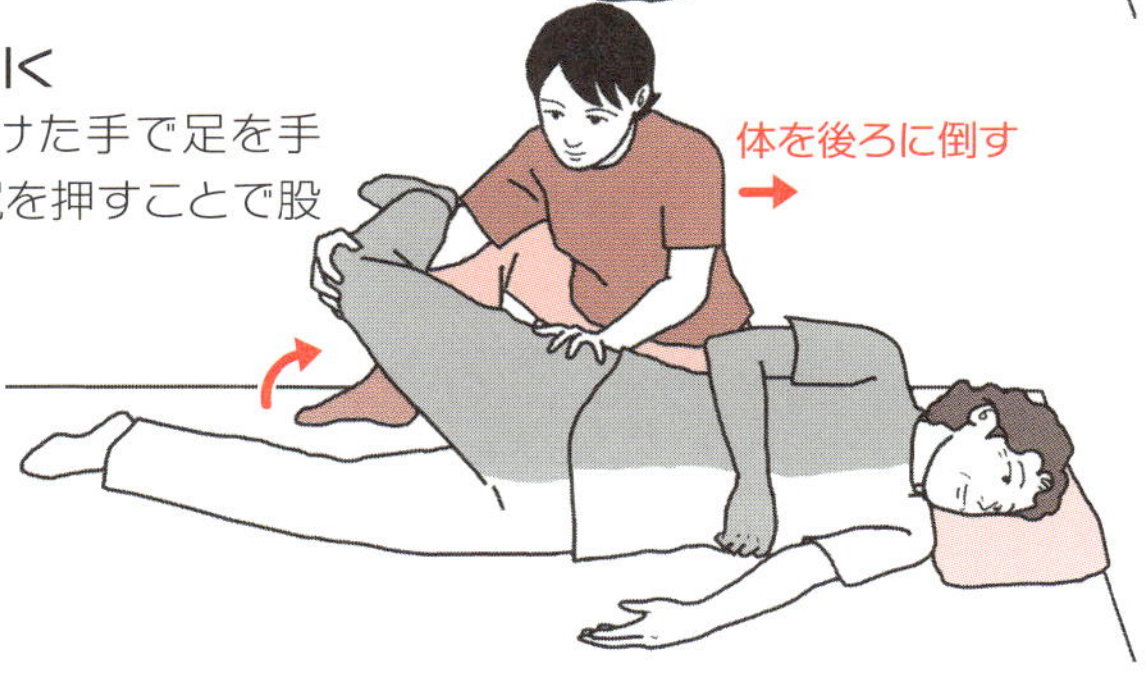

ひざの動きをよくする

ひざを屈伸させることで拘縮《こうしゅく》をやわらげます。ひざの曲がりが強いからと力まかせに曲げようとすると危険です。

めやす 10～20回

介助

1 ひざを曲げる

ひざの下を両手で持ち、ひざが屈曲するようにゆっくり押していきます。

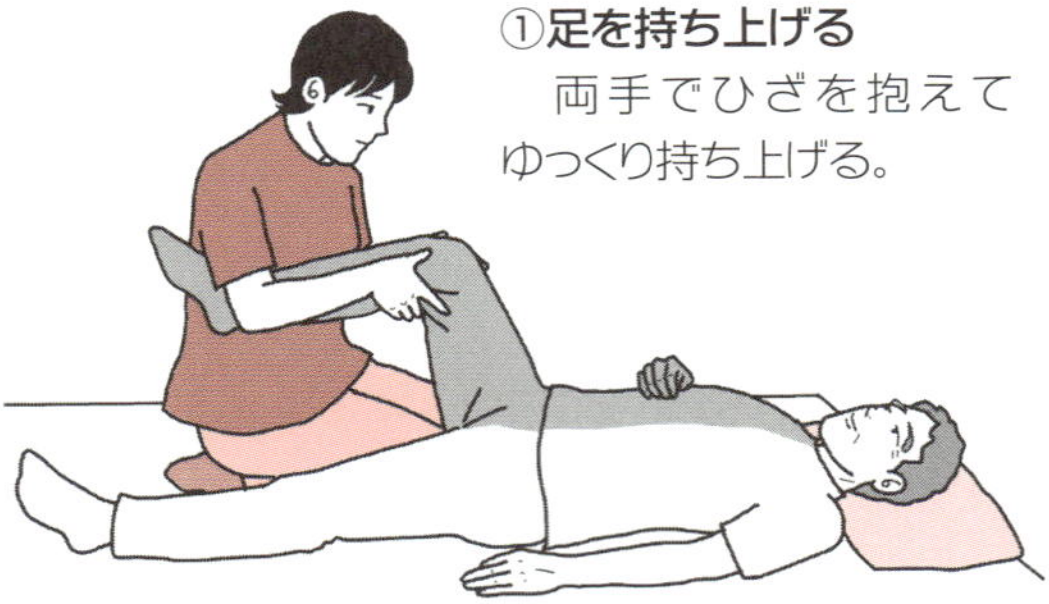

①足を持ち上げる
両手でひざを抱えてゆっくり持ち上げる。

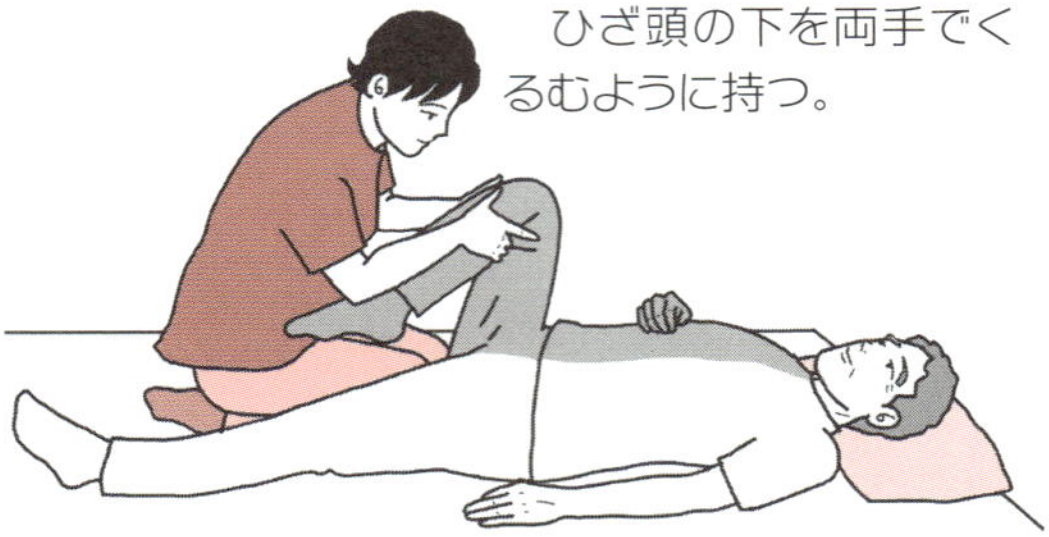

②ひざの持ち方
ひざ頭の下を両手でくるむように持つ。

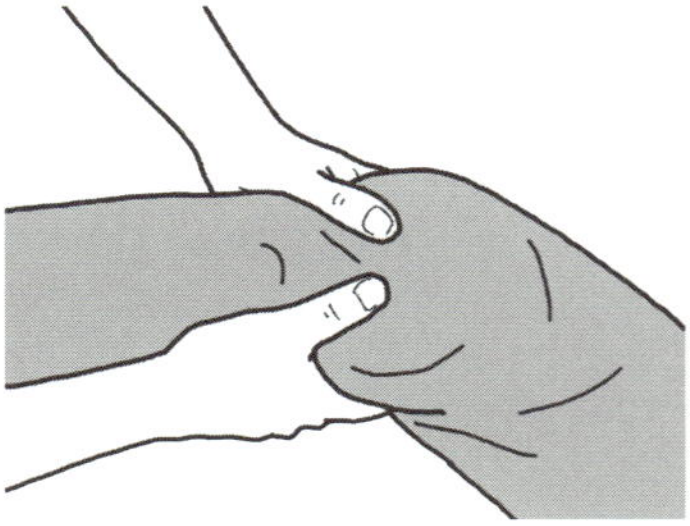

③ひざを曲げる
ひざを両手で押すようにしながら、屈曲させていく。

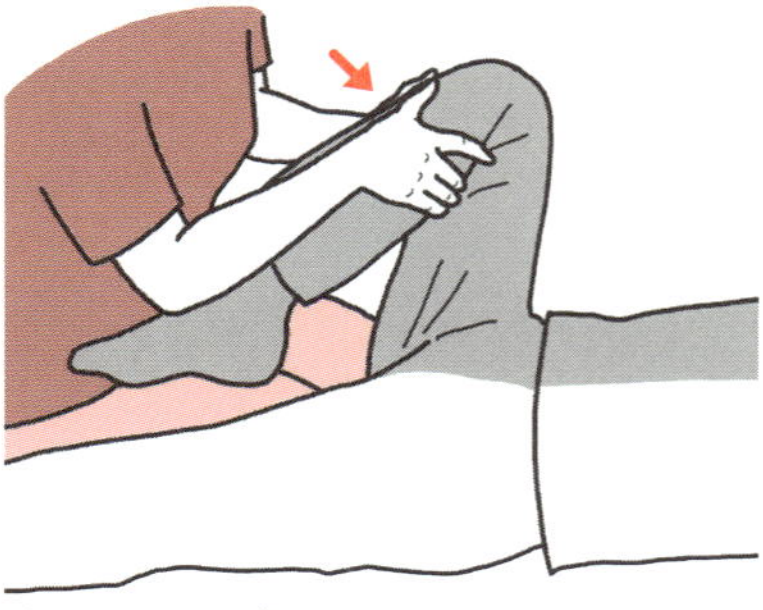

④十分にひざを曲げる
痛みがないか確認しながら、少しずつ曲げていく。

足首を押すのは危険

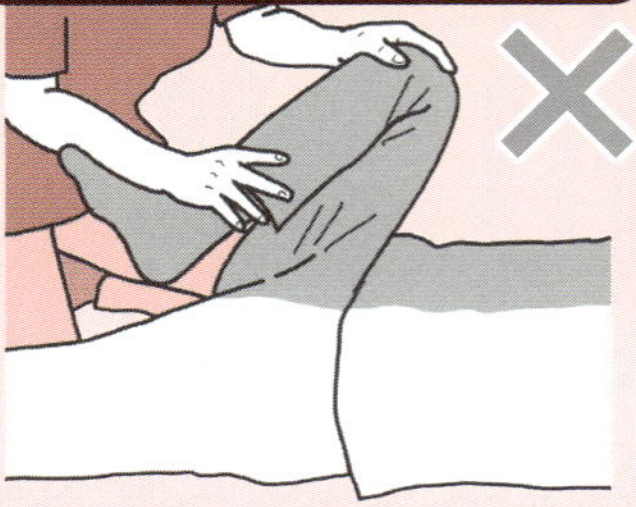

ひざから離れた場所をグイグイ押すとひざに負担がかかって危険。

介助

2 ひざを伸ばす

一方の手でふくらはぎを持ち足を引っ張りながら、もう一方の手でひざ頭を押さえます。

①曲がったひざを引っ張る

太ももに手をおき、もう一方の手でふくらはぎの裏側を支える。

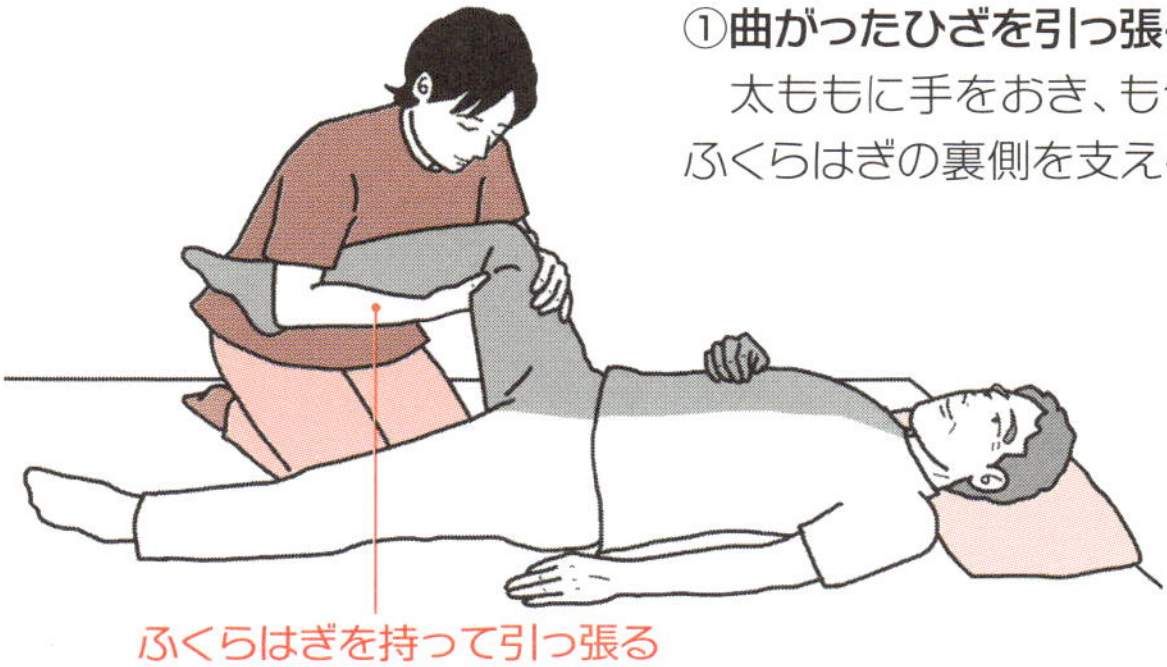

ひざを無理に押さえない

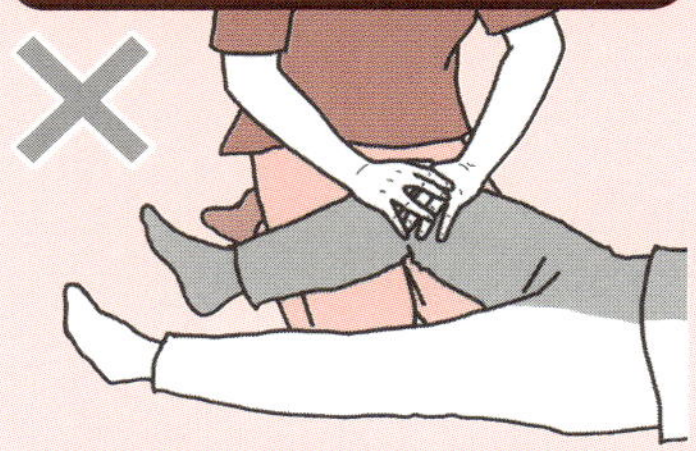

足が伸びないからと上から無理に押すと骨折の恐れがあり危険。

②ひざを押して伸ばす

ひざを軽く押しながら、ふくらはぎを引っ張る。体重をかけながら引くと強い力で引ける。

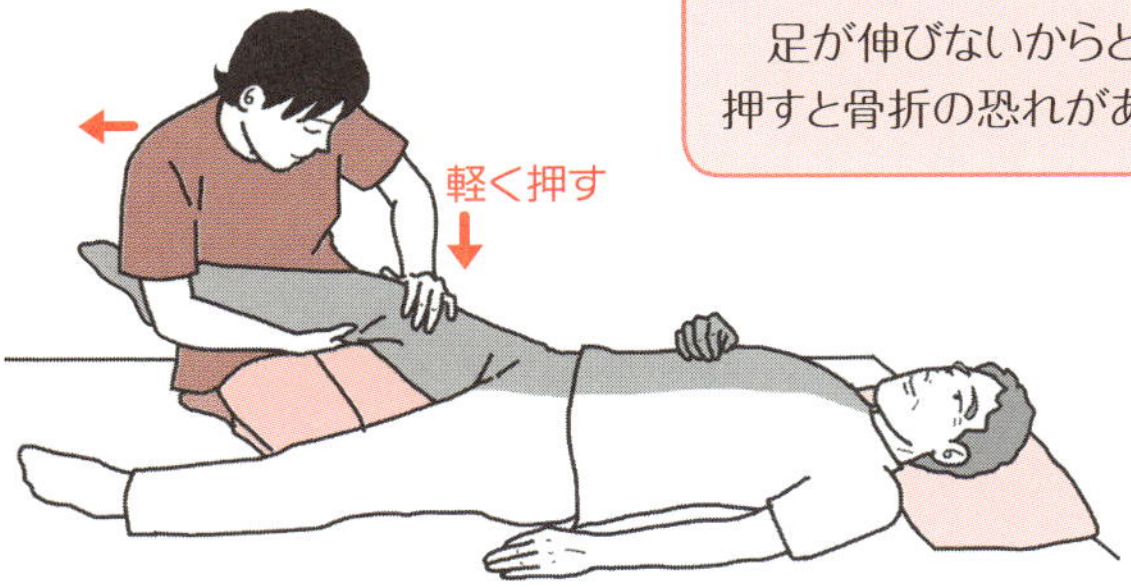

足首・足の指の動きをよくする

めやす 10～20回

アキレス腱を伸ばして足首の動きをよくします。足の指は5本持って内側に丸め、次に外側に反らせ、指の拘縮《こうしゅく》を改善します。

介助

1 足首を伸ばす

足首を伸ばす方法には「ひざを曲げて行う」方法と「ひざを伸ばして行う」方法があります。ふくらはぎには「ひらめ筋」と「腓腹筋《ひふくきん》」の2種類の筋肉があり、それぞれを伸ばします。

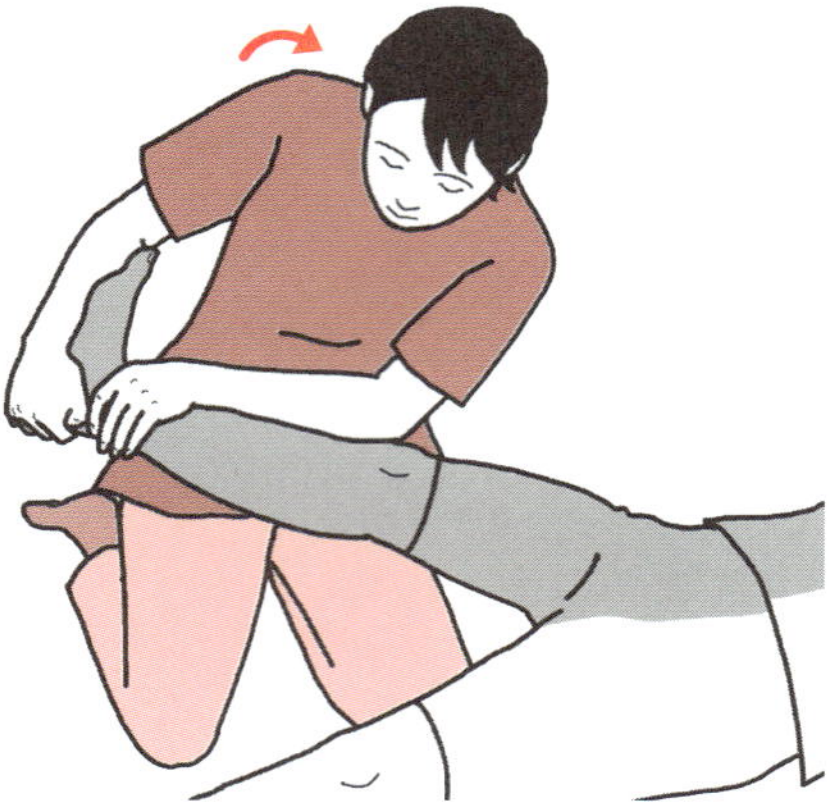

①かかとに手をかける

ひざの状態によって、軽く曲げるか、伸ばして行う。左手で足首を持ち、右手でかかとを持つ。

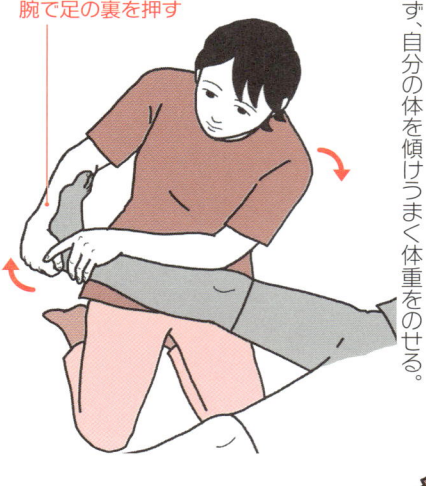

②ふくらはぎを伸ばす

介助者の腕で足の裏を押しながら、かかとを引っ張り、腓腹筋を伸ばす。腕の力だけで押さず、自分の体を傾けうまく体重をのせる。

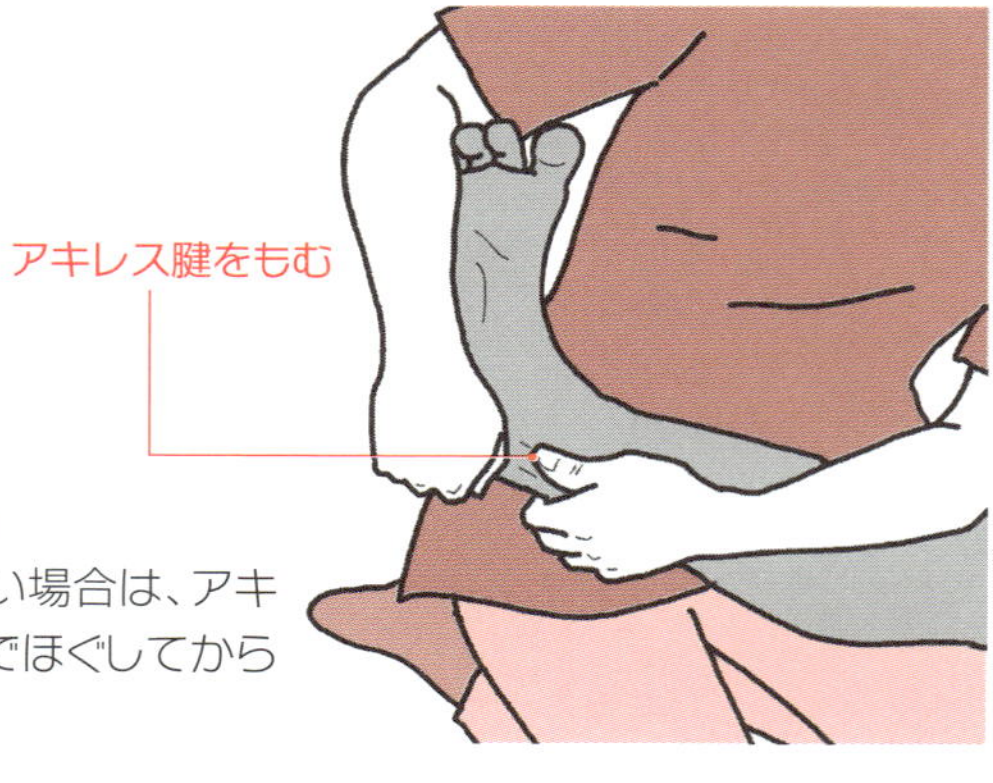

③拘縮が強い場合

足首が曲げにくい場合は、アキレス腱を軽くもんでほぐしてから行うとよい。

介助

2 足の指の動きをよくする

一方の手でつちふまずを押さえ、もう一方の手で5本全部の指を握り、ゆっくり内側に曲げ、次に外側に反らせます。

①足の指を握る
左手でつちふまずを待ちながら、右手で5本全部の指を握る。

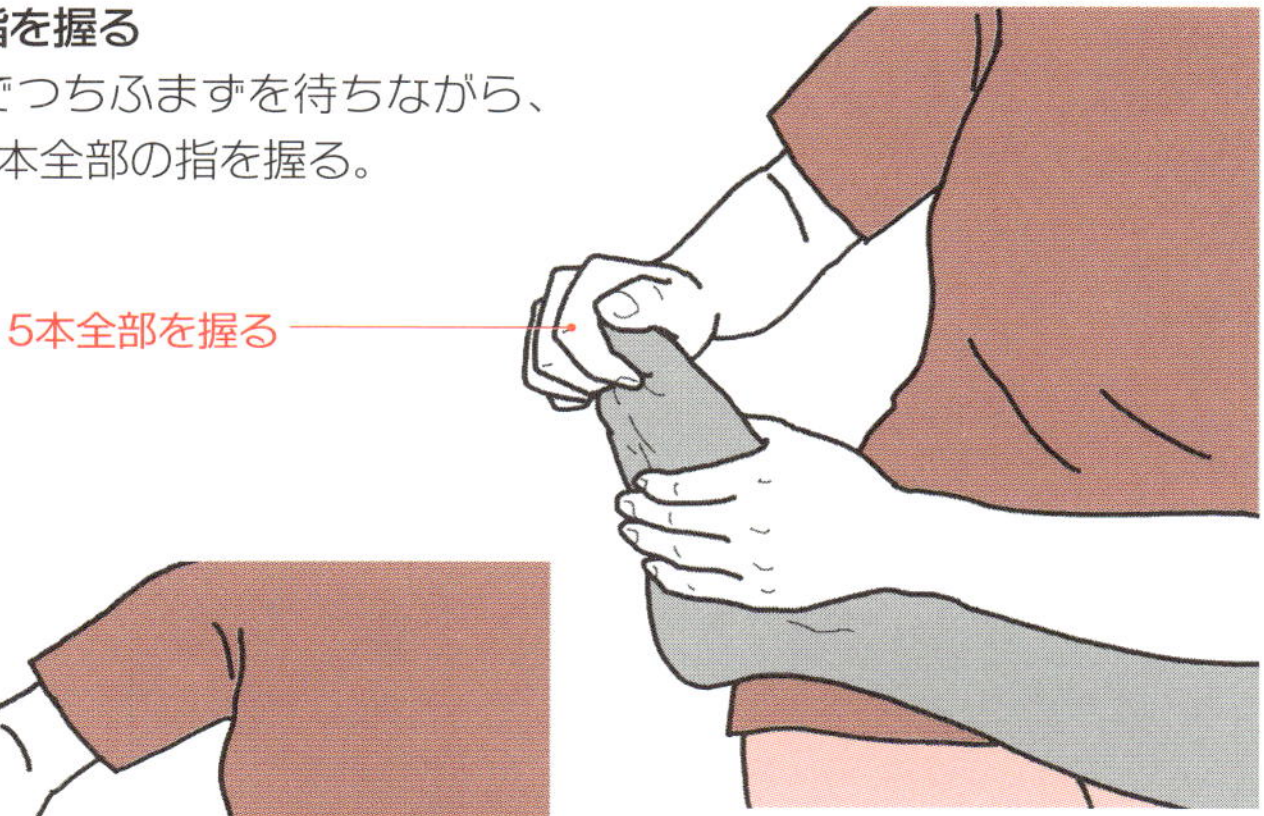

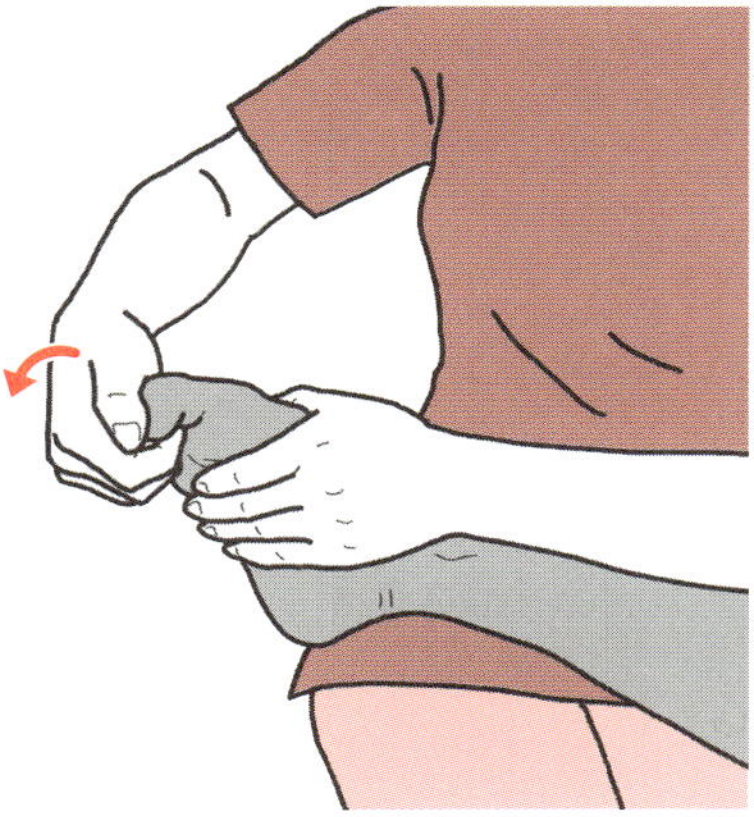

②足の指を内側に曲げる
内側にゆっくり曲げる。

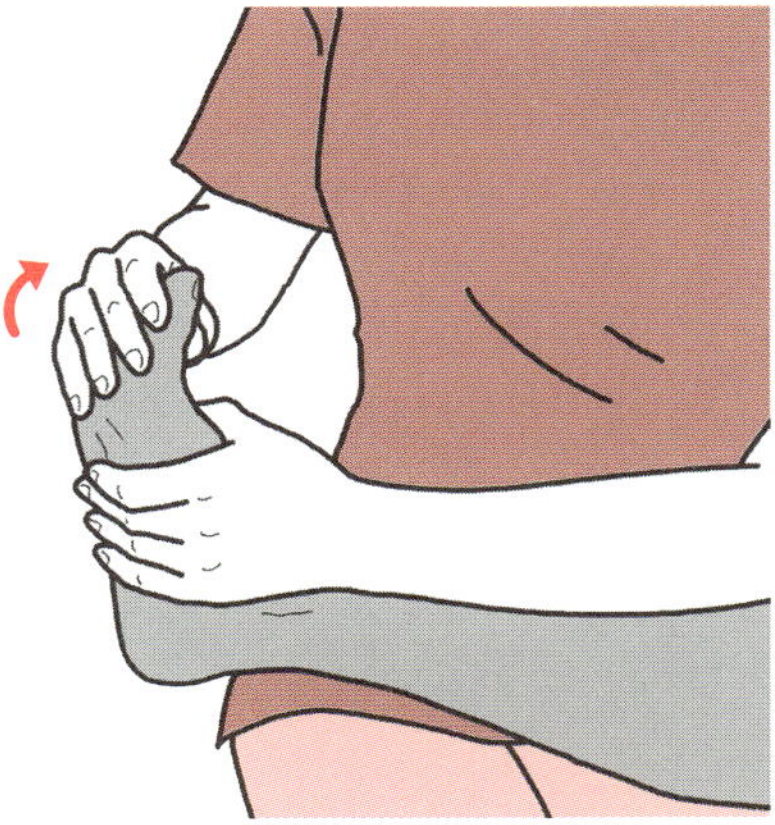

③足の指を反らせる
外側に反らして伸ばす。

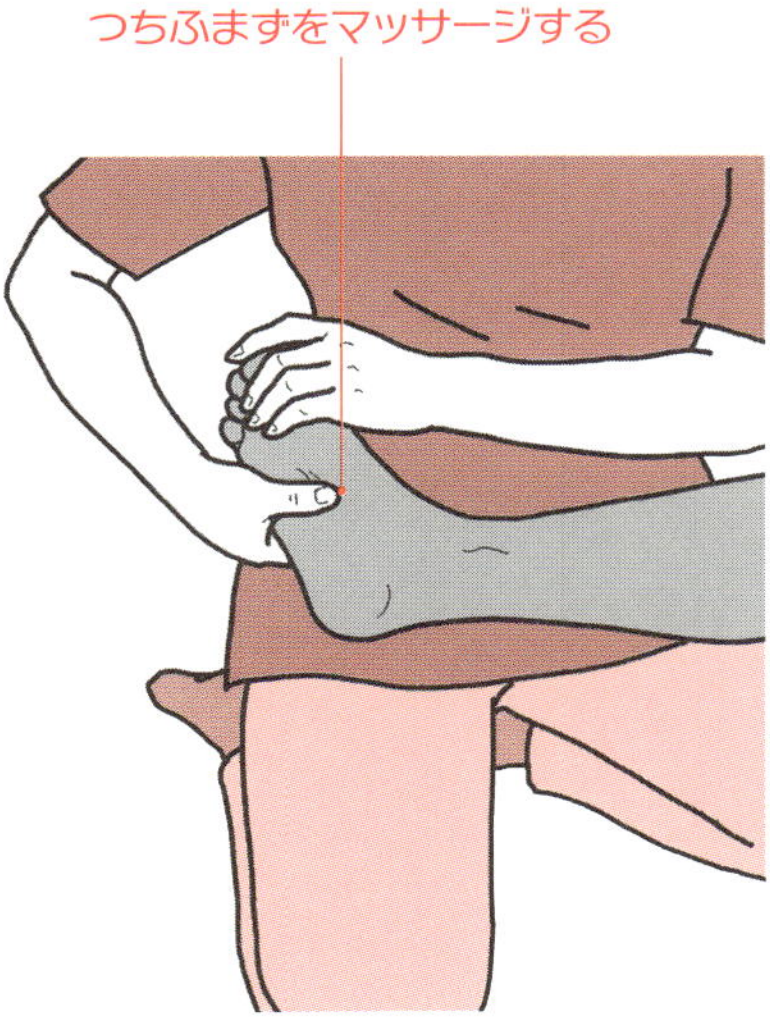

④指が曲がりにくい場合
つちふまずをマッサージすると、指の動きがよくなる。

腰を伸ばして痛みをやわらげる

めやす 10〜20回

腰を伸ばしたりひねったりして筋肉を伸ばします。麻痺がなくても、日常的に腰に痛みがあったり、足腰の動きが悪く不活発になりがちな人の寝たきり予防に有効です。

介助

1 ひざを押して体を丸める

両手でひざをゆっくり押していき、腰の筋肉を伸ばします。曲げきったところで2～3秒そのままの姿勢を保ちます。

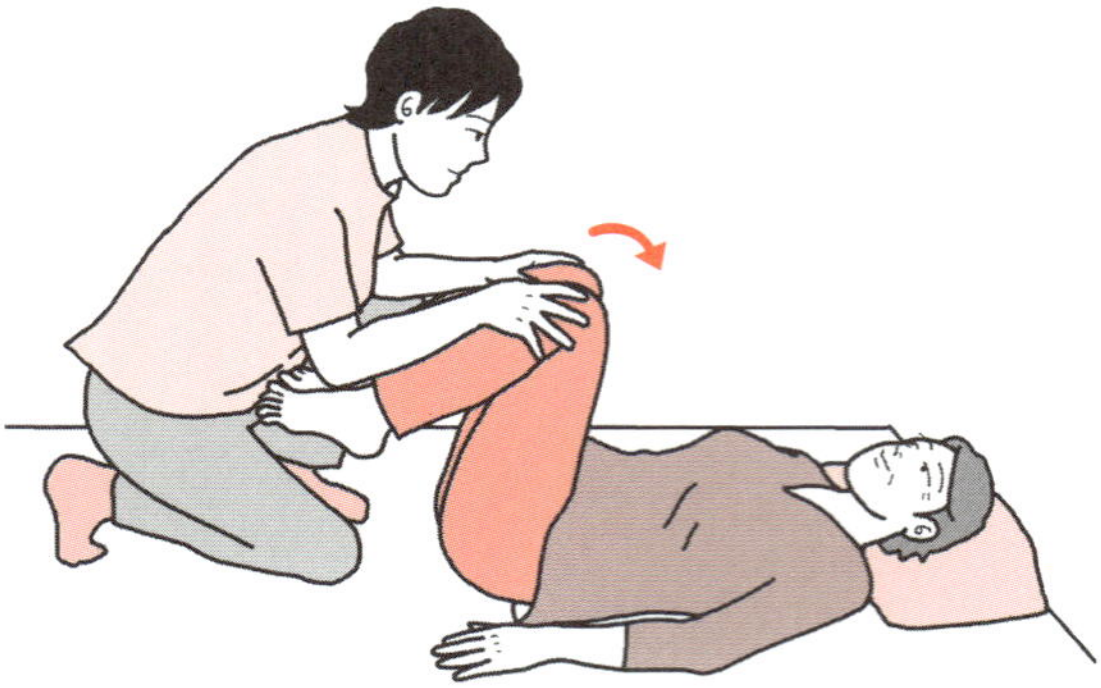

①ひざを押す

ひざに手をおき、体重をかけて前に押す。

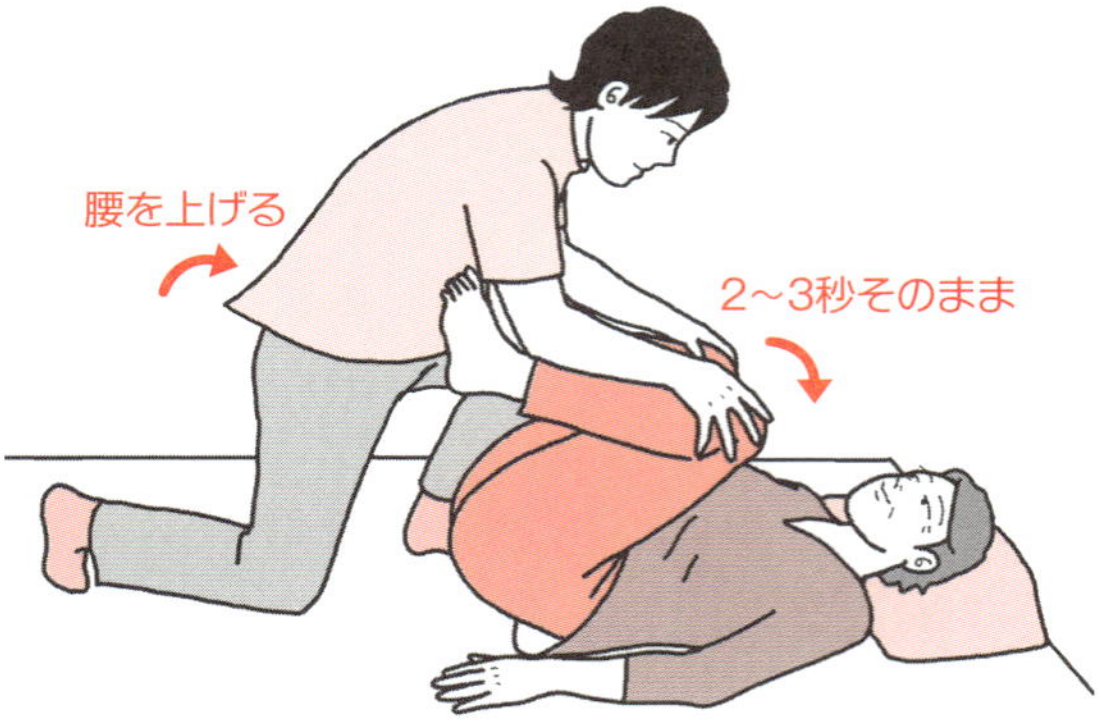

②そのままの姿勢を保つ

介助者は腰を上げて、ひざを押し、腰の筋肉を伸ばす。2～3秒そのままの姿勢を保つ。ゆっくり息を吐きながら行う。

介助

2 横向きで腰を伸ばす

仰向けの姿勢のまま、ひざ・腰をゆっくり押して体をひねります。

①肩を固定してひざを押す

仰向けでひざを立てる。介助者は左手での肩が上がらないように押さえ、右手でひざを押す。

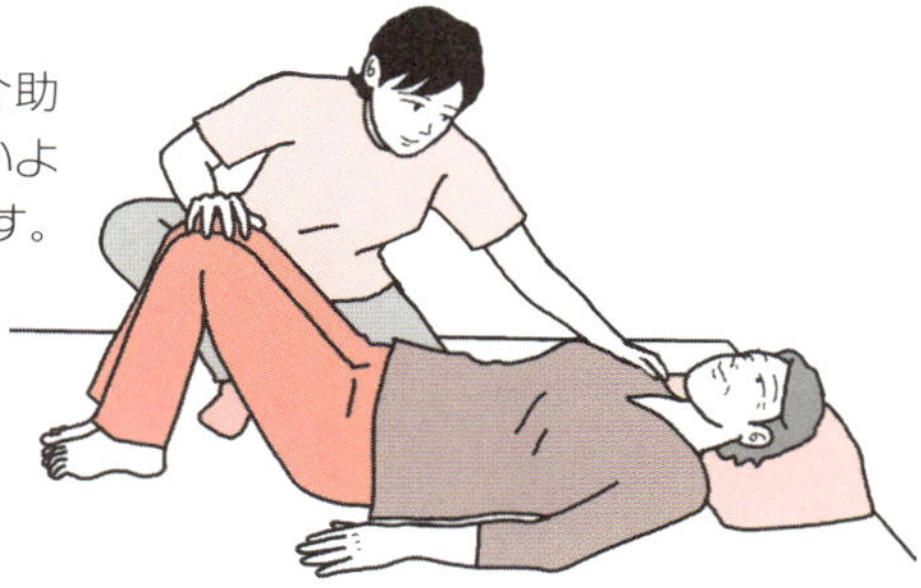

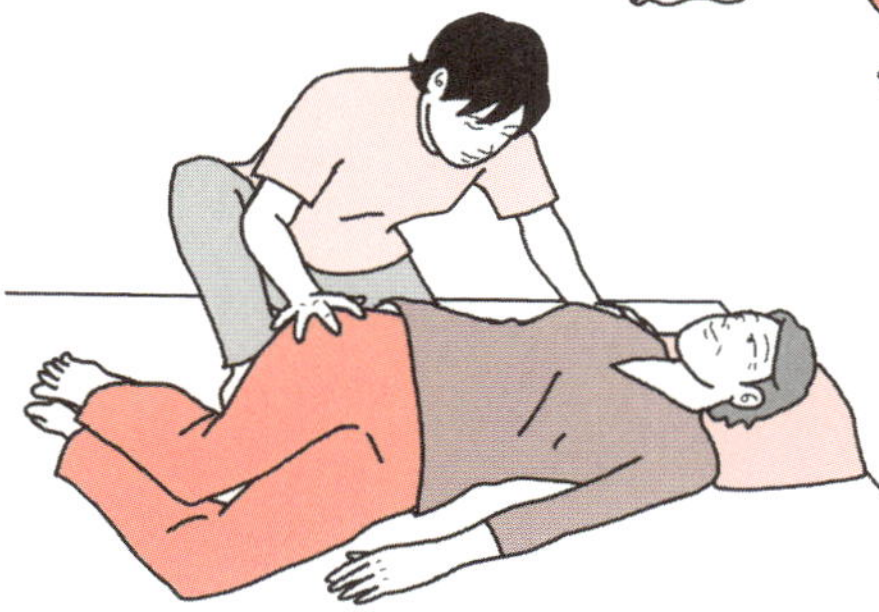

②腰を押して体をひねる

体が少しひねれたら、腰に手を移してゆっくり押す。

自力

3 自力で横向きに腰を伸ばす

片足を上げて、反対側に下ろす運動で。肩を上げると体がひねれないので効果が半減します。

①片足を上げる

上げられるところまで片足を上げる。

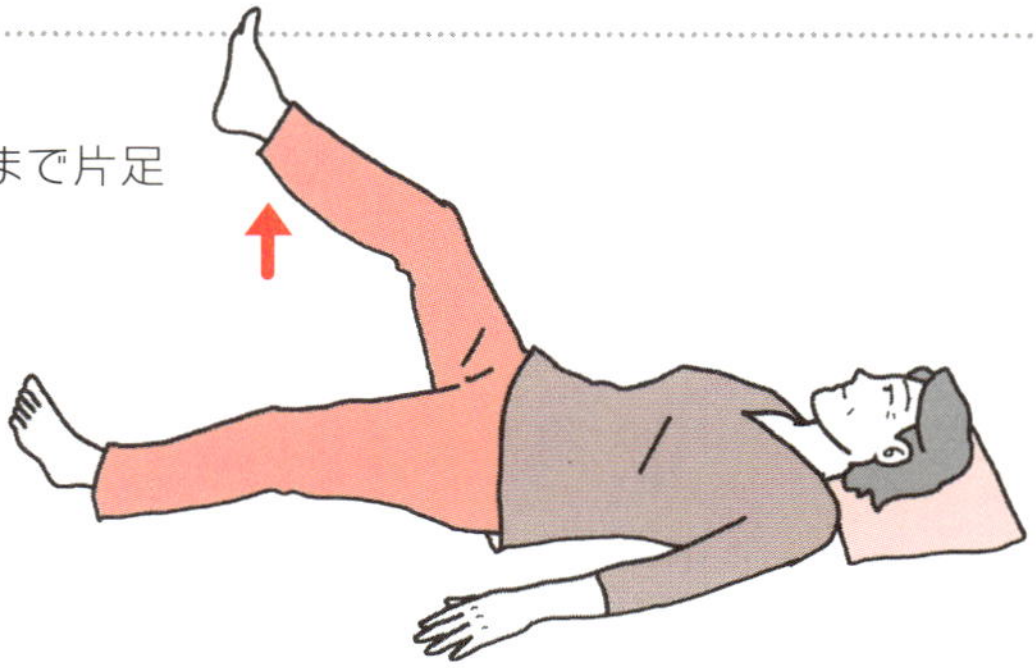

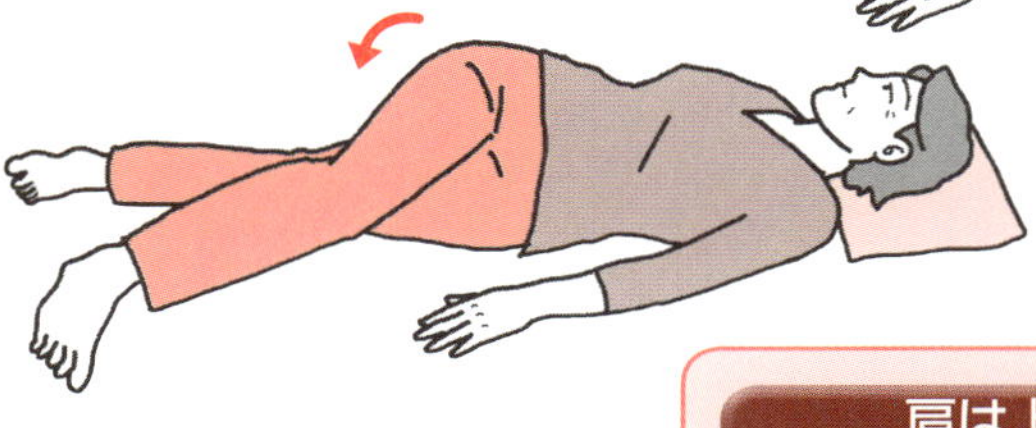

②反対側に足を下ろす

ゆっくり反対側に足を下ろすと、体がひねれて腰が伸びる。

注意!!

肩は上げない

肩を上げると体がひねれず、効果が上がらない。

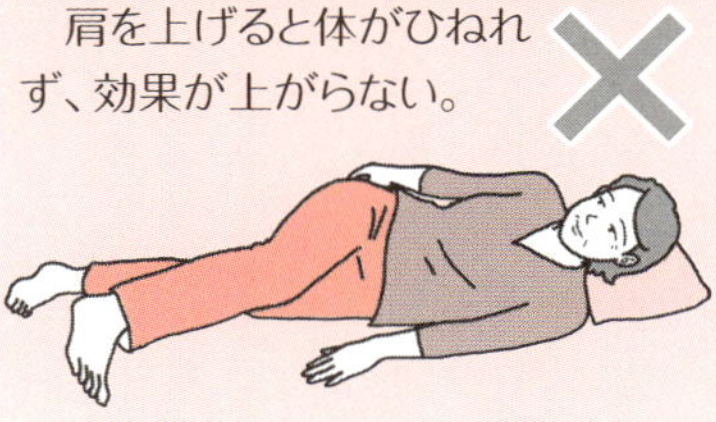

日常生活のリハビリ

家庭でのリハビリの注意点

日常生活動作すべてがリハビリになる

リハビリテーションといえば、理学療法士などに指導を受ける機能回復訓練を想像しますが、食事・入浴・排せつ・着替え、あるいは寝返り、立ち上がりなど日常生活動作すべてが機能回復に役立つリハビリです。例えば、立ち上がり動作は、特別に意識しなくても、関節をやわらかくするリハビリになっているし、腹筋を鍛える筋力向上訓練にもなっています。家庭に戻って、現在の機能を維持するために行うリハビリは、患者さんも家族も1つ1つの動作がリハビリになる、という意識を持つことが大事でしょう。

後遺症に慣れるリハビリが重要

病院では熱心だったのに、家庭に戻ったらリハビリに熱が入らなくなる患者さんがいます。回復期から維持期に入り、リハビリの効果が上がりにくくなったことが原因のようです。脳卒中の場合、障害された脳の機能は回復しないことも多く、障害に慣れることが、リハビリの目的の1つでもあります。片麻痺でも日常生活が支障なく送れるように「慣れる」訓練をします。

ここが大事!!

●「やらされるリハビリ」は効果が薄い

病院では専門職のアドバイスに従っても、家庭に戻ってからは、「やらされている」と感じてしまう要介護者が多いようです。

リハビリは患者さん本人がその必要性に納得し、前向きに取り組まないと効果は期待できません。家族は患者さんとよく話し合い、「なぜリハビリが必要か」「どのような効果が期待できるのか」共通の認識をもって家庭での生活をスタートさせましょう。

■家庭でのリハビリのポイント■

①専門職のアドバイスをよく聞いて

専門知識のないまま行う身体機能回復訓練は、逆効果になったり、危険なこともあるので、必ず理学療法士などの専門職に相談して始めましょう。

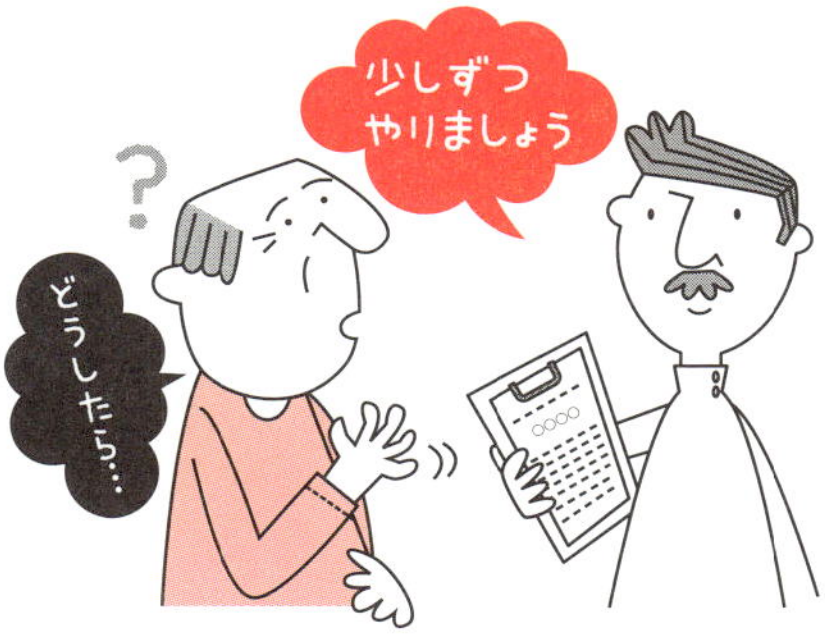
少しずつ
やりましょう
どうしたら…

②目標を持って取り組む

寝返りができたら、次は起き上がり、立ち上がりと目標を持ってリハビリに取り組むと長続きします。介護者と本人との共通の目標を立てましょう。

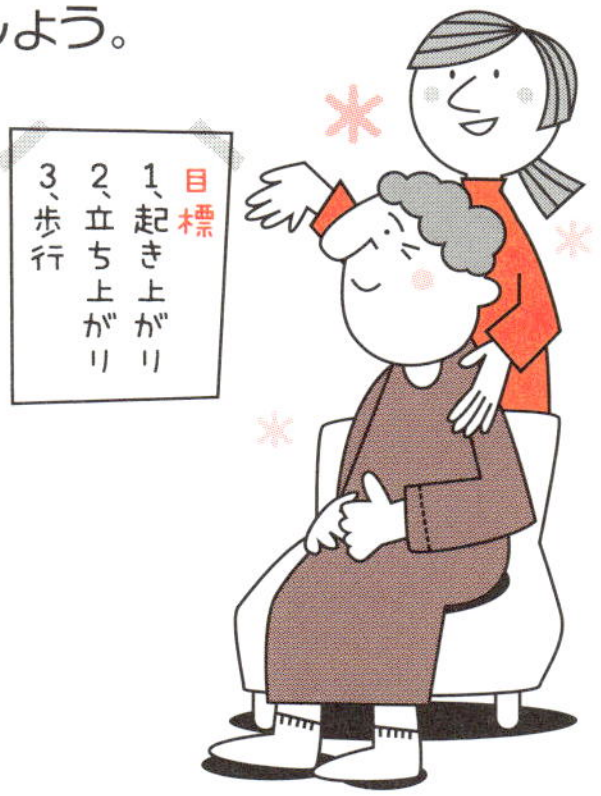
目標
1、起き上がり
2、立ち上がり
3、歩行

③毎日少しずつ行う

身体機能回復訓練などは一度に何時間もかけて行うと、筋肉を痛めたりすることもあります。1日短時間ずつ毎日続けることが効果的です。

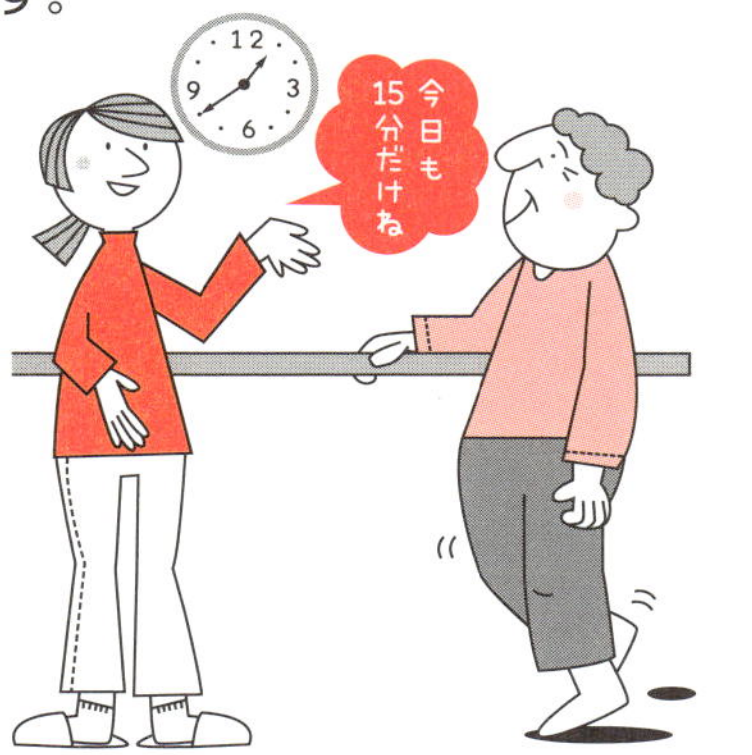
今日も15分だけね

④効果が上がらなくてもあせらない

維持期に入ると一定以上の回復は難しくなります。リハビリに前向きな人ほど効果が上がらないとあせるので、長い目で見てもらいましょう。

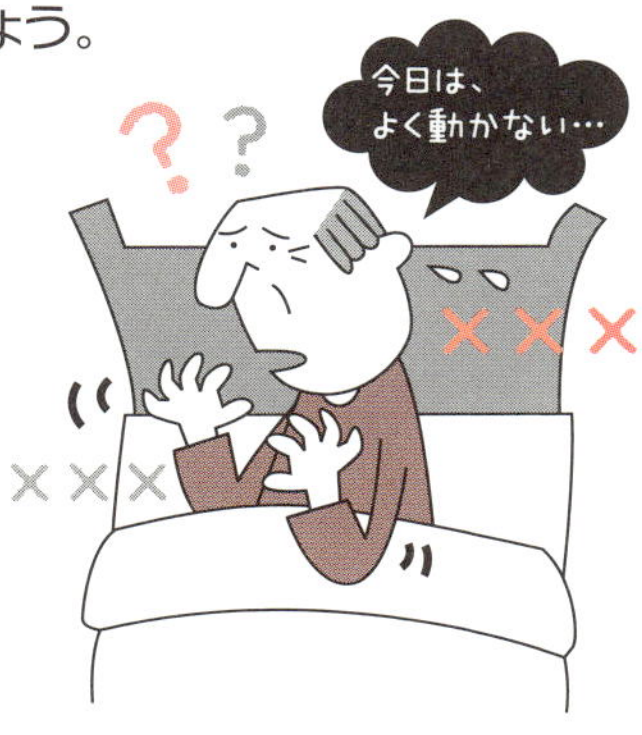
今日は、
よく動かない…

起き上がり

片麻痺があり起き上がりが困難な人は、健側（麻痺のない側）の手でベッドの柵を握り、まず足をベッドから下ろし、体の回転やてこの力を利用するとラクに起き上がれます。

自力

1 ベッドから起き上がる

健側に体を横にしてひじを使って体を起こし、足をベッドの外に出して、足の重さをてこにして体を起こします。

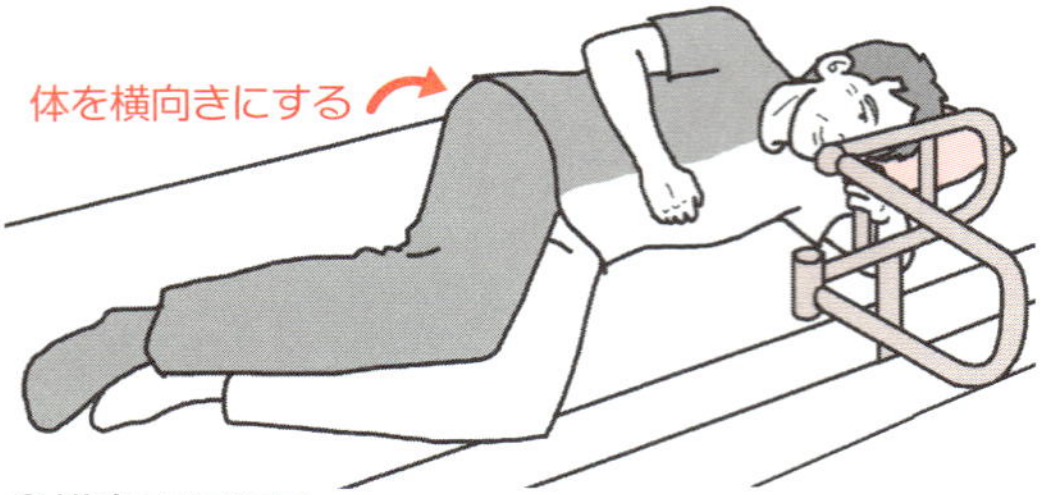
体を横向きにする

①横向きになる

仰向けのまま両ひざを立て、健側にひざを倒しながら、頭も健側に回して横向きになる。

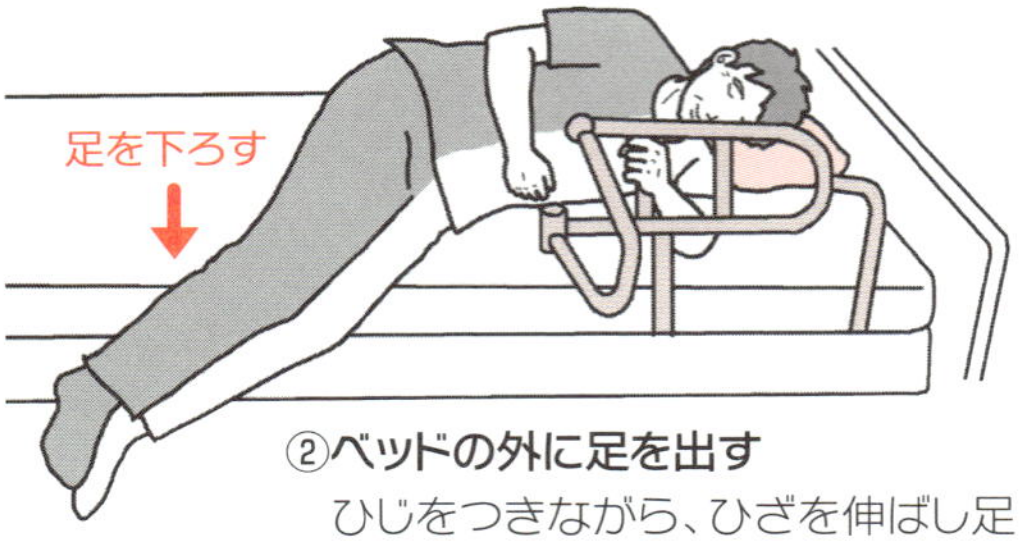
足を下ろす

②ベッドの外に足を出す

ひじをつきながら、ひざを伸ばし足をベッドの外に下ろす。

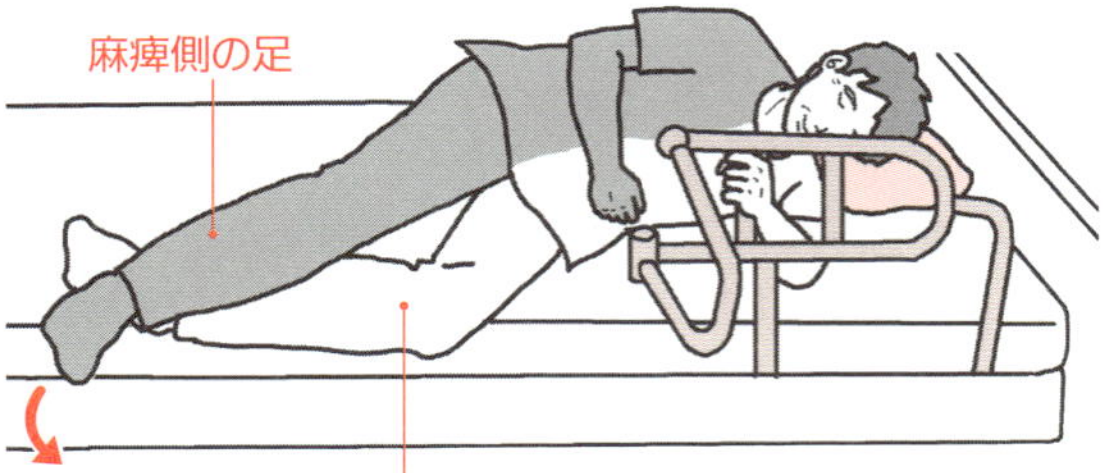
麻痺側の足
ベッドの外に下ろす
健側の足で持ち上げる

③麻痺側の足が下ろせない場合

健側の足で患側の足を下から持ち上げベッドの外に下ろす。

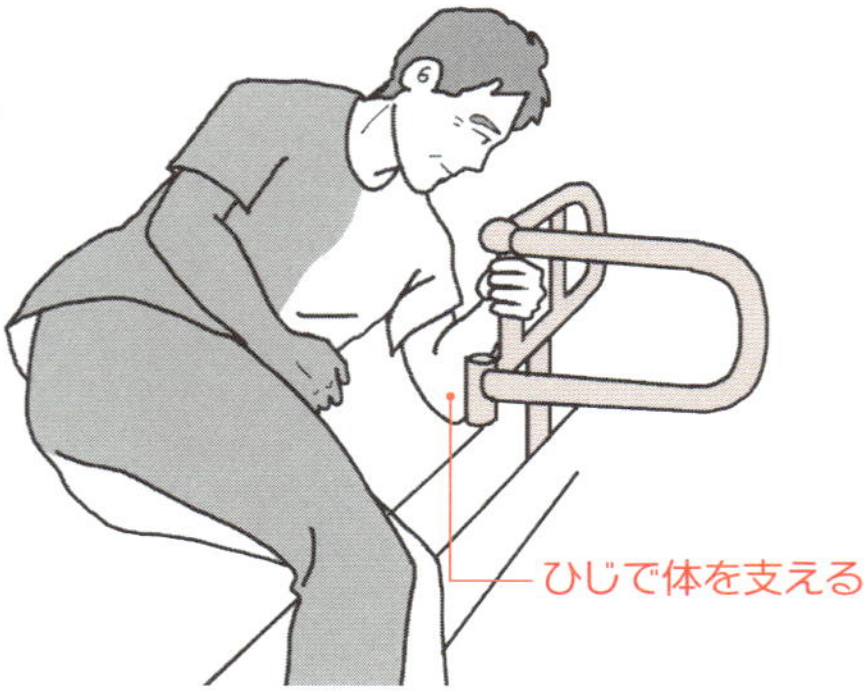
ひじで体を支える

④ひじに力を入れる

ひじに力を入れて体重を支えながら体を起こす。

⑤体を起こす

てこの原理で足を下ろすと上半身が起きやすい。

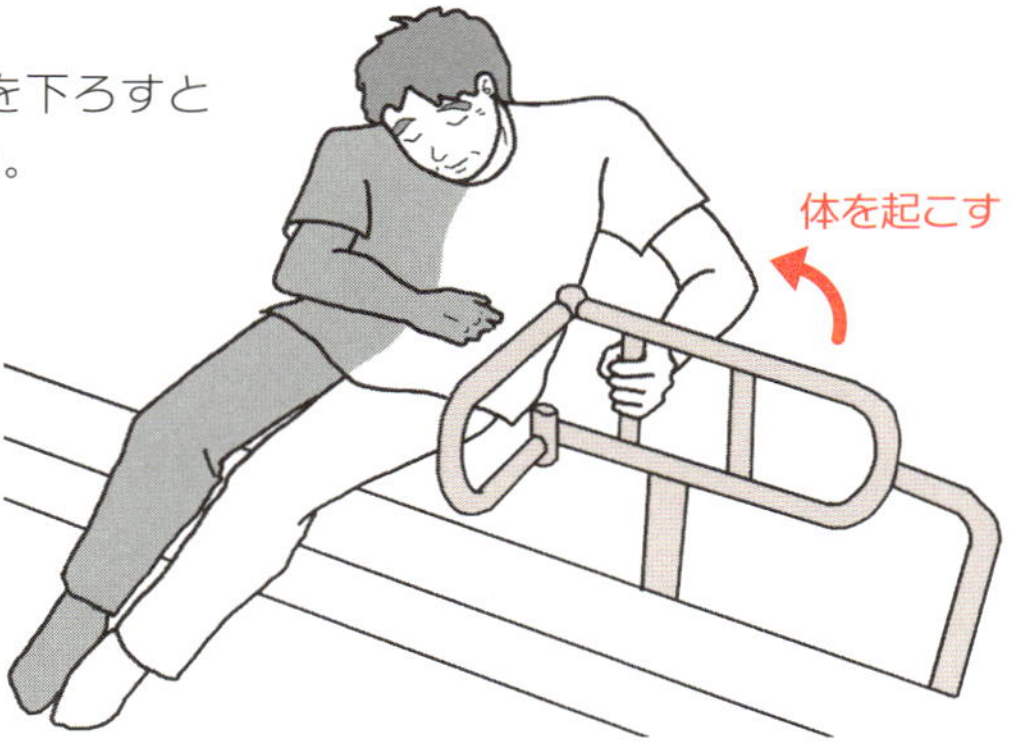

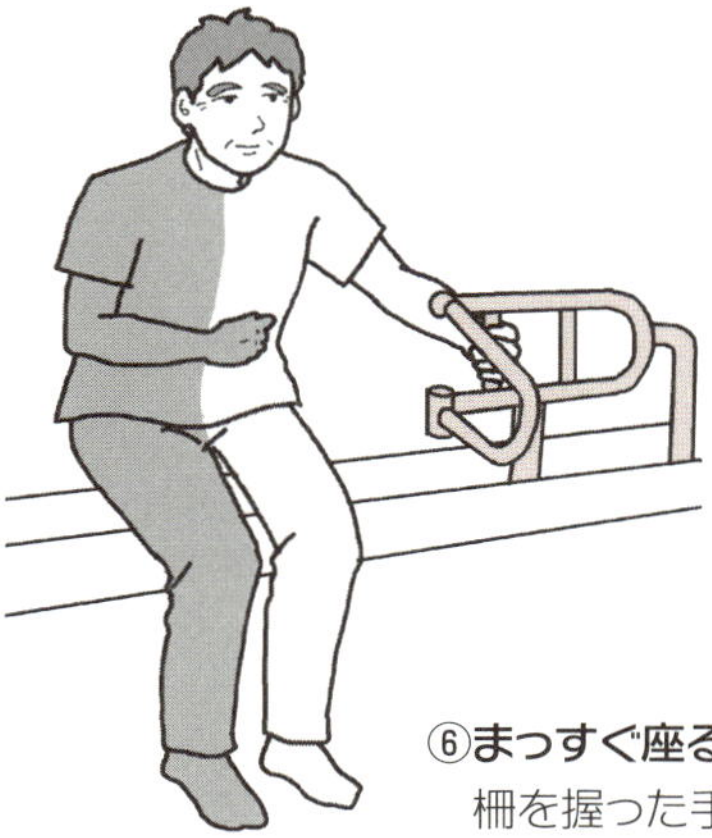

⑥まっすぐ座る

柵を握った手に力を入れてバランスをとる。

自力

2 ギャッジベッドから起き上がる

背中の上がるギャッジベッドなら、ベッドからの起き上がりが簡単です。

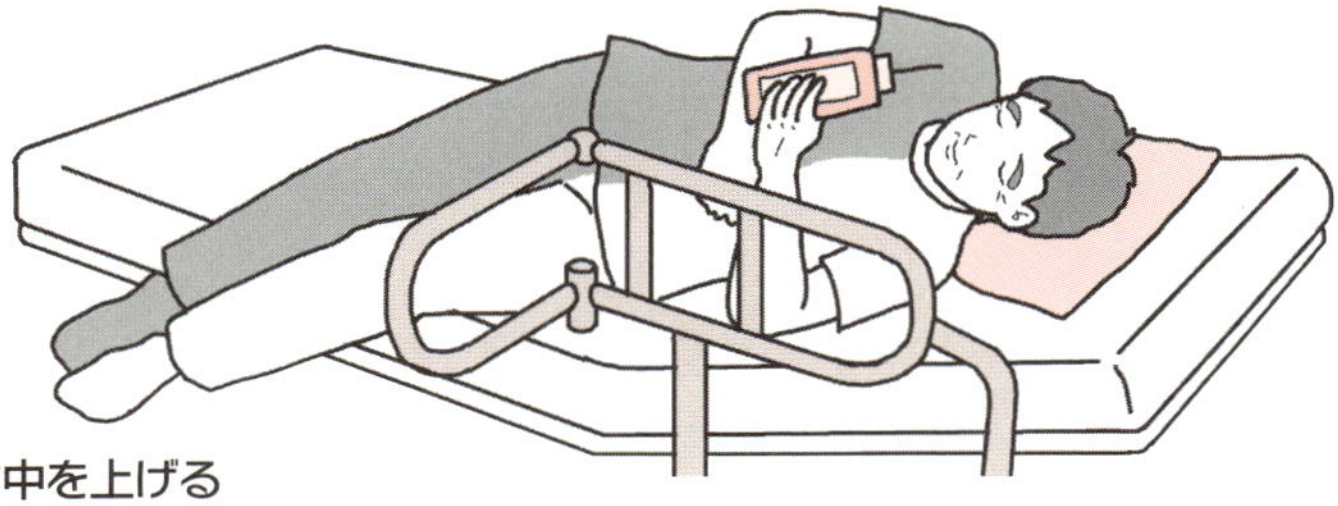

①背中を上げる

横向きになり両足をベッドの外に下ろしてベッドの背を上げる。

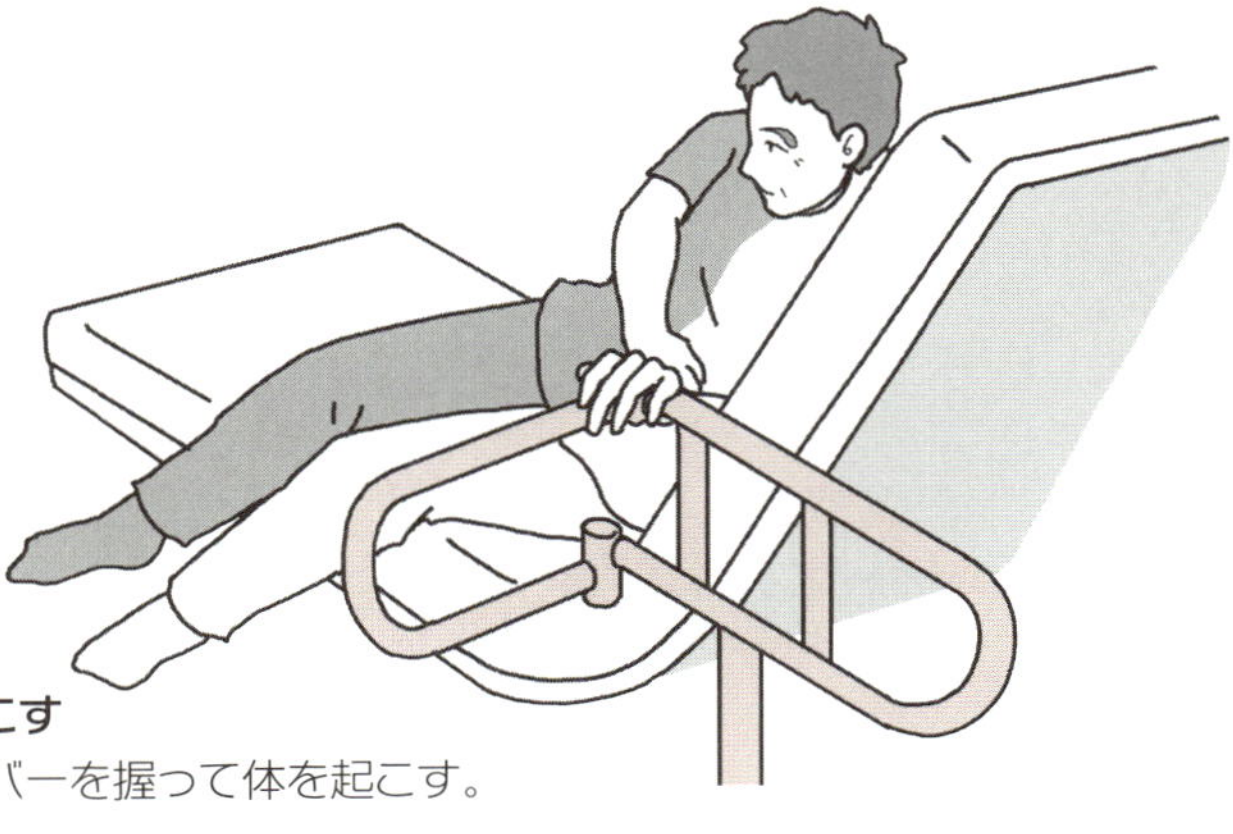

②体を起こす

介助用バーを握って体を起こす。

立ち上がり

立ち上がりのコツは十分にお辞儀をして、体重を足にスムーズに移すことです。座り方が深過ぎたり、足の位置が前過ぎるなど、座り方が悪いと体重移動がうまくできず、まっすぐ立ちあがれません。

1 ベッドから立ち上がる

まっすぐ腰かけたらゆっくり前かがみになり、十分にお辞儀をして腰を上げます。足に体重が移ったらひざを伸ばして立ち上がります。

◆立ち上がり動作の基本

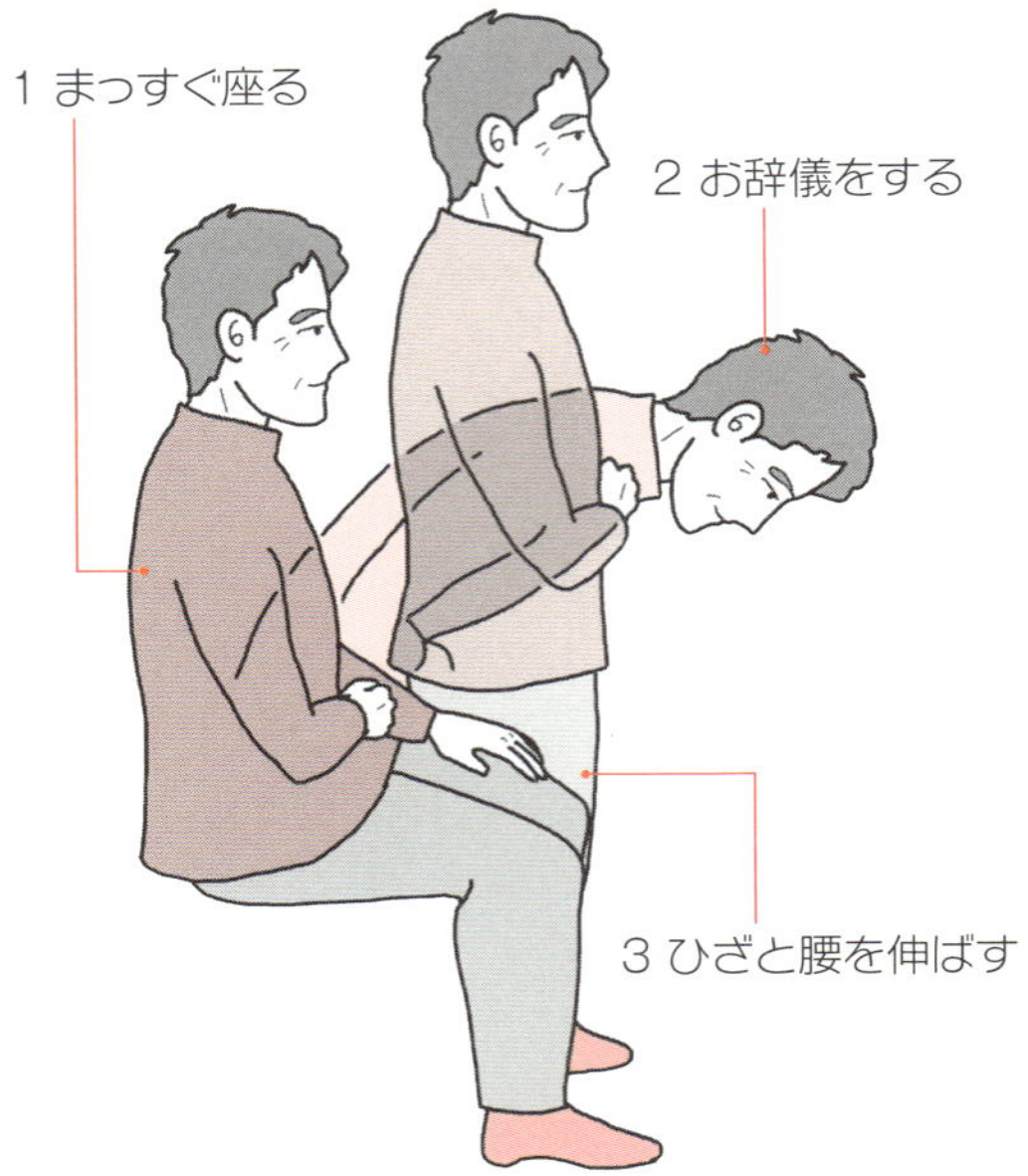
1 まっすぐ座る
2 お辞儀をする
3 ひざと腰を伸ばす

①浅めに腰かける

ひざの角度が鋭角になるように浅めに座る。

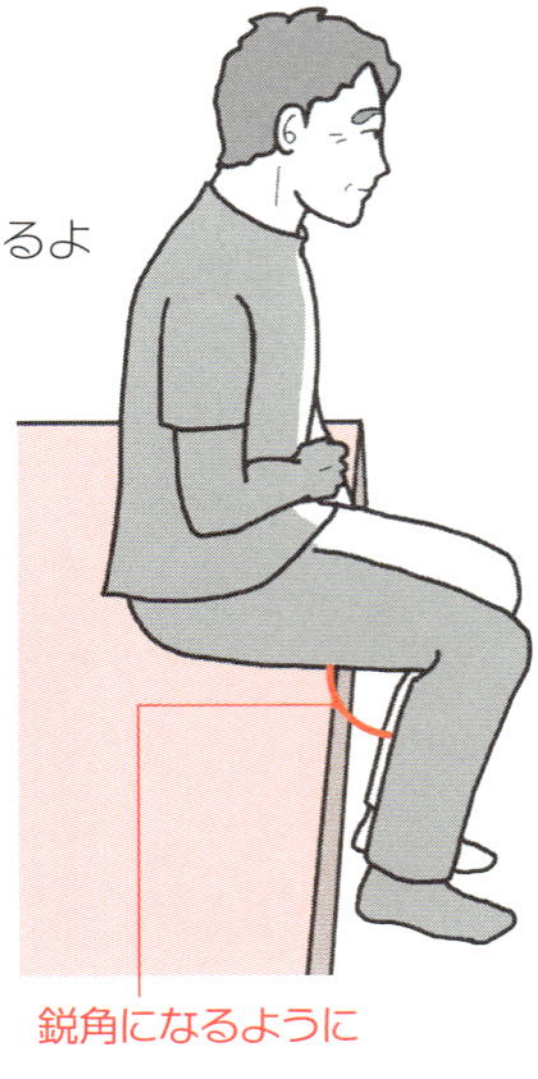
鋭角になるように

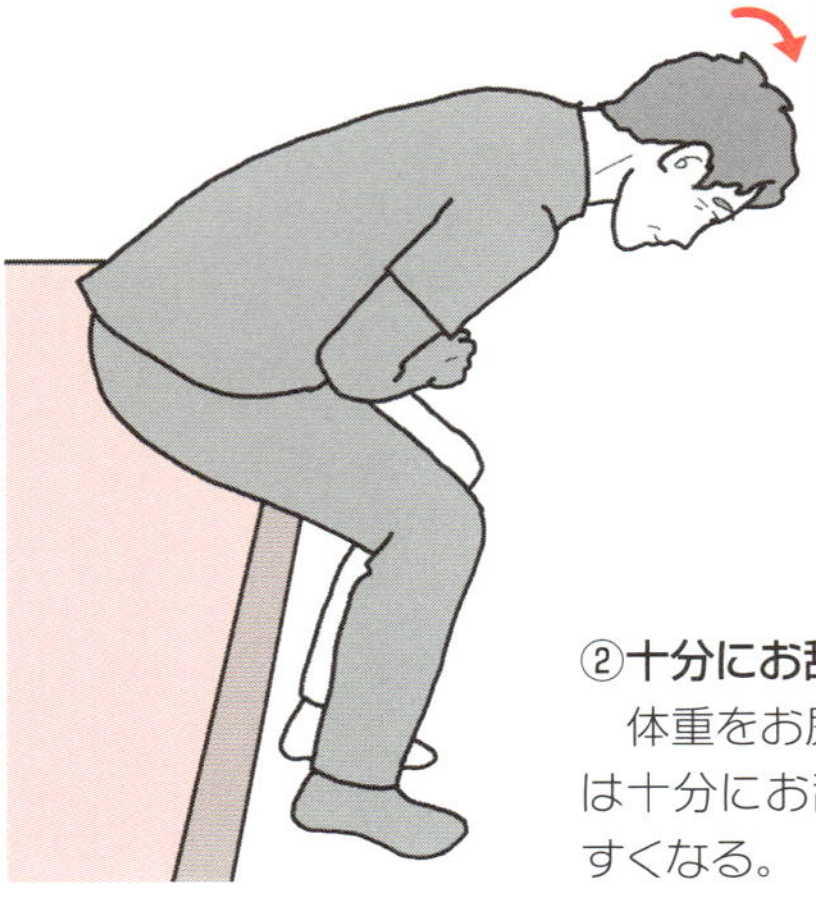

②十分にお辞儀をする

体重をお尻から足に移動する。それには十分にお辞儀をすると腰が上がりやすくなる。

自力

2 立ち上がりの練習

立ち上がりにくい人は、お辞儀をして体重を足に移すとき、ビルの屋上から下へ飛び込むような恐怖心を覚えるといいます。前にいすを置き、健側（麻痺のない側）の手をついて重心移動をする練習をするとラクに立ち上がれるようになります。

①健側の手をつく

正面にいすを置き、健側の手をつく。

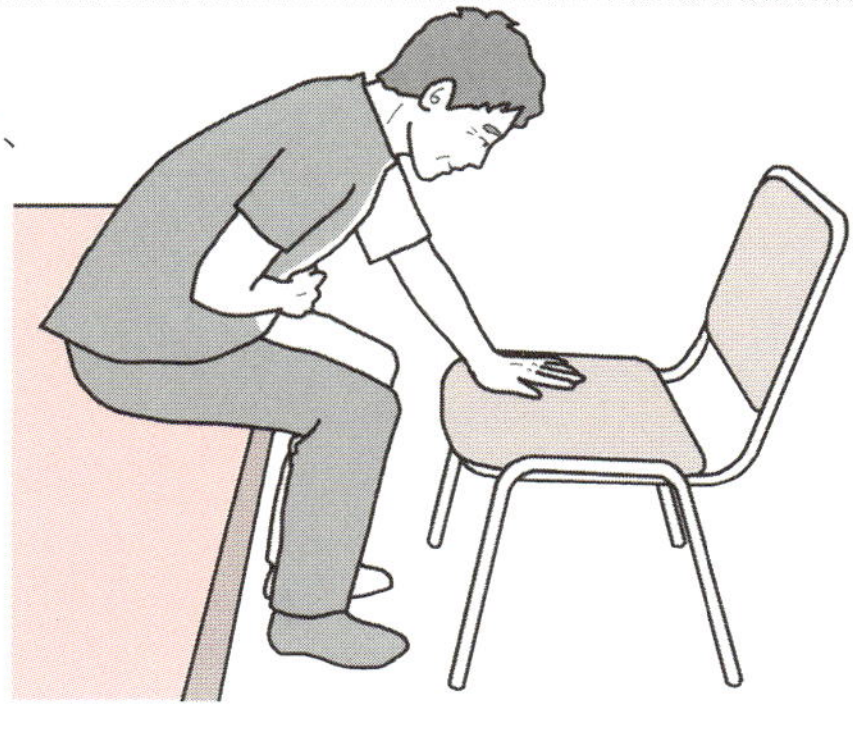

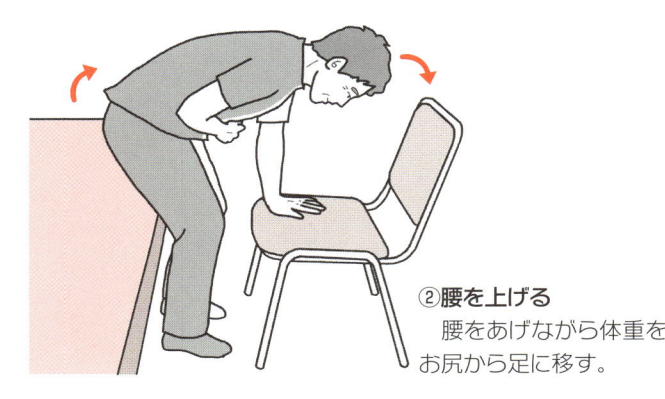

②腰を上げる

腰をあげながら体重をお尻から足に移す。

③腰とひざを伸ばす

体重がしっかり足に移ったら腰とひざを伸ばしてまっすぐに立つ。

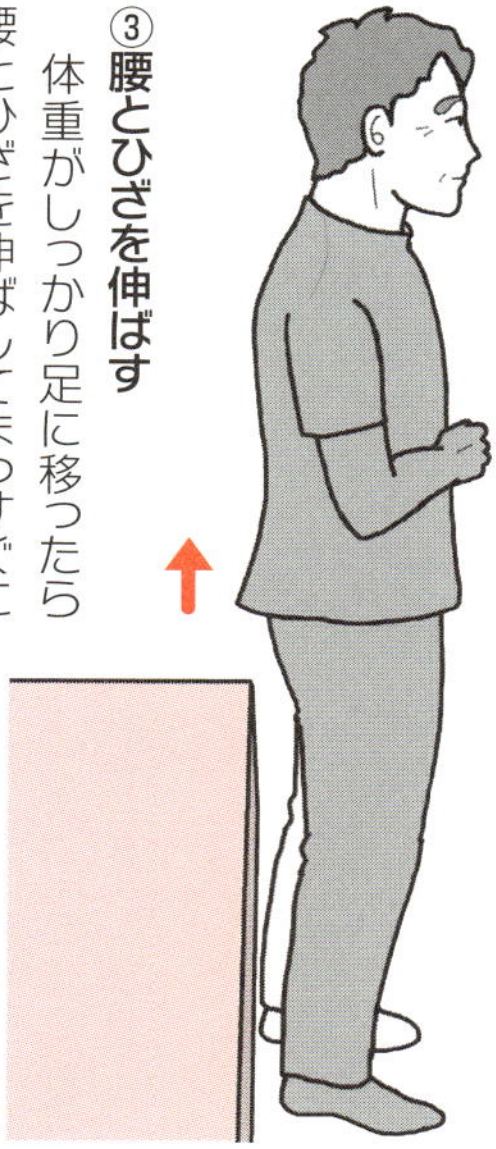

座り方と立ち上がりの悪い例

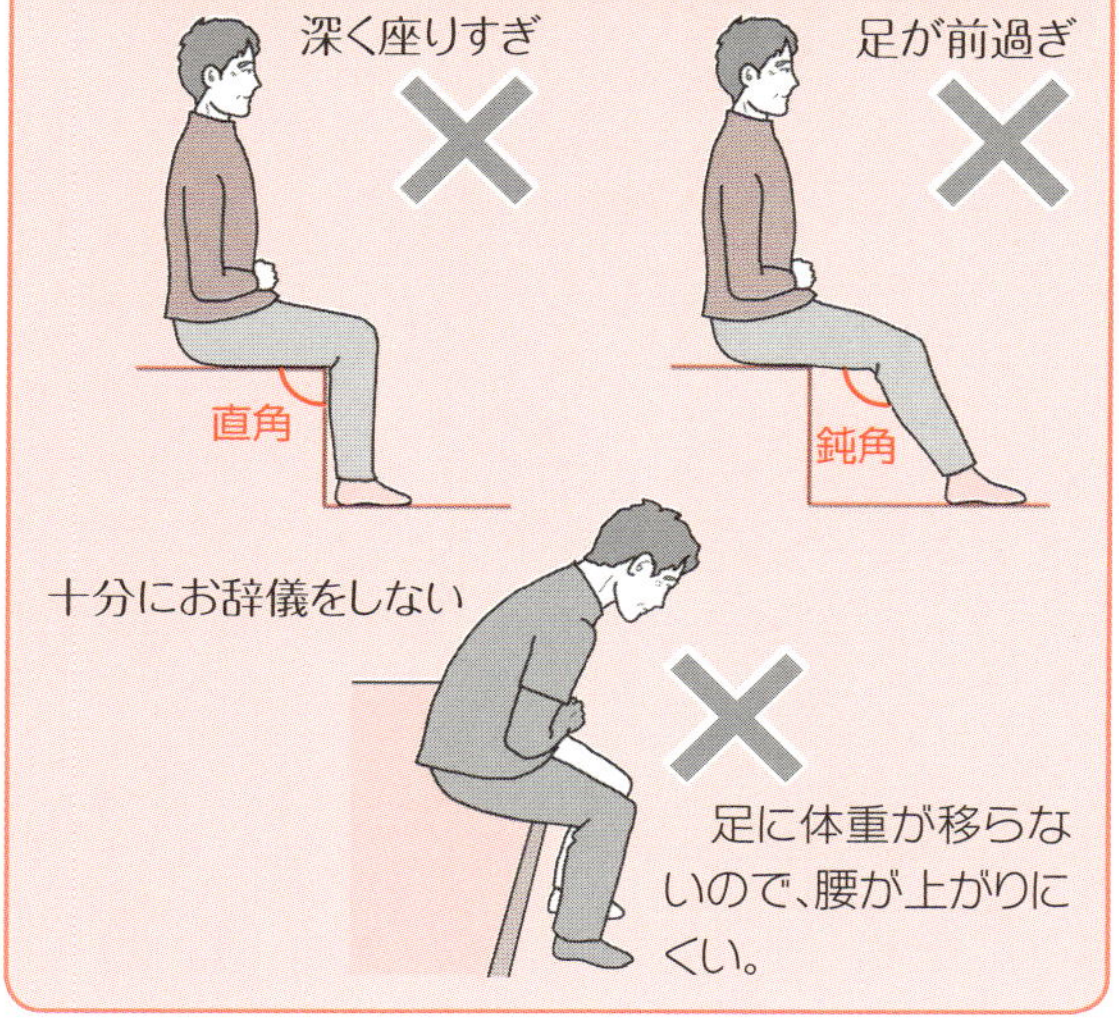
深く座りすぎ
直角
足が前過ぎ
鈍角
十分にお辞儀をしない
足に体重が移らないので、腰が上がりにくい。

介助

3 肩を抱いて立ち上がり介助

自力での立ち上がりが困難なら、介助によって立ち上がりのリハビリを行います。

①肩を抱く

介助者は本人の肩を抱くが、麻痺側の腕が上がるなら、本人にも両腕で介助者の肩を抱いてもらう。

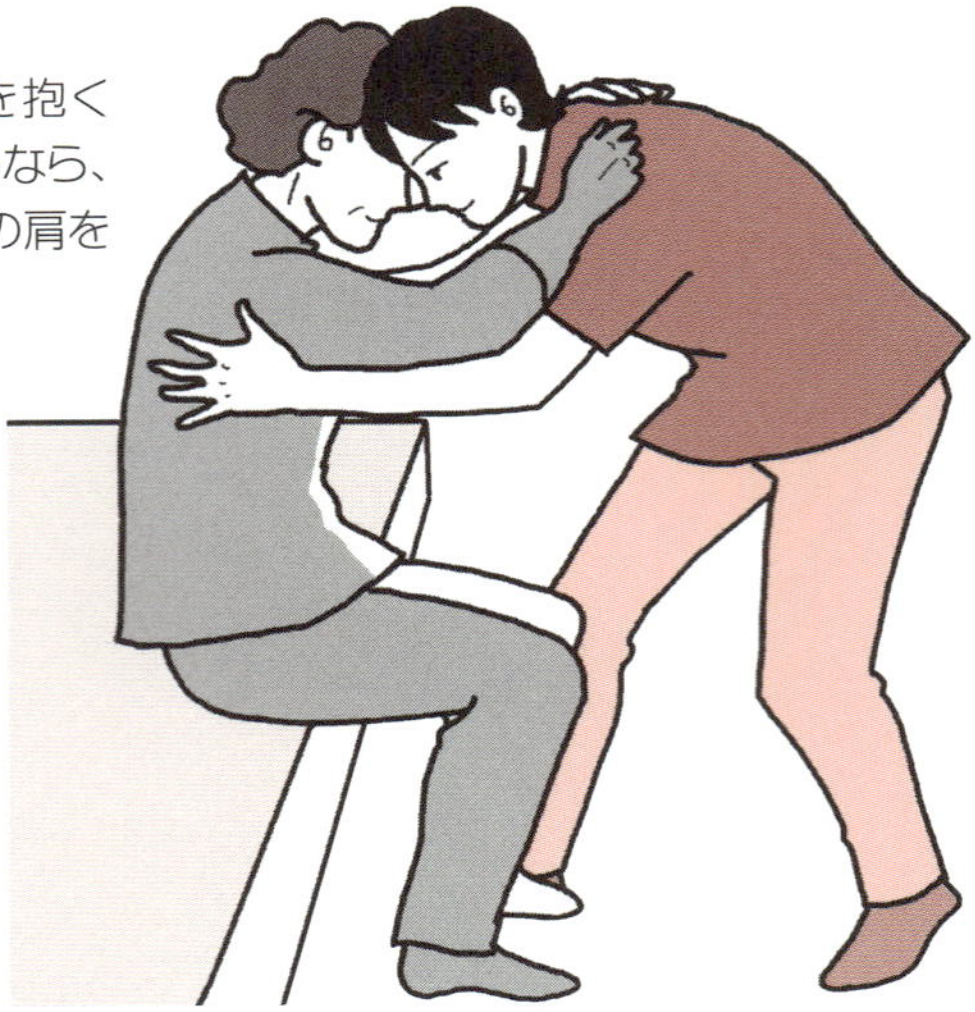

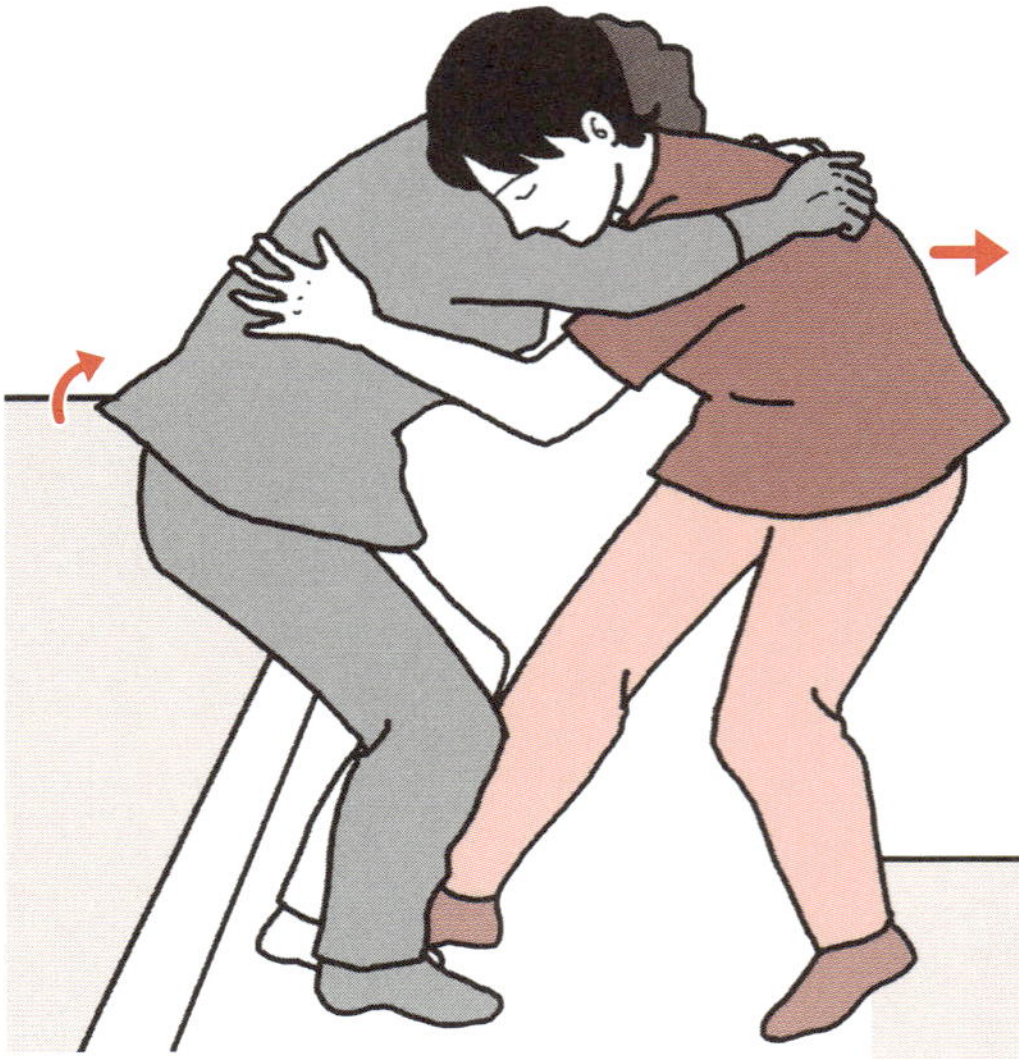

②お辞儀をしてもらう

本人に十分お辞儀をしてもらい、介助者は手前に腰を引いて、本人が腰を上げるのを助ける。

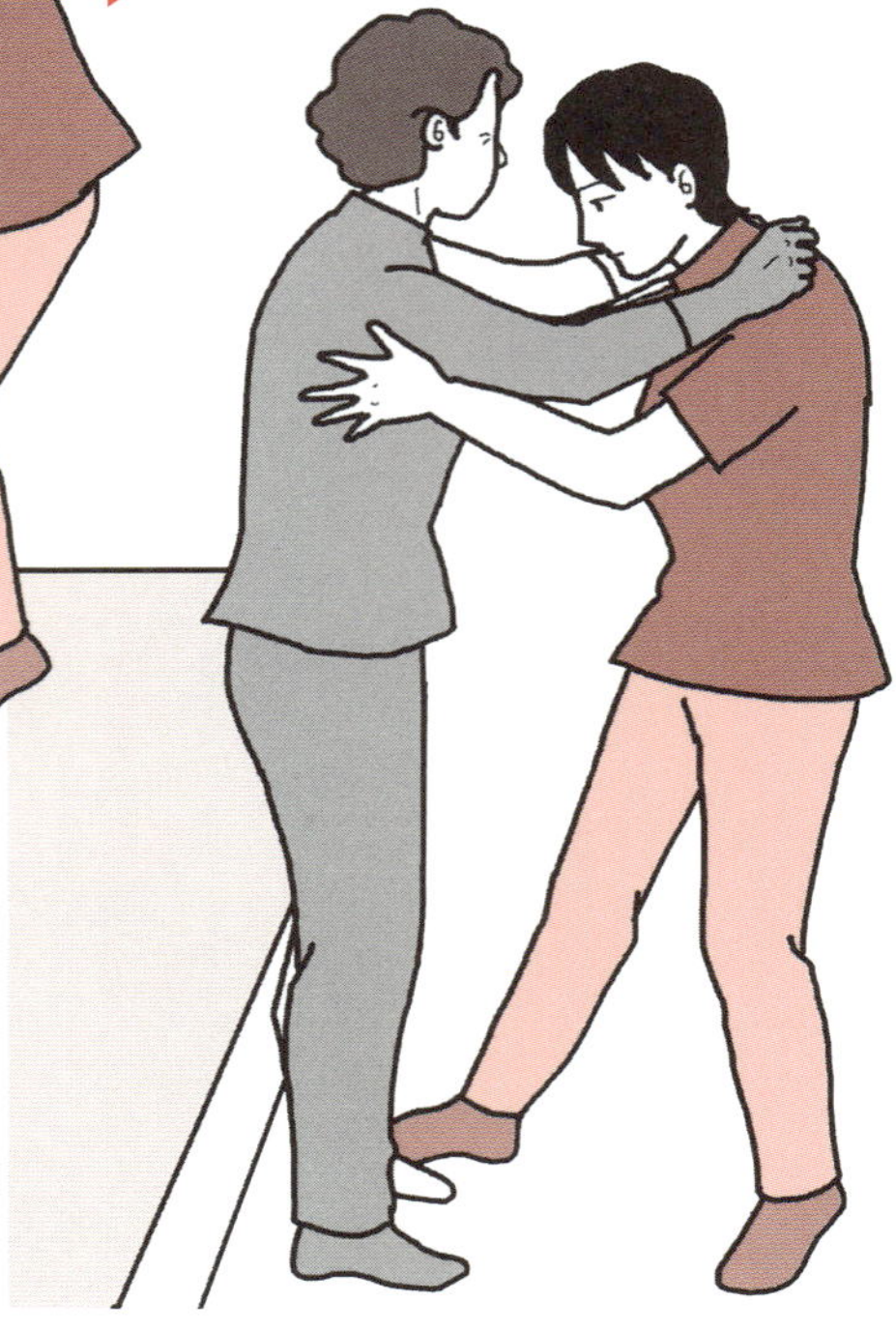

③立ち上がる

体重が足に移ったら腰とひざを伸ばして立ち上がる。介助者は肩を固定して支える。

介助

4 横に座って立ち上がり介助

介助者が麻痺側に座り、いっしょに立ち上がる介助の方法もあります。

①麻痺側のひざを押さえる

体を密着させ、麻痺側のひざが前に崩れないように、ひざを押さえる。

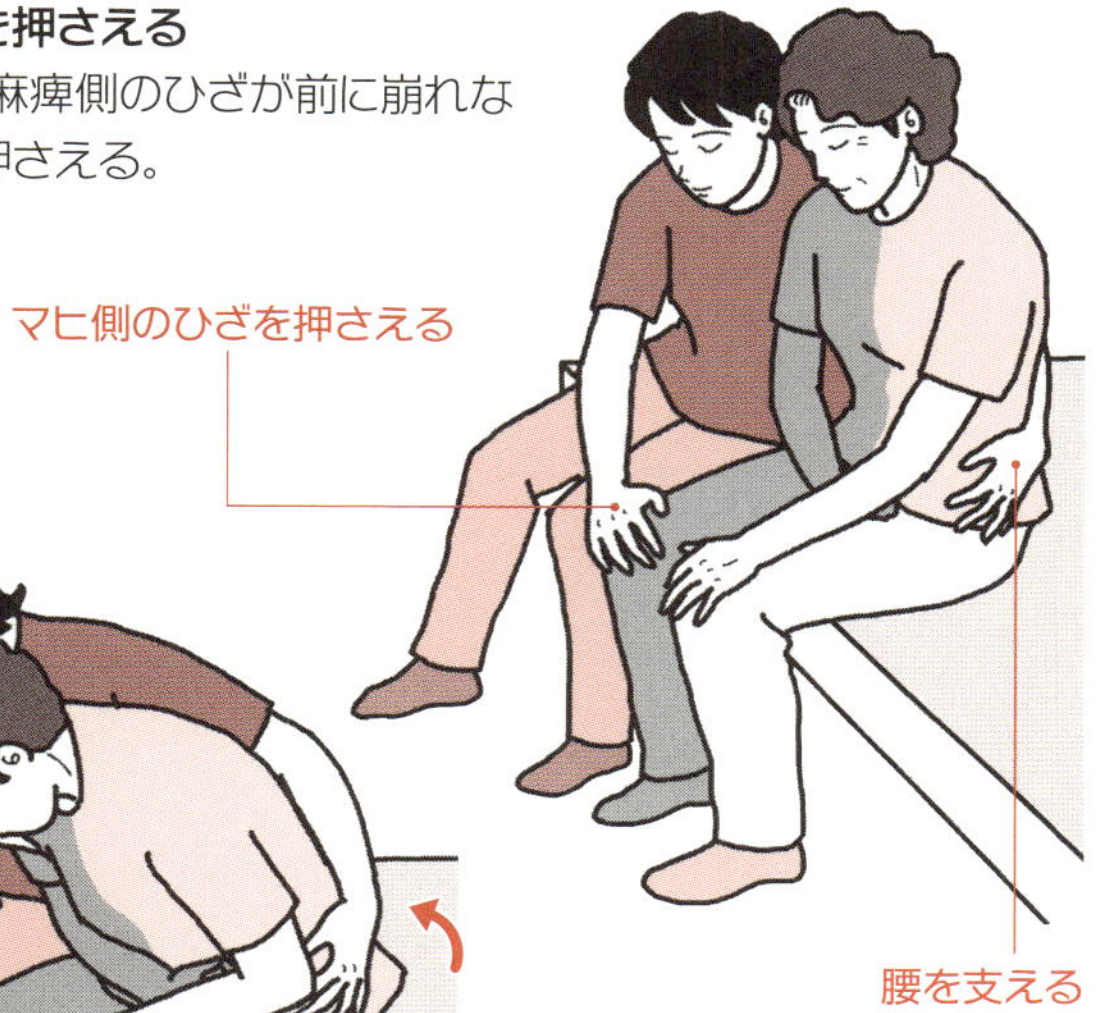

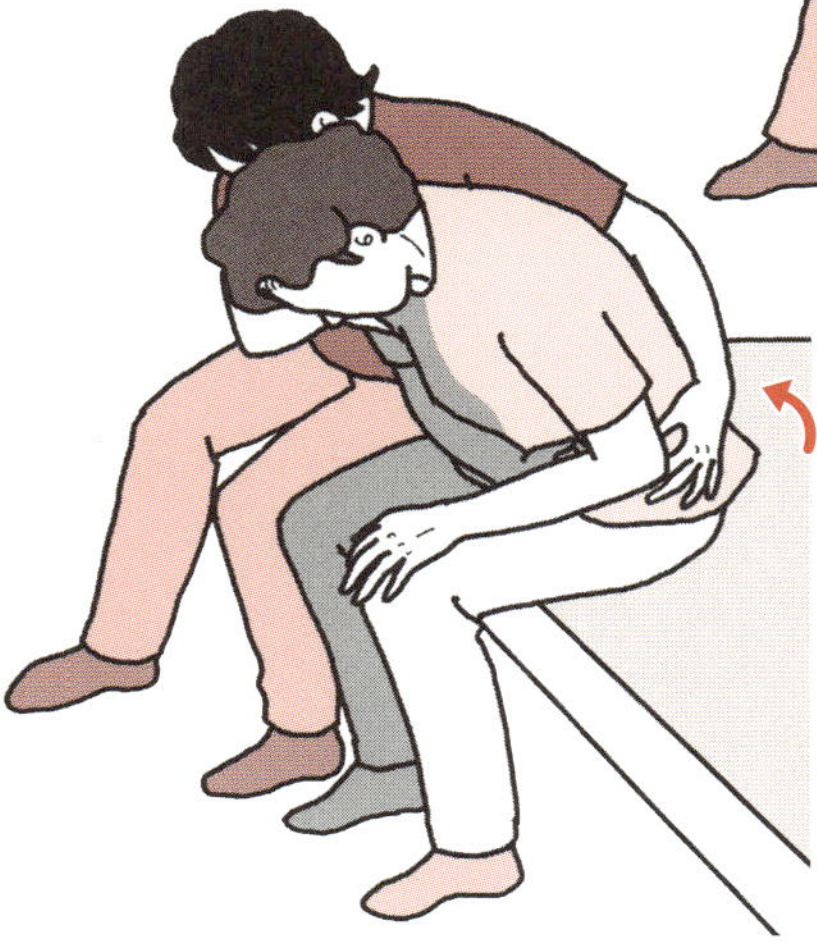

②いっしょにお辞儀をする

いっしょにお辞儀をして、体重を足に移す。

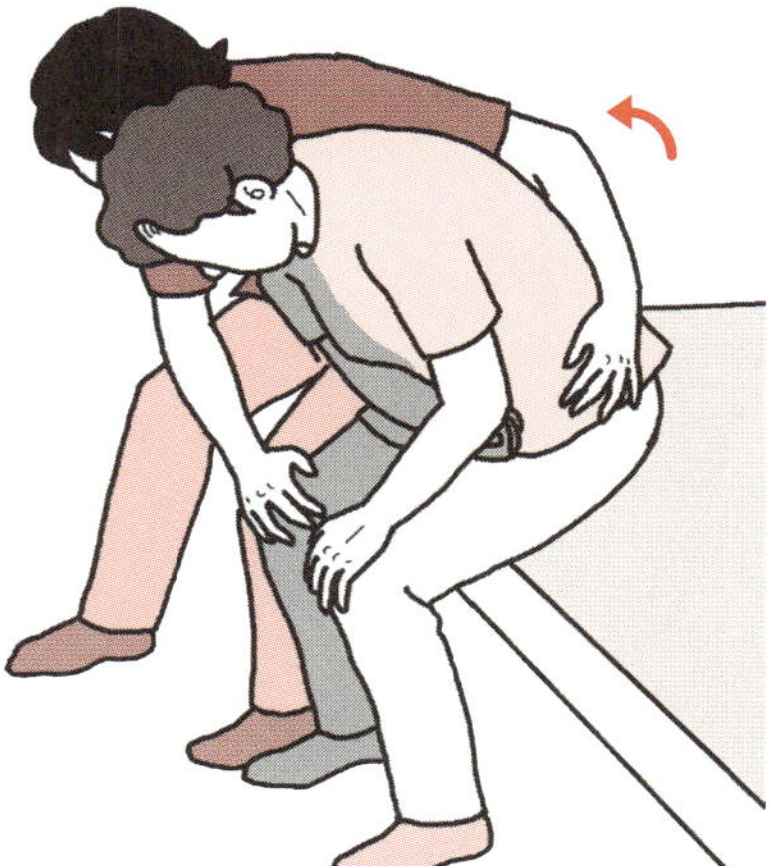

③いっしょに腰を上げる

ひざと腰を支えたまま、呼吸を合わせて同時に腰を上げる。

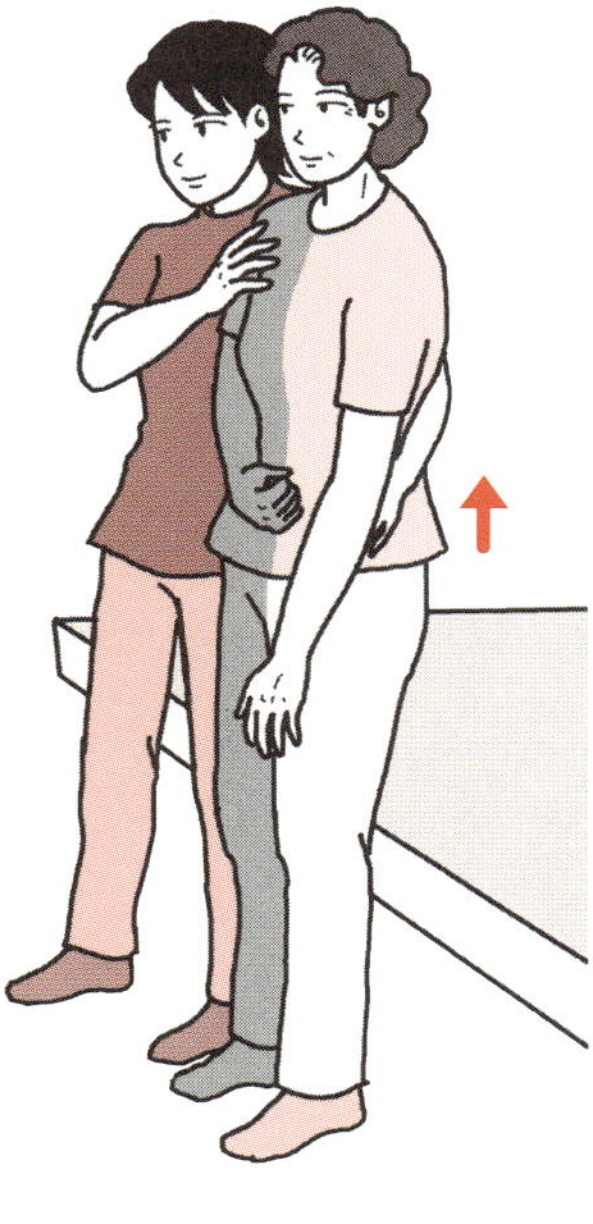

④いっしょに立ち上がる

腰とひざを伸ばして立ち上がる。

着替え

脳卒中による片麻痺のリハビリは、退院後も日常生活を通して行われます。片麻痺をなおすというよりも、片麻痺の状態に慣れ、生活しやすくするのがポイントです。

自力

1 丸首シャツを脱ぐ

麻痺のない側の手でシャツをたくし上げて首を抜きますが、慣れないと困難な作業です。あせらずに時間をかけて行います。

◆丸首シャツの着替え

座位が保てる人は、自力での着替えを第1ステップの目標にしましょう。伸縮のある大き目のシャツを選ぶと着替えがラクです。

①座位を安定させる

座位を安定させ、自力で丸首シャツの着替えを行う。

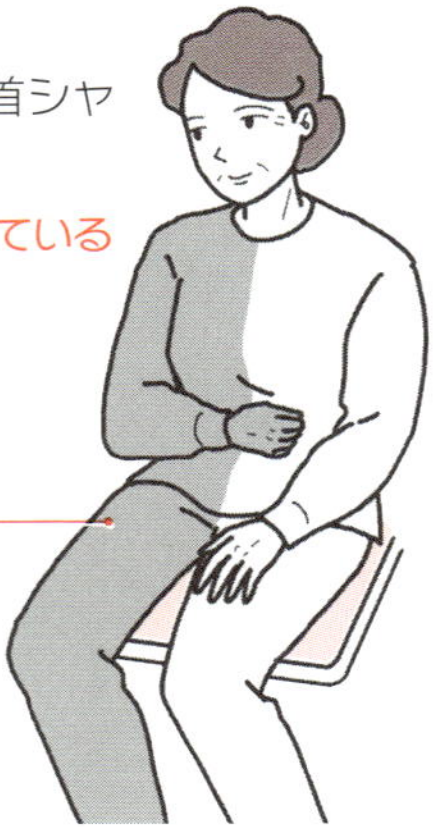

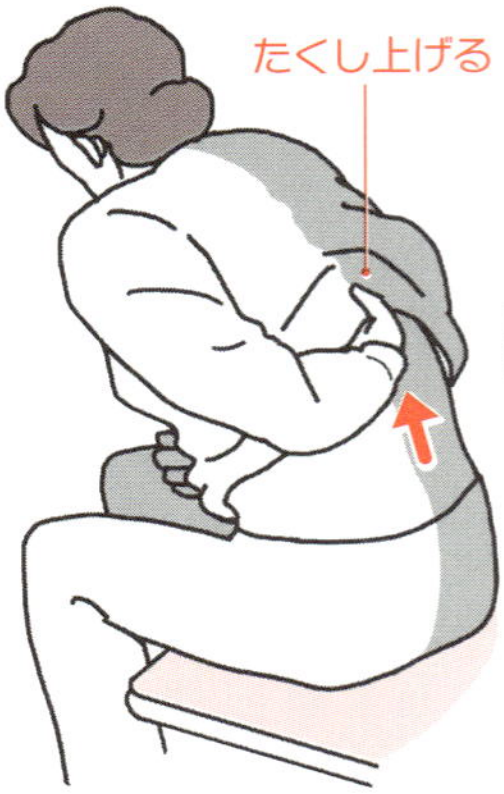

②後ろ身ごろをたくし上げる

麻痺のない側の手で後ろ身ごろをたくし上げる。

③えりを持って引っ張る

後ろのえりを持って前に引っ張る。持つところをずらしていき、最後はすそを持って引っ張る。

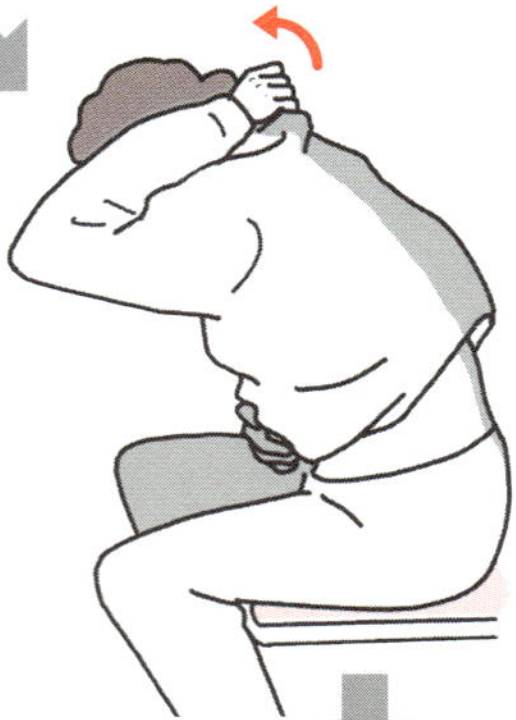

④首を抜く

首を抜いて、体の前にたくす。

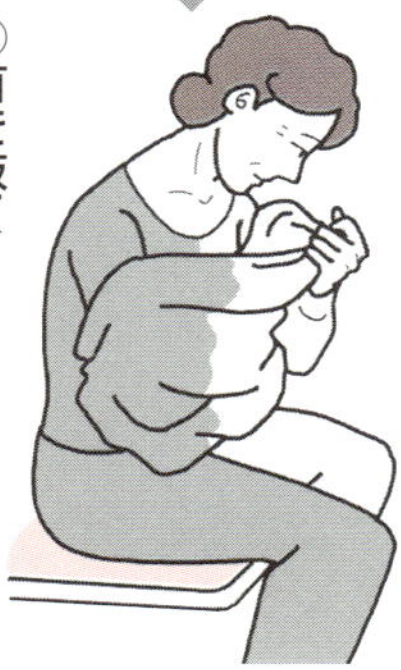

⑤そでを抜く

麻痺のない側のそでを抜き、次に麻痺側のそでを引っ張って抜く。

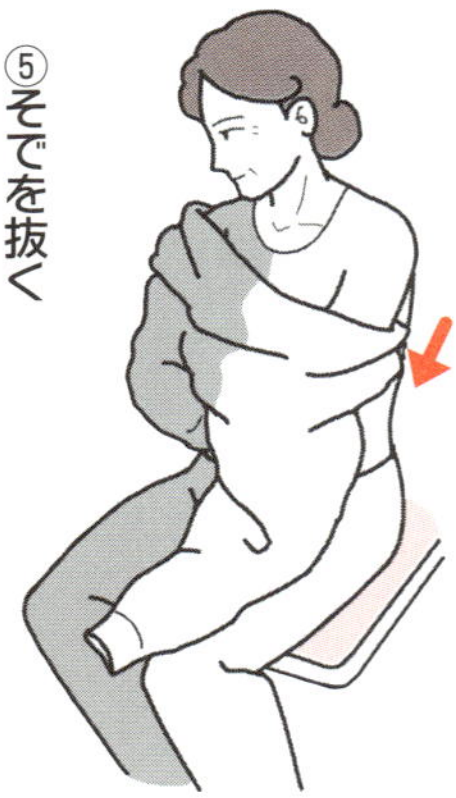

自力

2 丸首シャツを着る

脱いだときと逆の手順で着ます。まず、シャツの前後を間違えないように確認し、麻痺側の手をそでに通します。

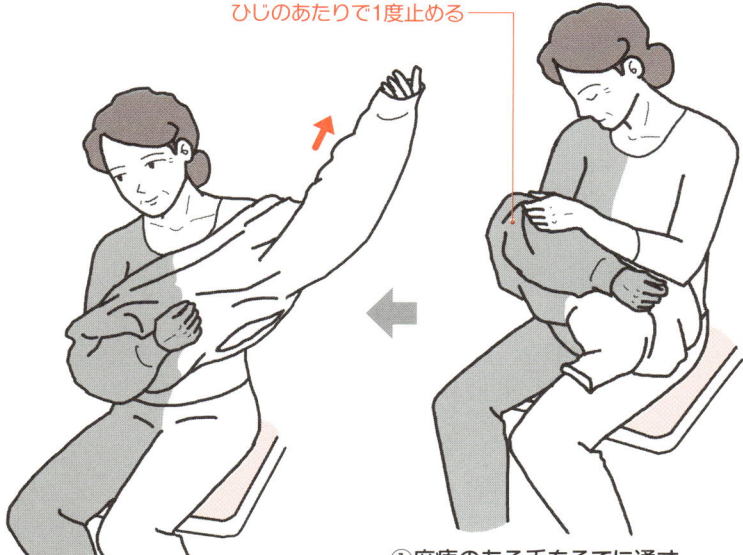

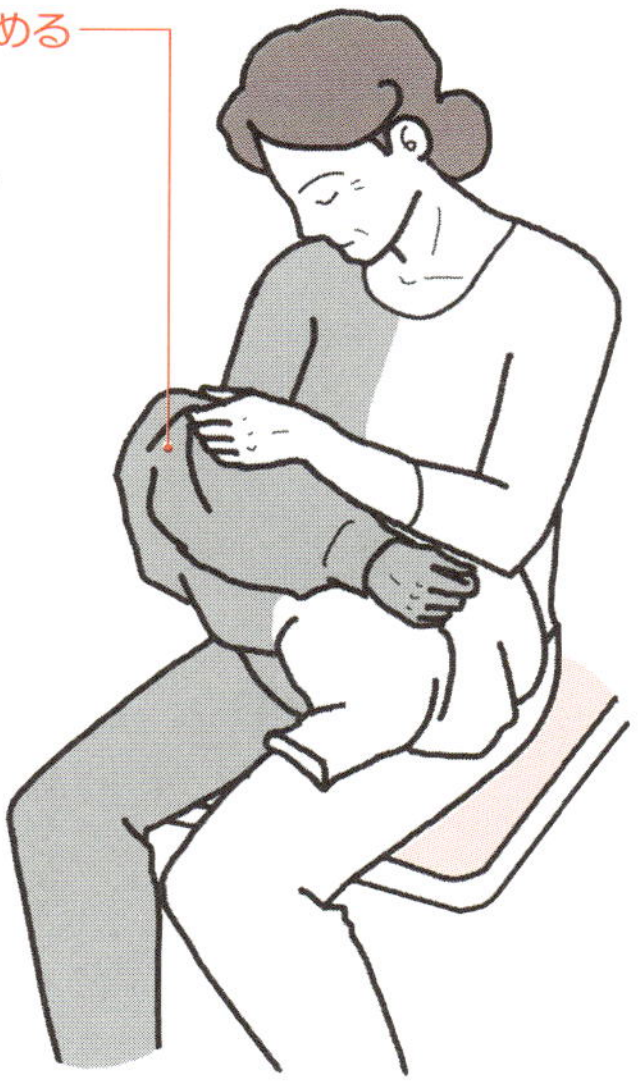

①麻痺のある手をそでに通す

　麻痺側のそでをたたみ、そで口から手を通す。たくし上げていくが、(②で行う麻痺のない腕が上がりやすいように)ひじのあたりで一度止める。

②麻痺のない側の腕を通す

　麻痺のない側のそでに腕を通し、肩までシャツを上げる。

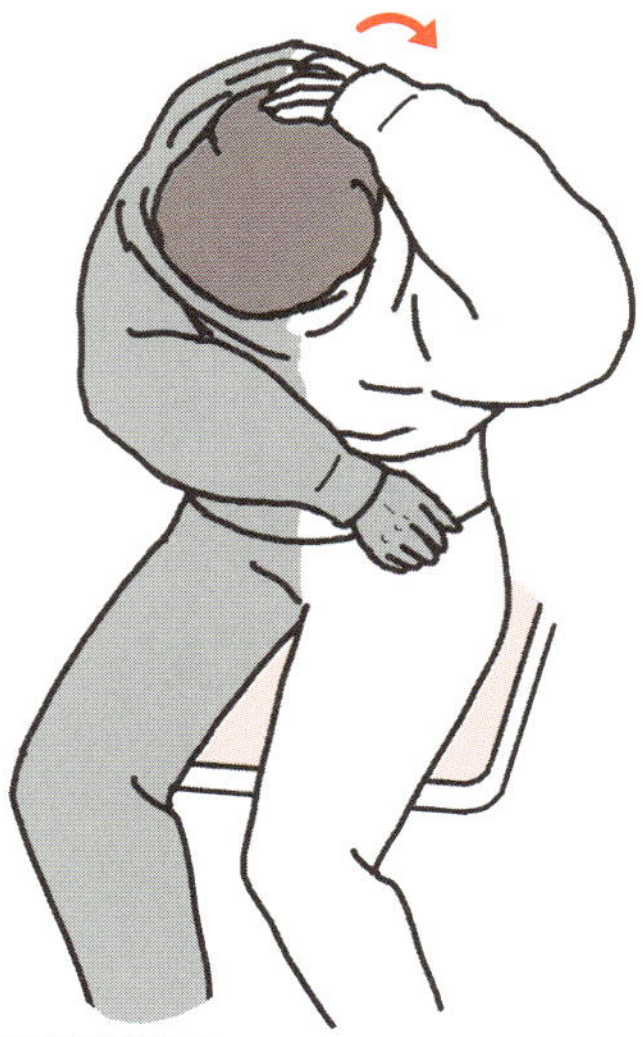

③首を通す

　後ろえりを前に引っ張って首を通す。

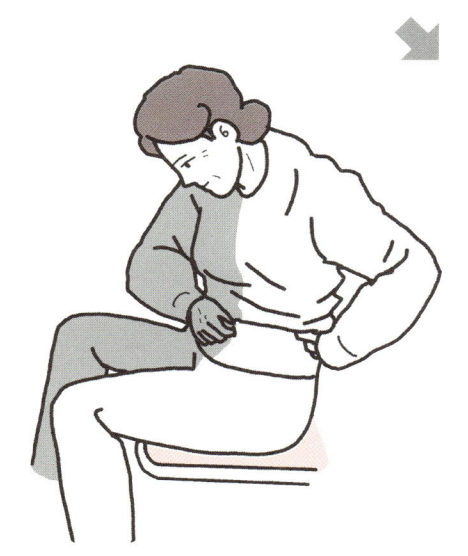

④身ごろを整える

　身ごろを下に引っ張り、しわを整える。

◆前開きシャツの着替え

前開きのシャツは首を通す必要がないので、着替えやすい衣類です。ボタンをかけにくい人は、マジックテープのシャツを選ぶ方法もあります。

自力

1 前開きシャツを脱ぐ

伸縮性のあるシャツなら着脱がスムーズにできます。

①座位を安定させる

座位を安定させ、自力で前開きシャツの着替えを行う。

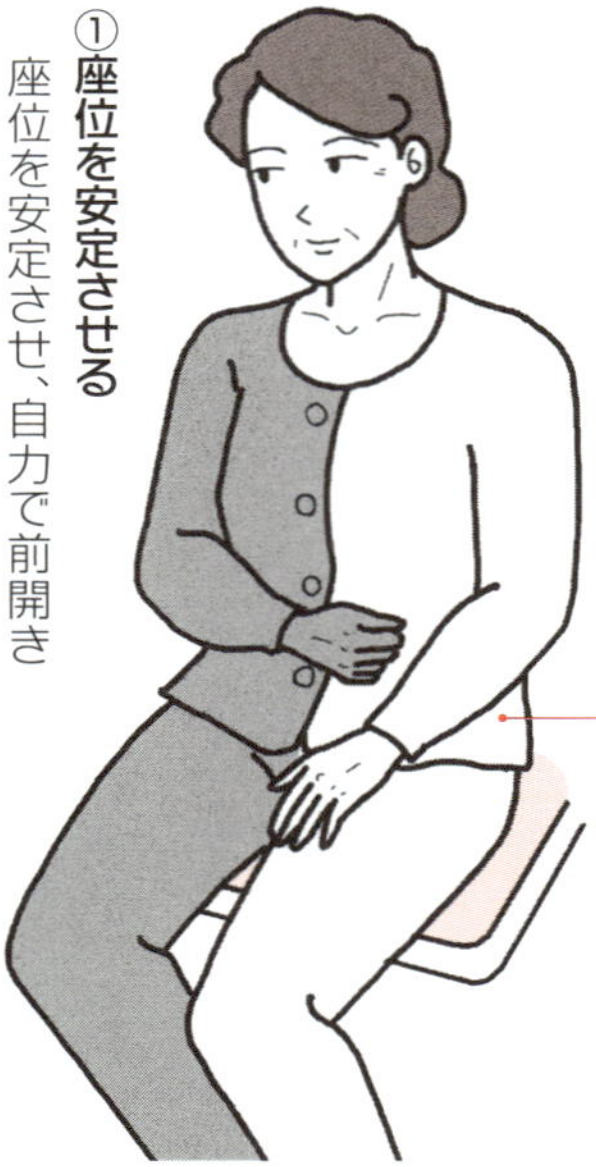
座位が安定している

②麻痺のない側の肩を外す

ボタンのあるシャツはボタンを外し、前えりを持って麻痺のない側の肩を外す。

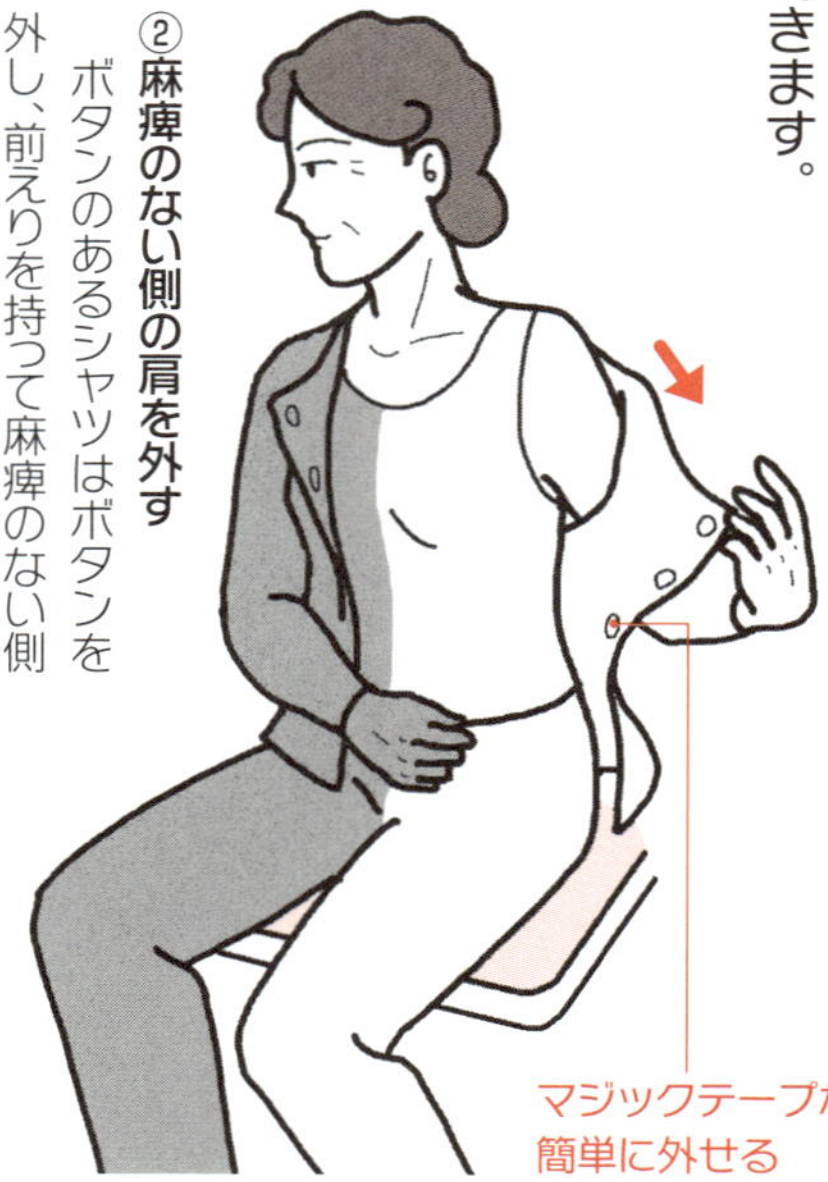
マジックテープなら
簡単に外せる

③麻痺のない側のひじを外す

ひじを外してから、手を引き抜く。

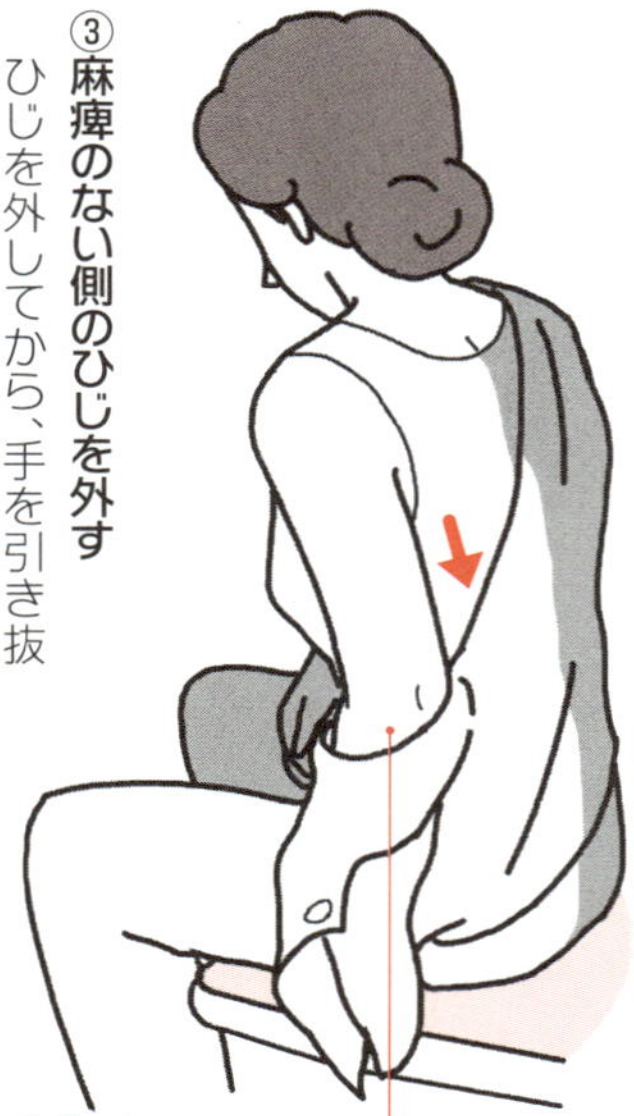
ひじを抜く

④麻痺側の腕を抜く

シャツをたぐって下ろし、麻痺側の腕を抜く。

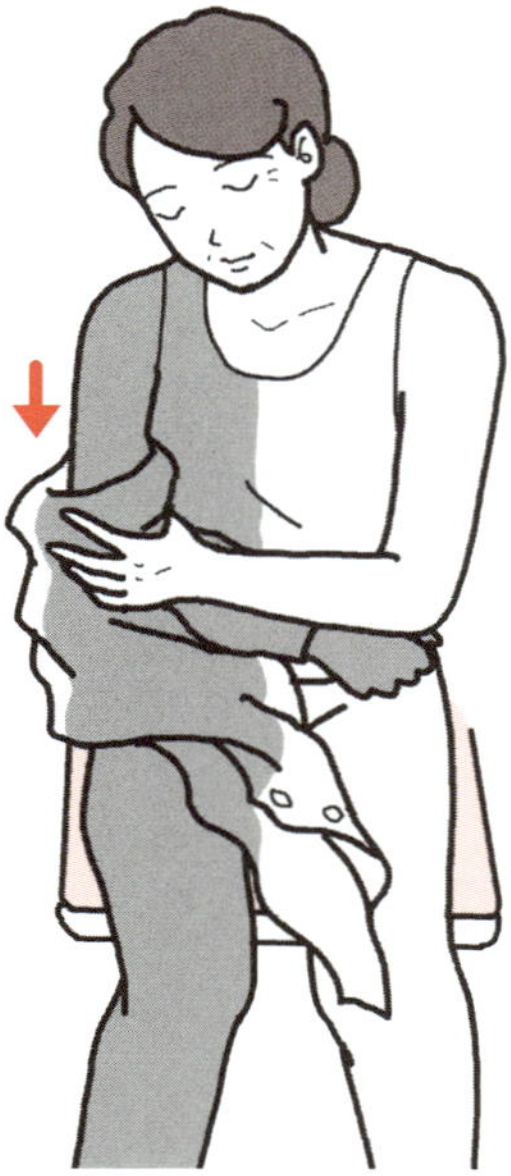

自力

2 前開きシャツを着る

麻痺側のそでから腕を通しますが、伸縮性のあるシャツなら容易です。

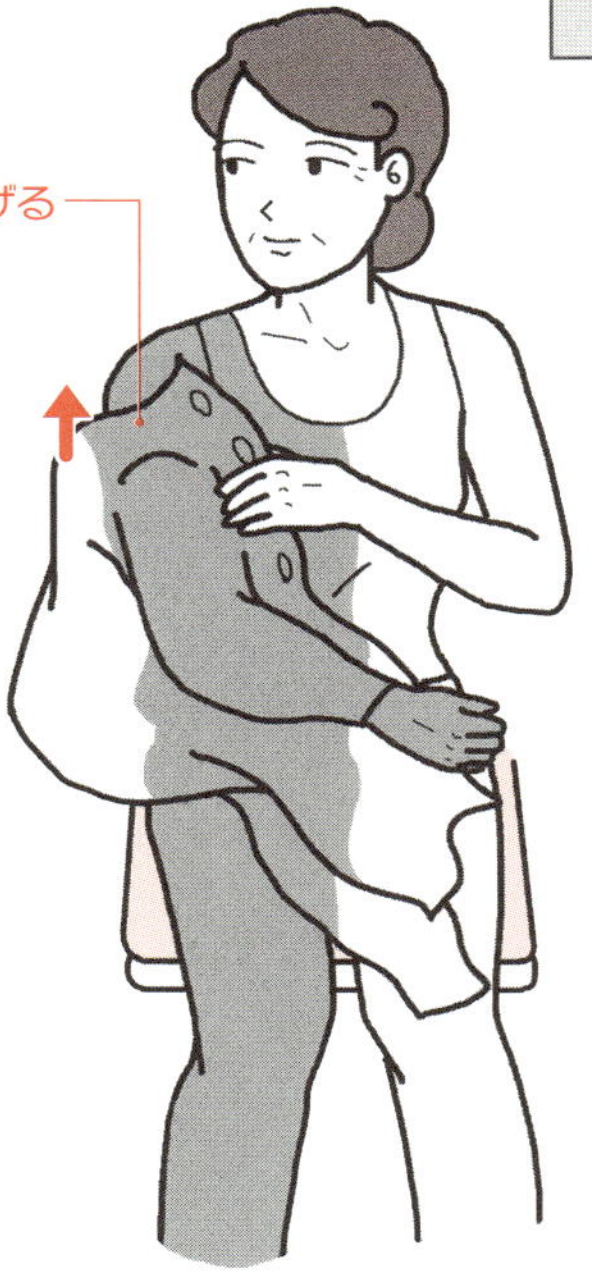

①麻痺側のそでを上げる
麻痺側のそでに腕を通し、麻痺のない側の手でそでを肩まで上げる。

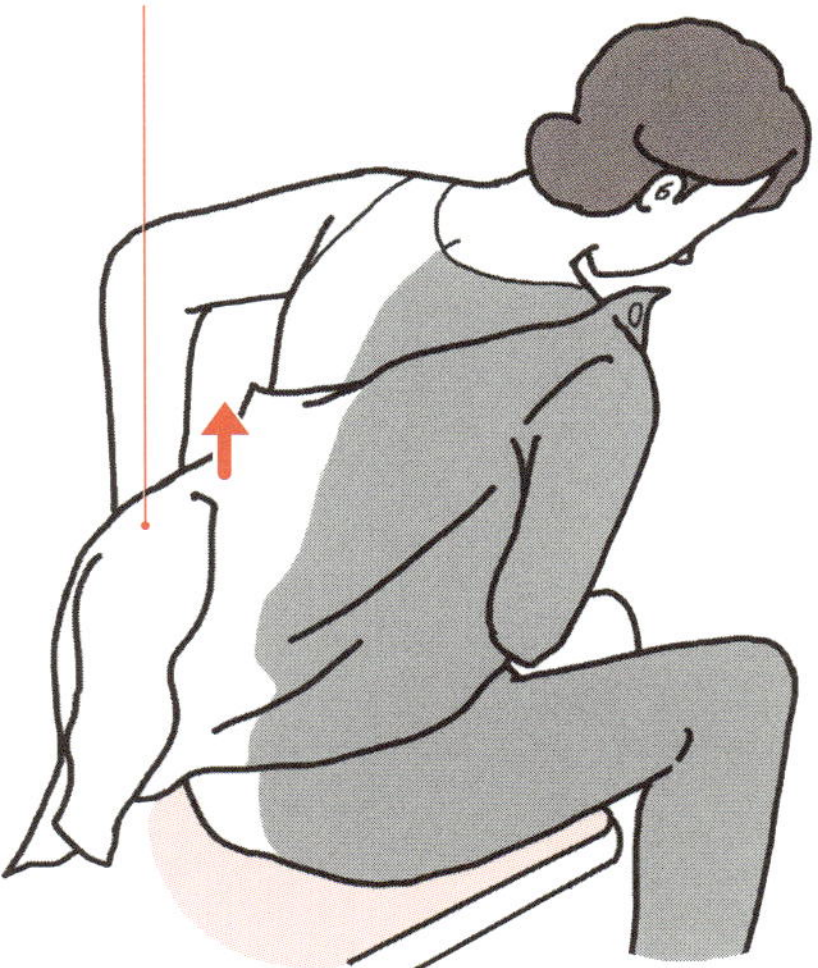

②麻痺のない側のそでに手を入れる
麻痺のない手でシャツを引っ張り、そでに手を入れる。

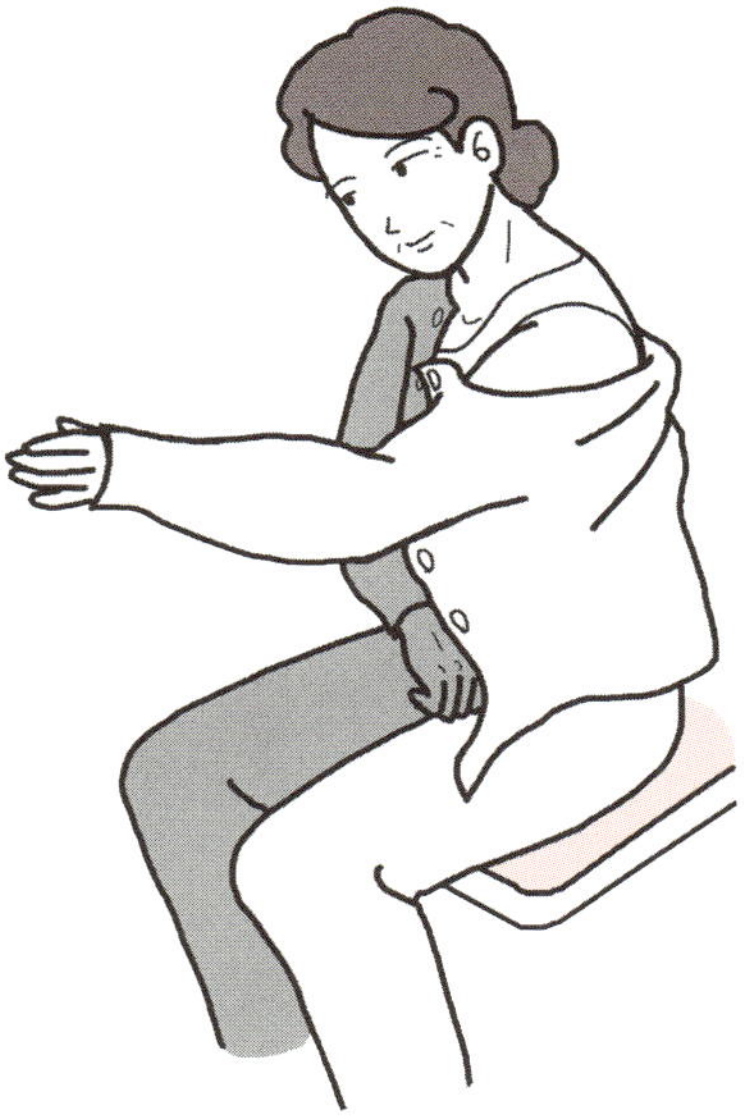

③そでに腕を通す
麻痺のない側のそでに腕を通し、よじれを整える。

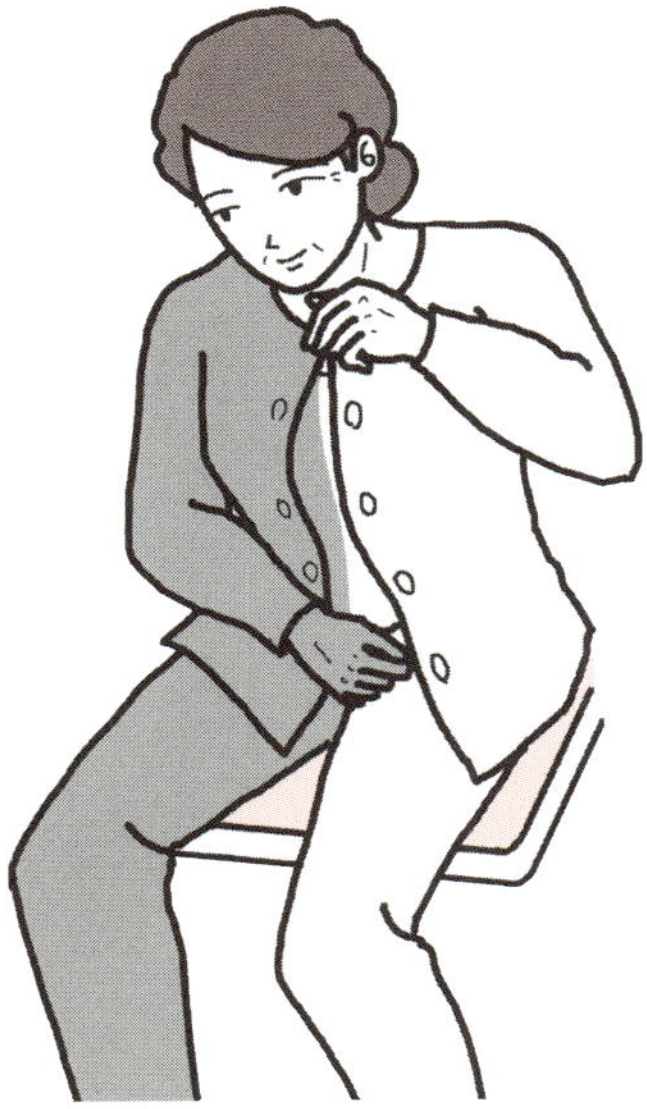

④前をとめる
ボタンやマジックテープをとめて前をしめる。

◆ズボンの着替え

ズボンの着替えのリハビリはバランスを崩しやすいので、周囲に危険なものがないか確認してから行います。とくにバランスの悪い人は、前かがみになるとそのまま前のめりに転倒する恐れがあるので、手すりを握ったり、壁に寄りかかったりして転倒防止を心がけましょう。

自力

1 ズボンを脱ぐ

前かがみになると転倒しやすいので注意しましょう。腰が上がらない人は、体の重心を左右に振りながら、お尻を動かして少しずつズボンを下ろします。

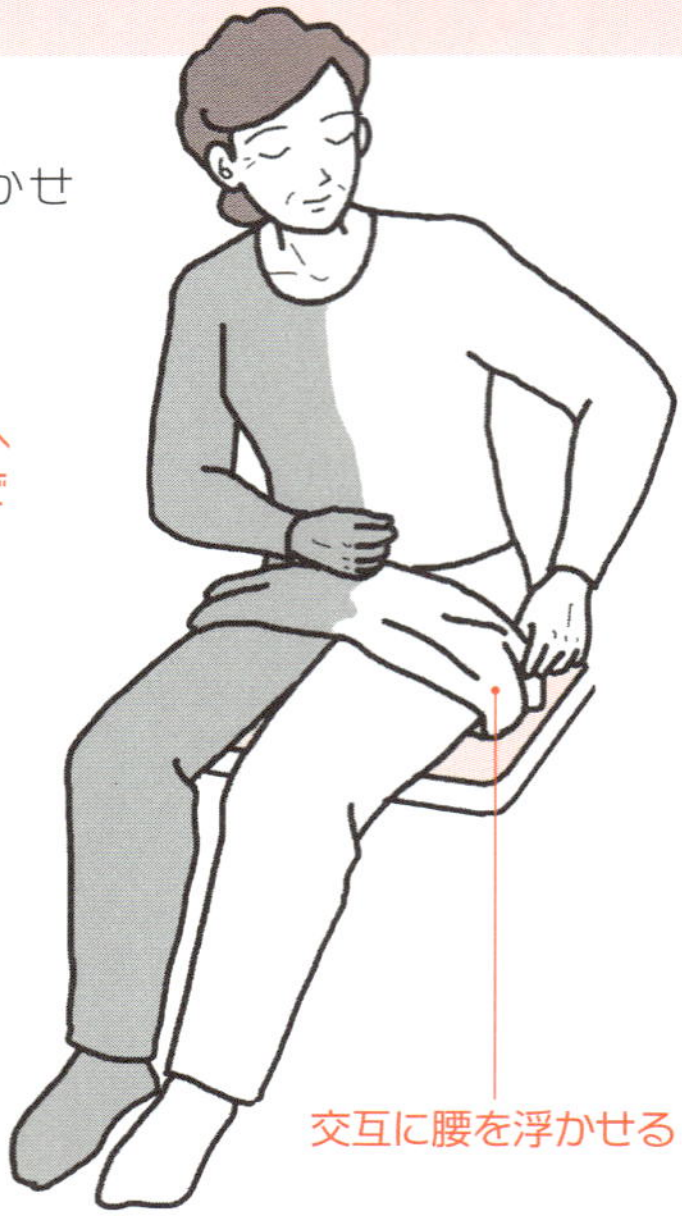
交互に腰を浮かせる

①ズボンを下ろす

麻痺のない側から交互に腰を浮かせて、少しずつズボンを下ろす。

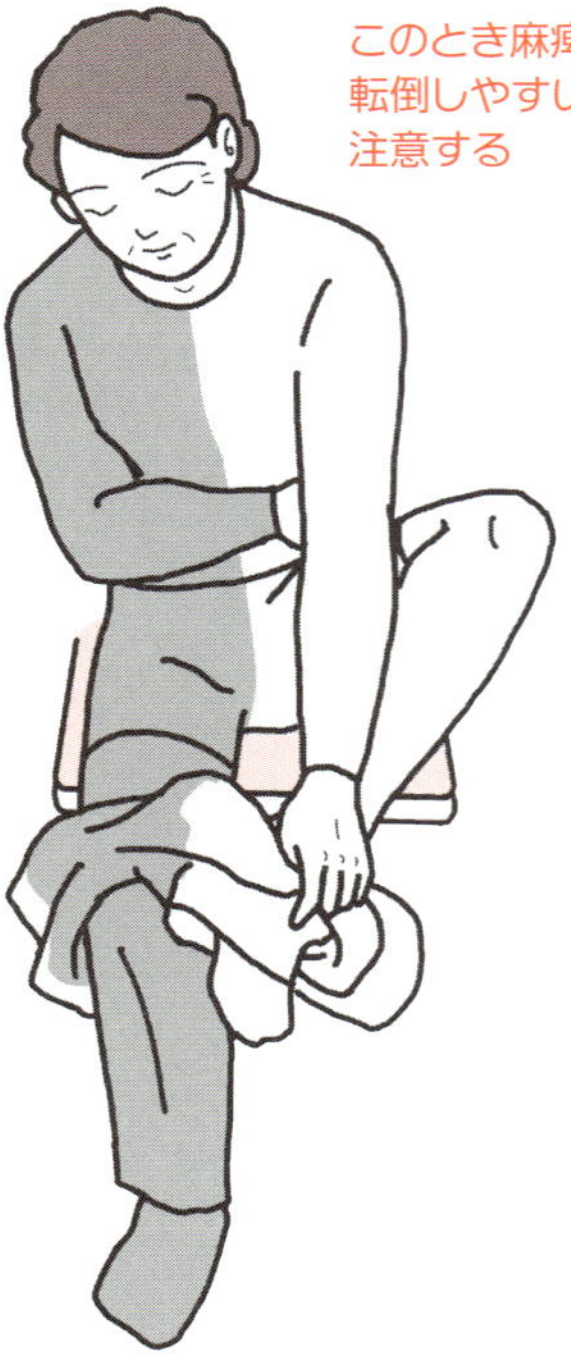
このとき麻痺側へ
転倒しやすいので
注意する

②麻痺のない側の足を抜く

ズボンが下まで下りたら、麻痺のない側の足を抜く。

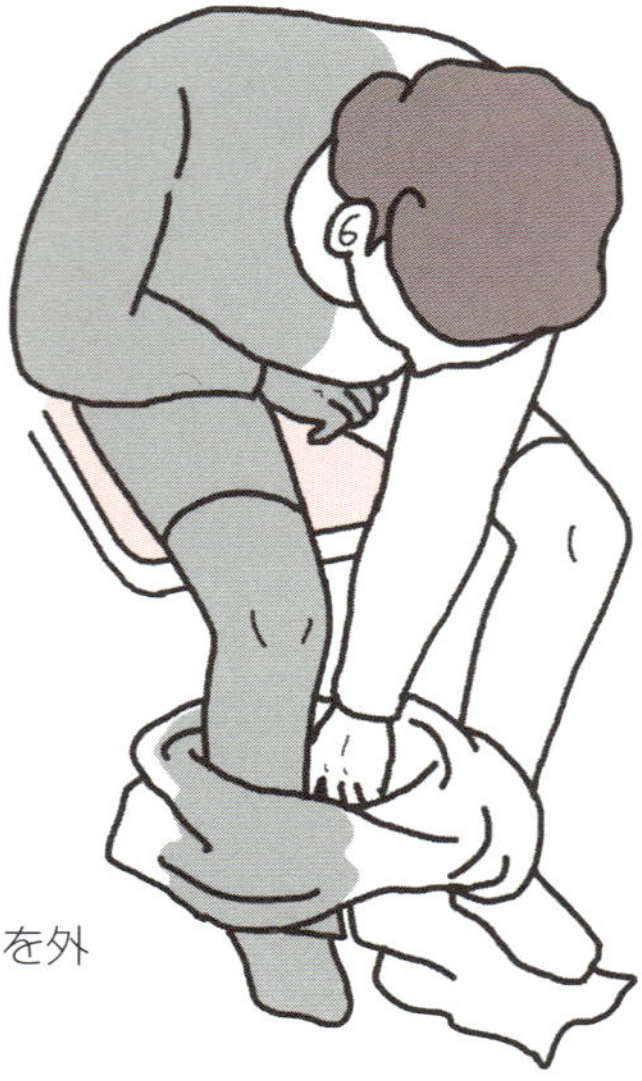

③麻痺側の足を抜く

前かがみになって、麻痺側のズボンを外す。転倒に注意する。

自力

2 ズボンをはく

前かがみになって、麻痺側の足からズボンのすそに通します。続いて麻痺のない側の足をズボンに通し、少しずつ上げていきます。

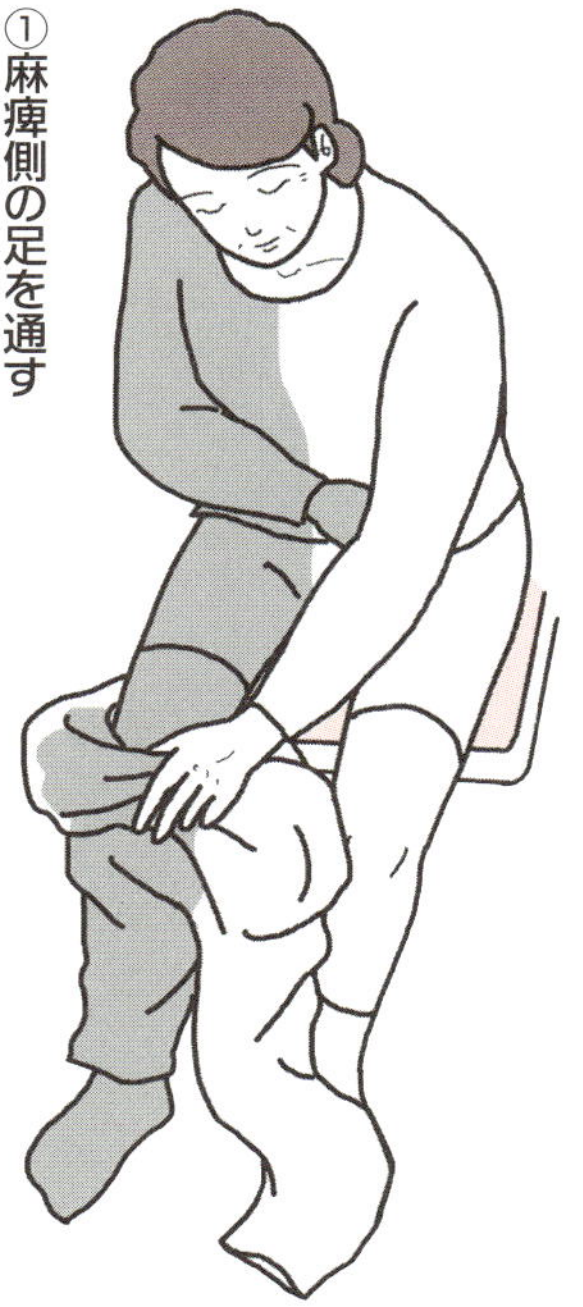

①麻痺側の足を通す

麻痺側の足をズボンに通し、ひざのあたりまで上げる。

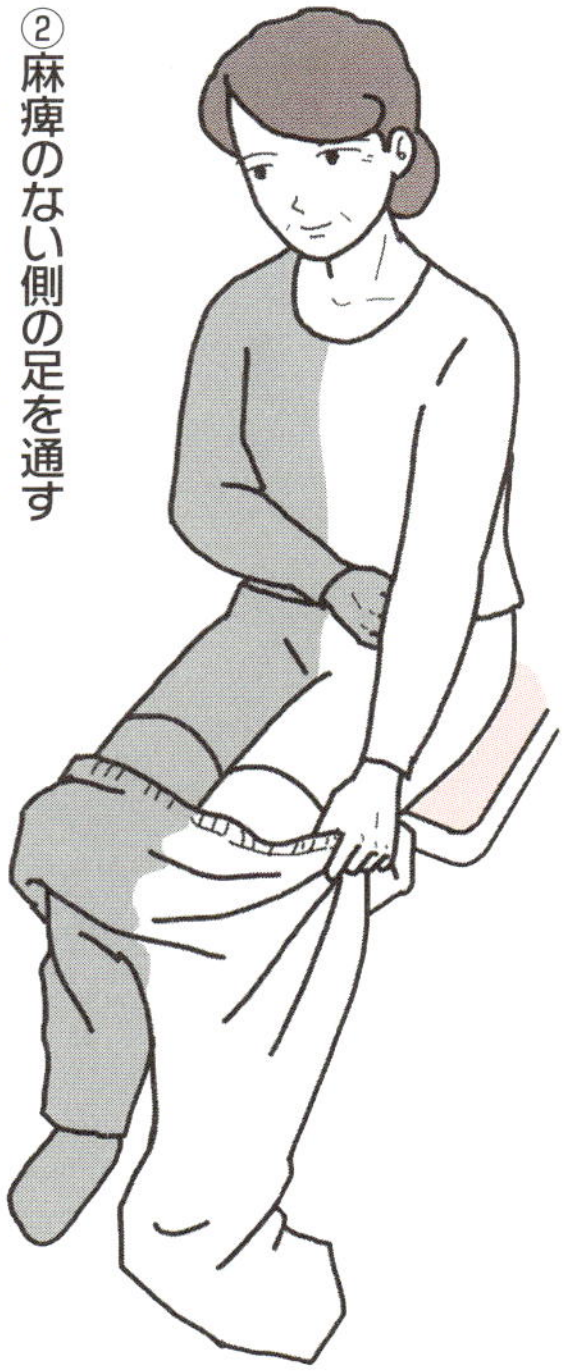

②麻痺のない側の足を通す

麻痺のない側の足をズボンに通し、引っ張り上げる。

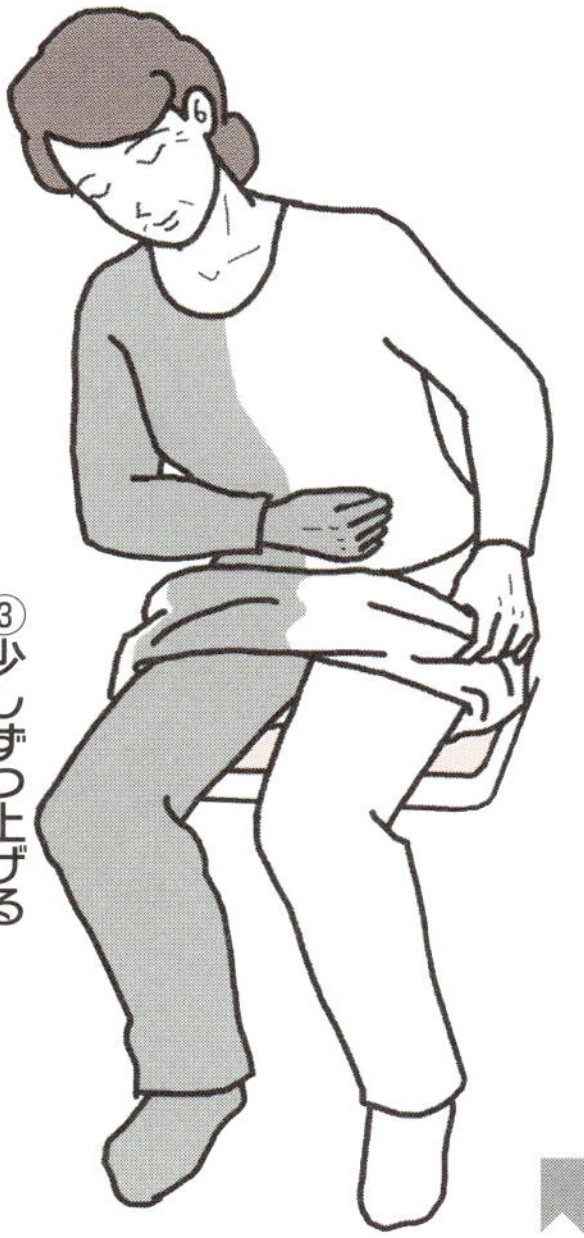

③少しずつ上げる

お尻まで上げたら、腰を左右交互に浮かしてズボンを上げる。

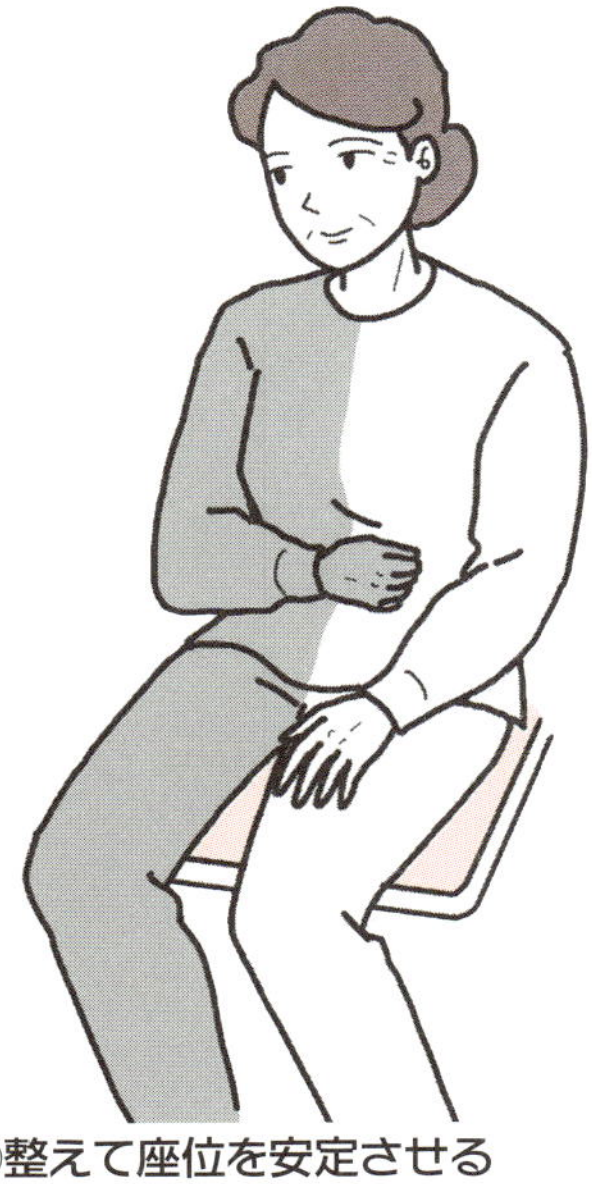

④整えて座位を安定させる

よじれを整えて、座位を安定させる。

食事

手の動きが不自由でも、自助具を使えば自力で食事ができます。1日3回の食事は有効な作業療法になります。利き手を交換した場合の訓練にも役立ちます。

ただし、食事は楽しくとるのが基本なので、訓練にこだわり過ぎないことも大切です。

自力

1 自助具を使った食事

自助具を使えば、介助なしでも食事ができる人が少なくありません。手に麻痺がある人や握力が弱い人は柄が大きいスプーンや、すくいやすいように角度のついた皿などが便利です。

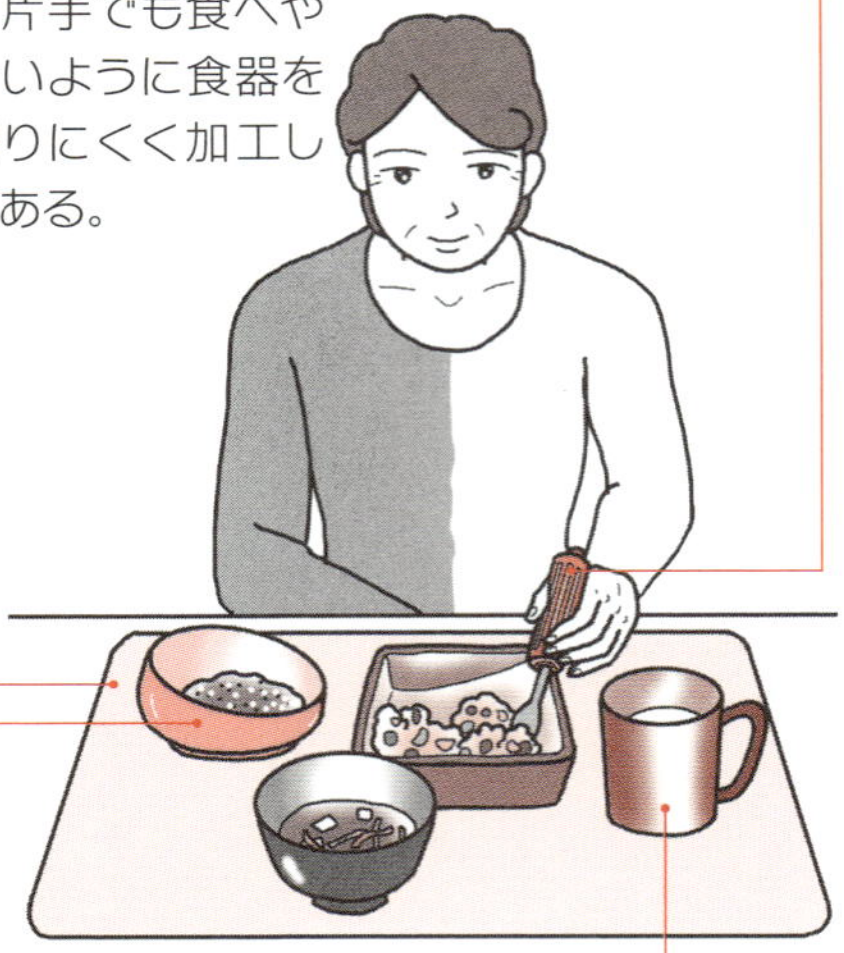

スポンジホルダー
スプーン、フォーク、歯ブラシ、くしなど柄が細いものにはめて握りやすくする。

すべり止めマット
片手でも食べやすいように食器を滑りにくく加工してある。

傾斜がついた食器
底面に傾斜がついていたり、ふちが高く丸みのある食器は片手でもすくい上げやすい。

取っ手の大きなコップ
指が曲がりにくく握れなくても、取っ手に手を差し入れて使用できる。

●自助具のいろいろ

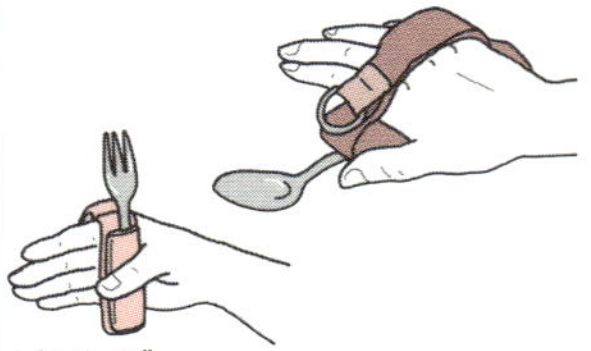

ホルダー
スプーンなどが握れない人が手にはめて使用する。

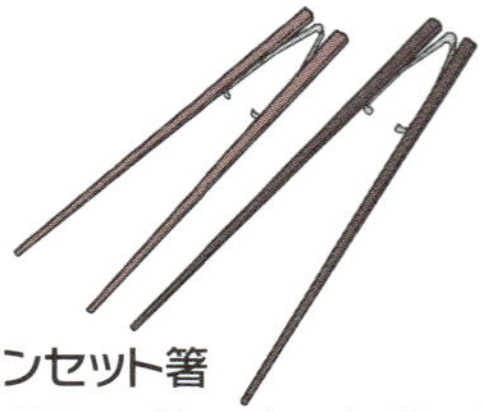

ピンセット箸
握力の弱い人でも握るだけで簡単に食品がつかめる。

内側に傾斜のあるコップ
内側に傾斜があり、少し傾けるだけで無理なく水が飲める。

2 誤嚥を防ぐ食べ方

脳卒中の後遺症による嚥下障害のある人は、食べ物や唾液が気管に入る「誤《ご》嚥《えん》」に気をつけて食事をとりましょう。誤嚥を防ぐ食事の姿勢は、健康な人が食べやすいと感じる姿勢と同じです。食べ物のほうを向き、背筋を伸ばしややあごを前に出して食べます。

自力

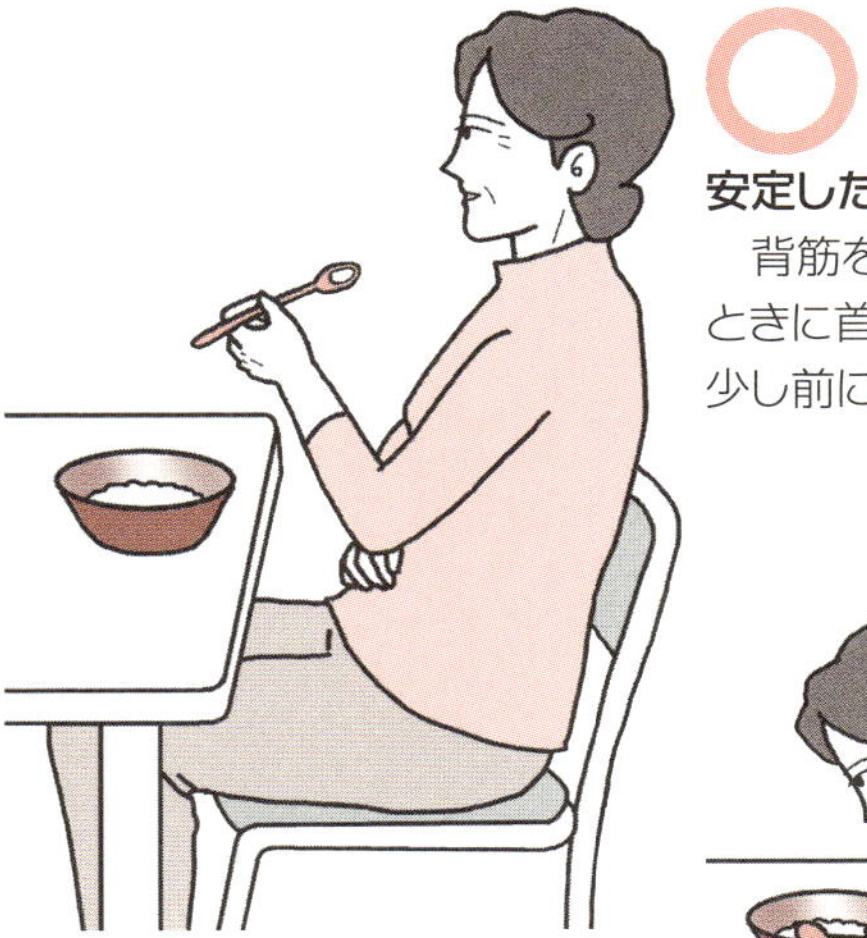

安定した姿勢

背筋を伸ばし、食べ物をすくうときに首をやや前に曲げ、あごを少し前に出して食べる。

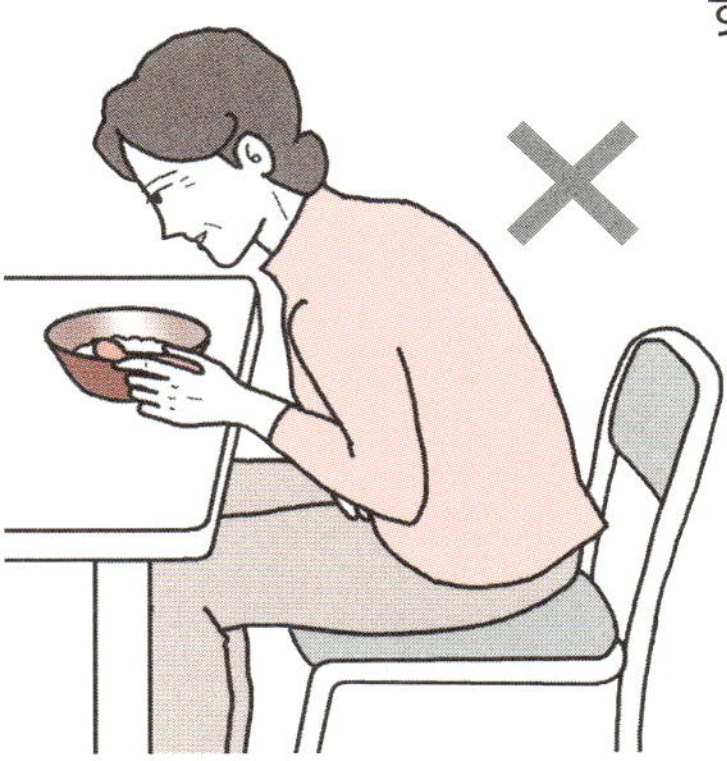

前かがみの姿勢

背を丸めた前かがみの姿勢は気管に食べ物を入れやすい。

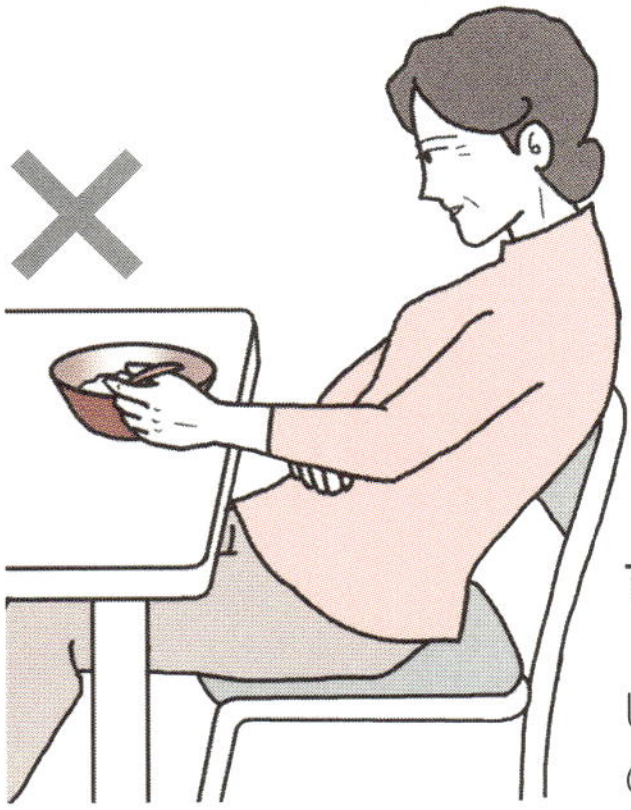

ずり落ちそうな姿勢

ずり落ちるのを防ごうとして緊張して嚥下しにくい。テーブルから遠いので口に運びづらい。

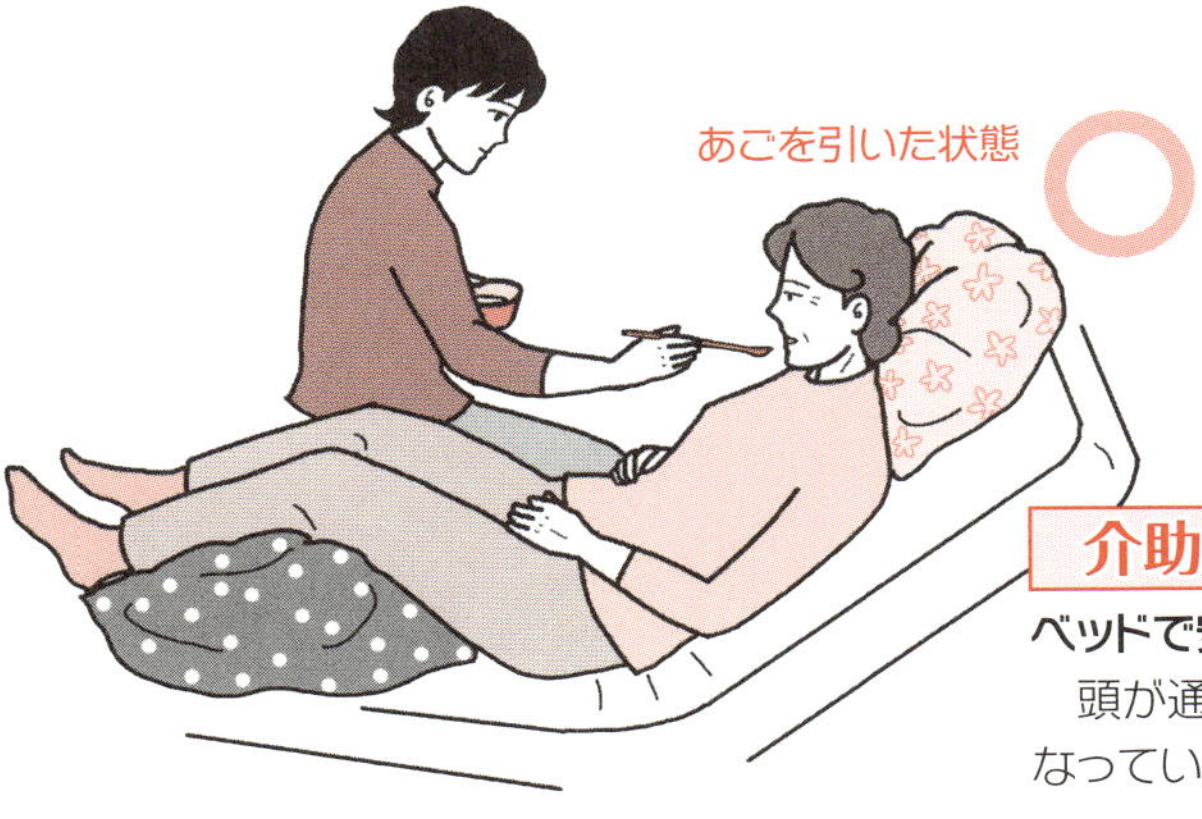

介助

ベッドで安定した姿勢

頭が通常の食事と同じように垂直になっていると誤嚥しにくい。

入浴

自力で入浴できるようになると、介護者の負担も軽減でき、清潔を保つうえでも有効です。リハビリに役立つ浴槽への出入りを紹介します。拘縮《こうしゅく》がある場合は、指間を開き（80ページ参照）、汚れを洗い流し清潔を保ちます。

自力

1 浴槽に入る

浴槽の高さに合ったシャワーチェアーを使い、浴槽にぴったり横づけして、お尻を移すとスムーズに移動できます。

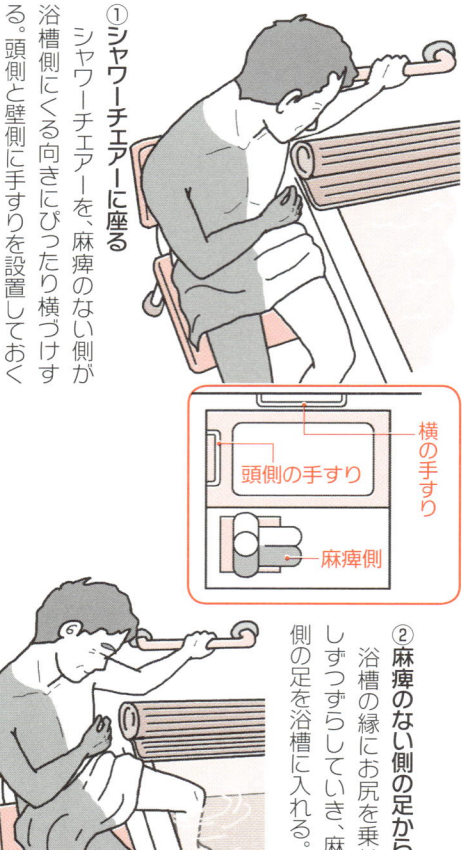

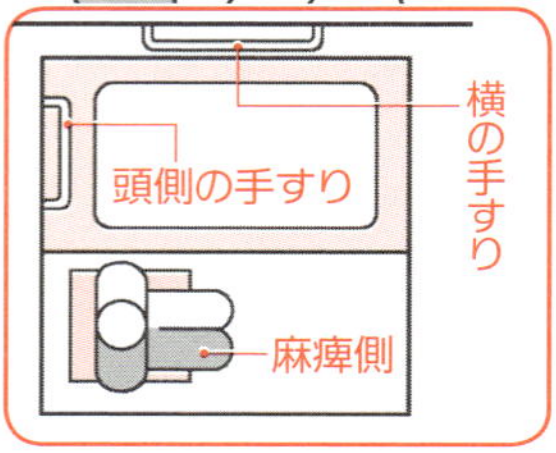

①シャワーチェアーに座る
シャワーチェアーを、麻痺のない側が浴槽側にくる向きにぴったり横づけする。頭側と壁側に手すりを設置しておくと安全。

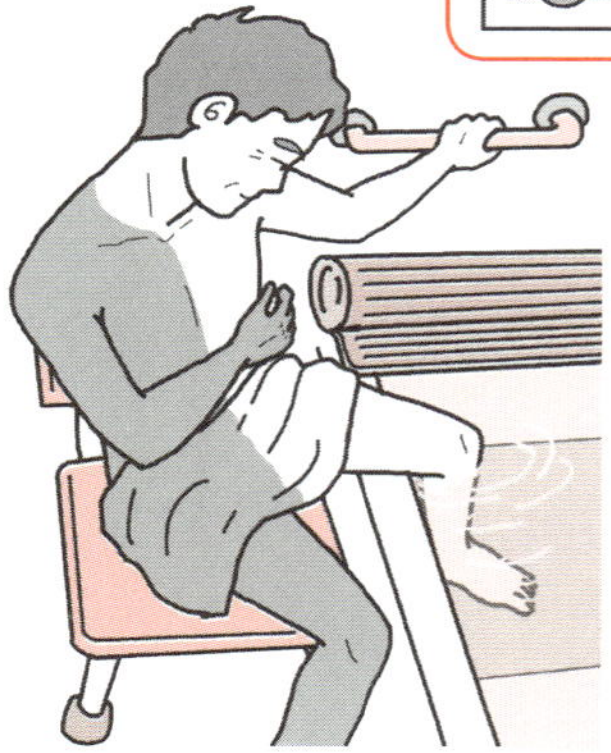

②麻痺のない側の足から入れる
浴槽の縁にお尻を乗せたら、少しずつずらしていき、麻痺のない側の足を浴槽に入れる。

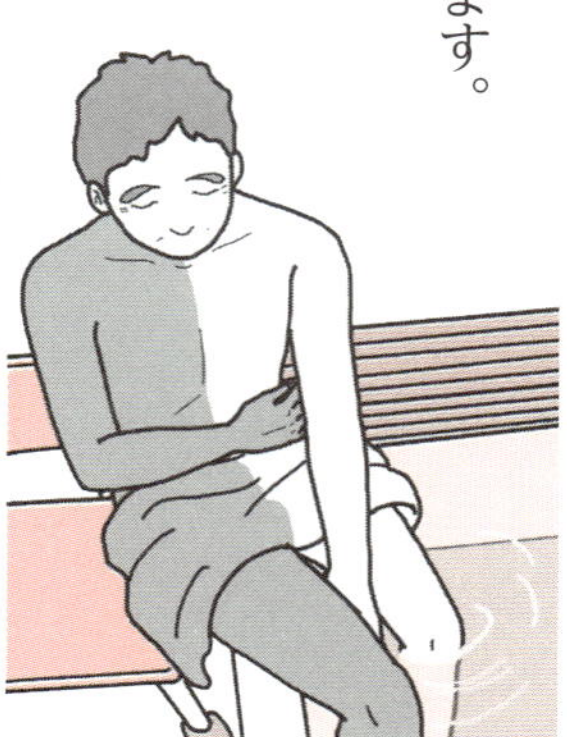

③麻痺の足を持ち上げる
浴槽の縁にお尻を乗せ、麻痺側の足を持ち上げて中に入れる。

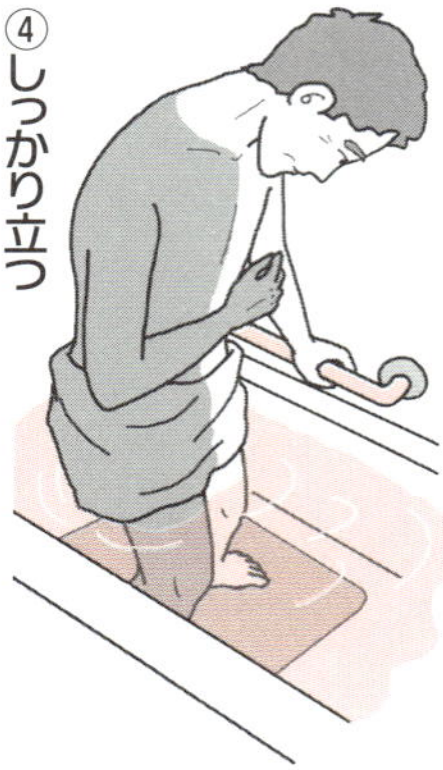

④しっかり立つ
お尻から浴槽に入るのは危険。手すりを握ってしっかり立ってから、ゆっくり腰を下ろす。

自力

2 浴槽から出る

手すりにつかまって立ち上がり、立位を安定させてから、浴槽の縁に腰をかけお尻を動かしてシャワーチェアーに移ります。

①浴槽の手すりにつかまる

浴槽の横の手すりを握り、前かがみになって立ち、立位を安定させる。

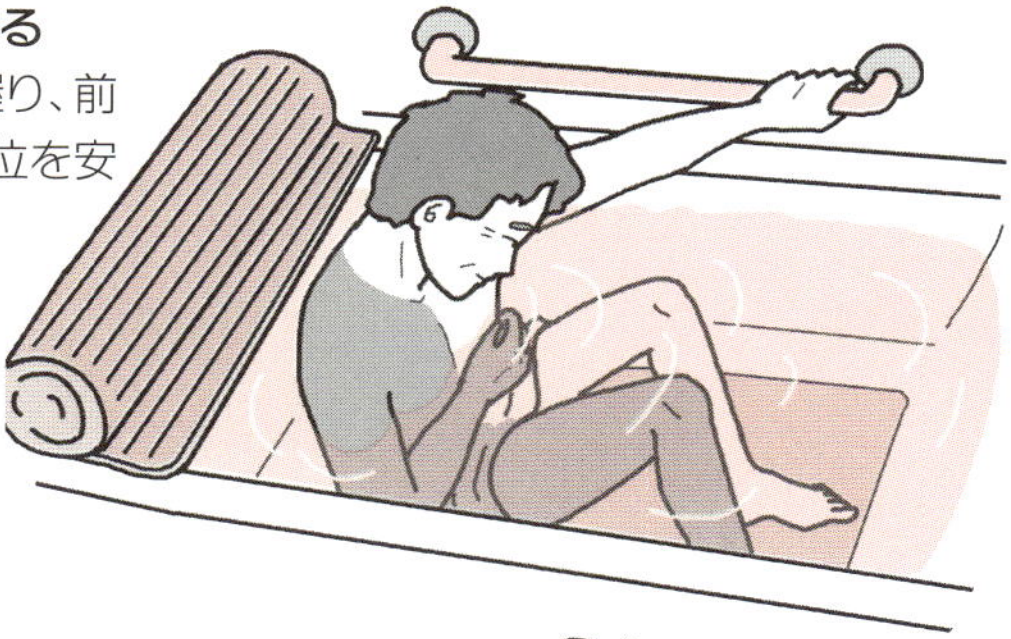

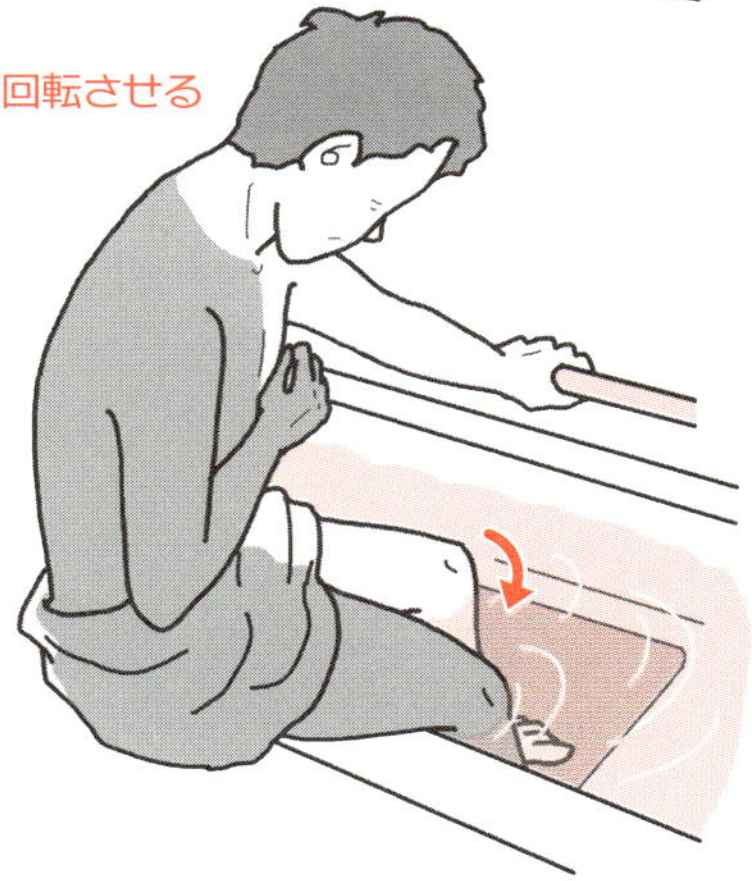

②浴槽の縁に腰かける

浴槽の縁に腰かけ、座位を安定させる。手すりを握ったまま体の向きを90度回転させる。

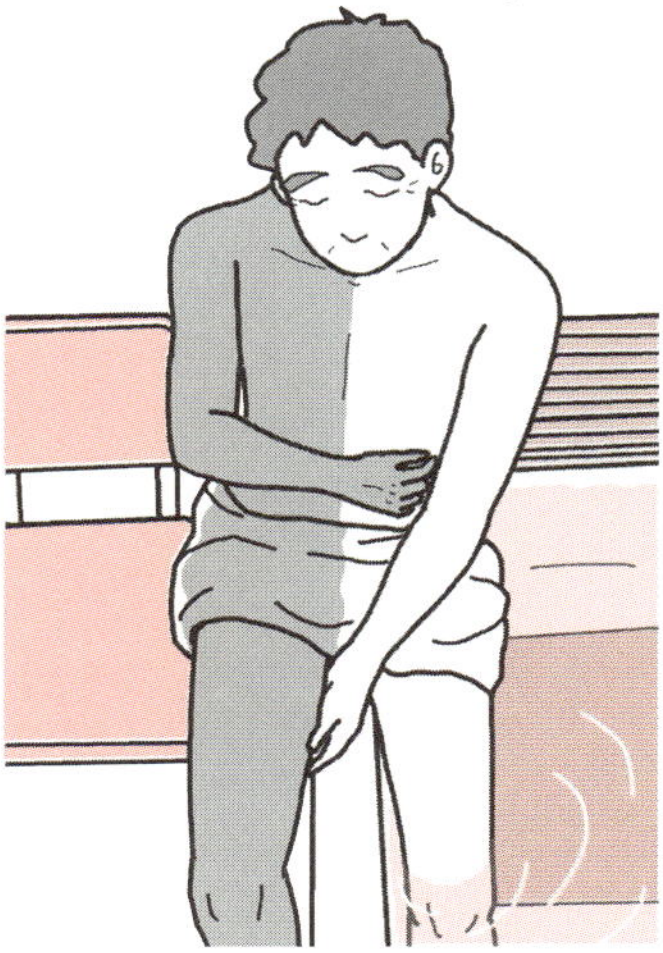

③麻痺側の足を出す

麻痺側の足を持ち上げて浴槽の外に出す。

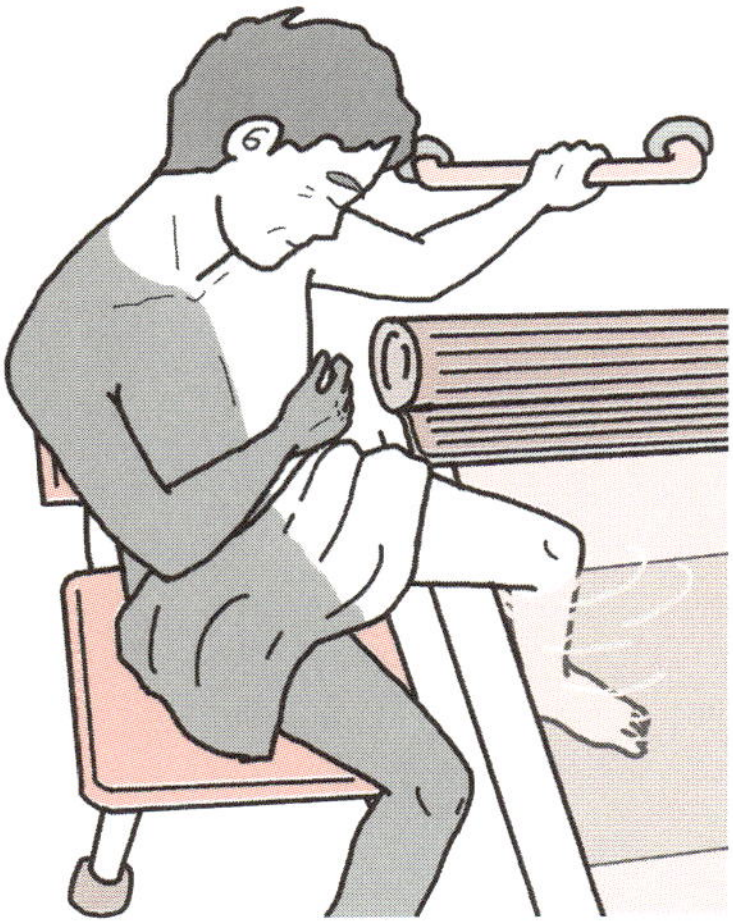

④シャワーチェアーに移る

お尻をシャワーチェアーに移してから麻痺のない側の足を外に出す。

排せつ

トイレまで移動ができない人は、ベッドの脇にポータブルトイレを置き、用を足すのが便利です。夜間などに1人でできれば、家族が起きなくてすみ介護の負担が軽減できます。

自力

1 立てる人のポータブルトイレ

比較的麻痺の軽い人は介助用バーを使って立ち上がり、用を足すことが可能です。

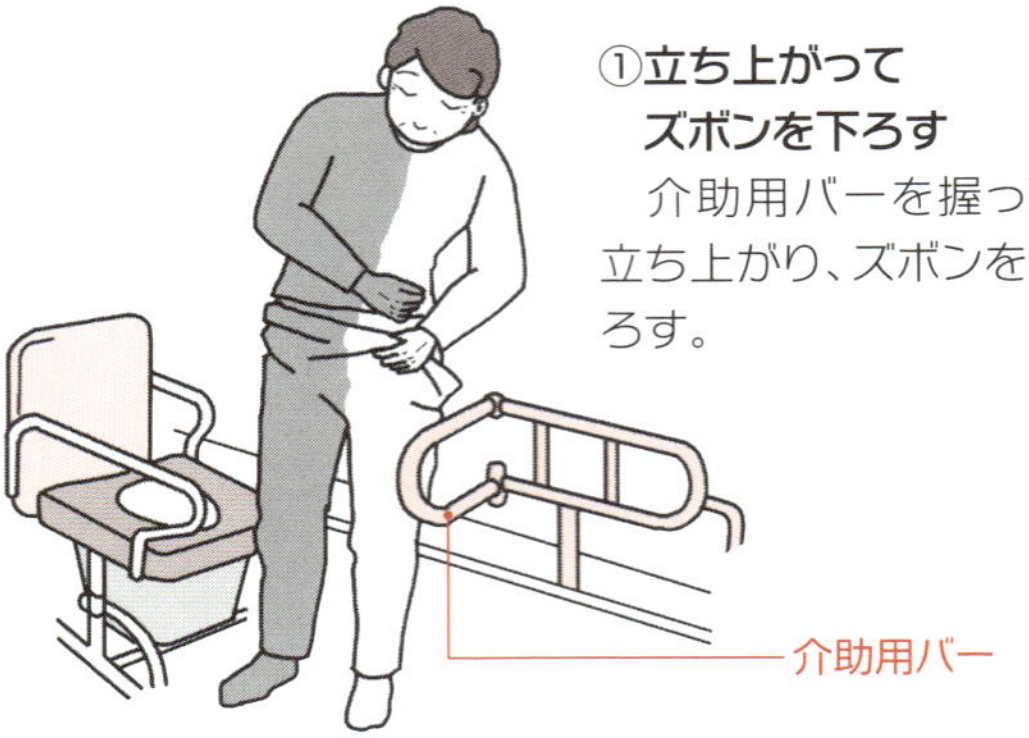

①立ち上がってズボンを下ろす

介助用バーを握って立ち上がり、ズボンを下ろす。

●ポータブルトイレの置き方（右麻痺の場合）

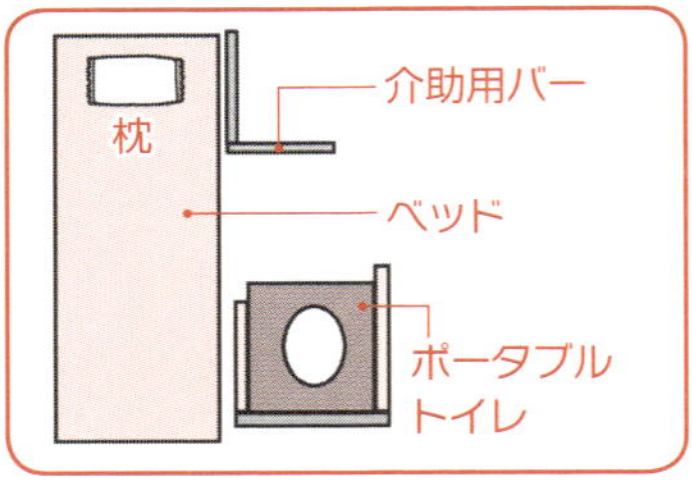

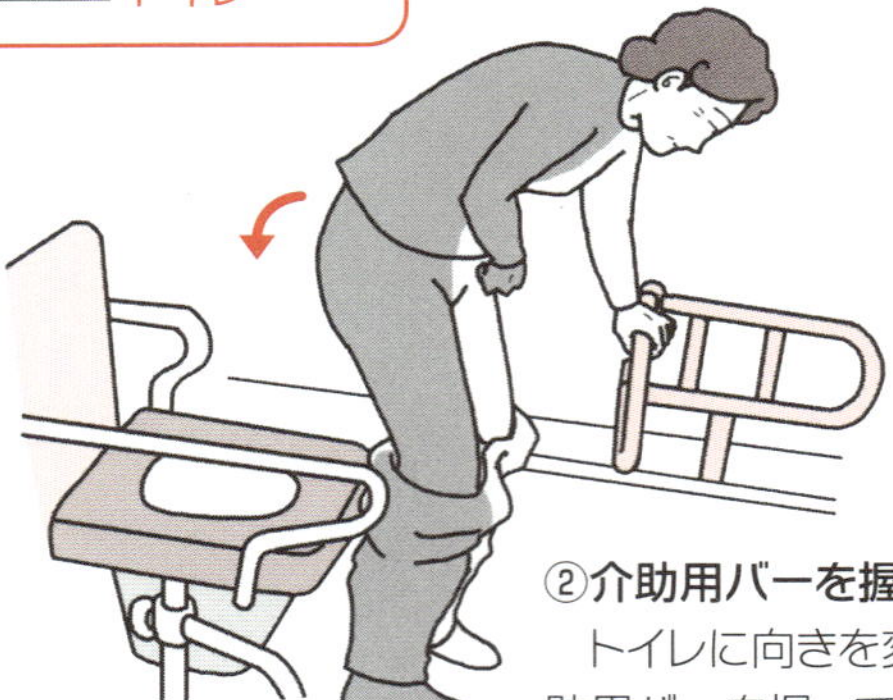

②介助用バーを握って座る

トイレに向きを変えて、介助用バーを握って座る。

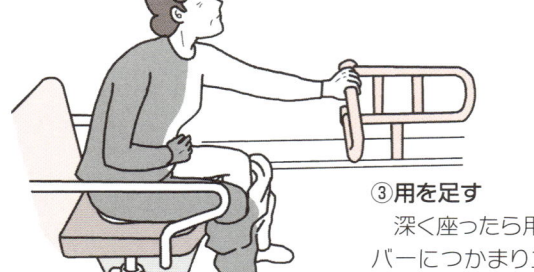

③用を足す

深く座ったら用を足し、介助用バーにつかまり立ち上がってズボンを上げる。

自力

2 立てない人のポータブルトイレ

立ち上がりがやや困難な人は、体を横滑りさせて利用することができます。

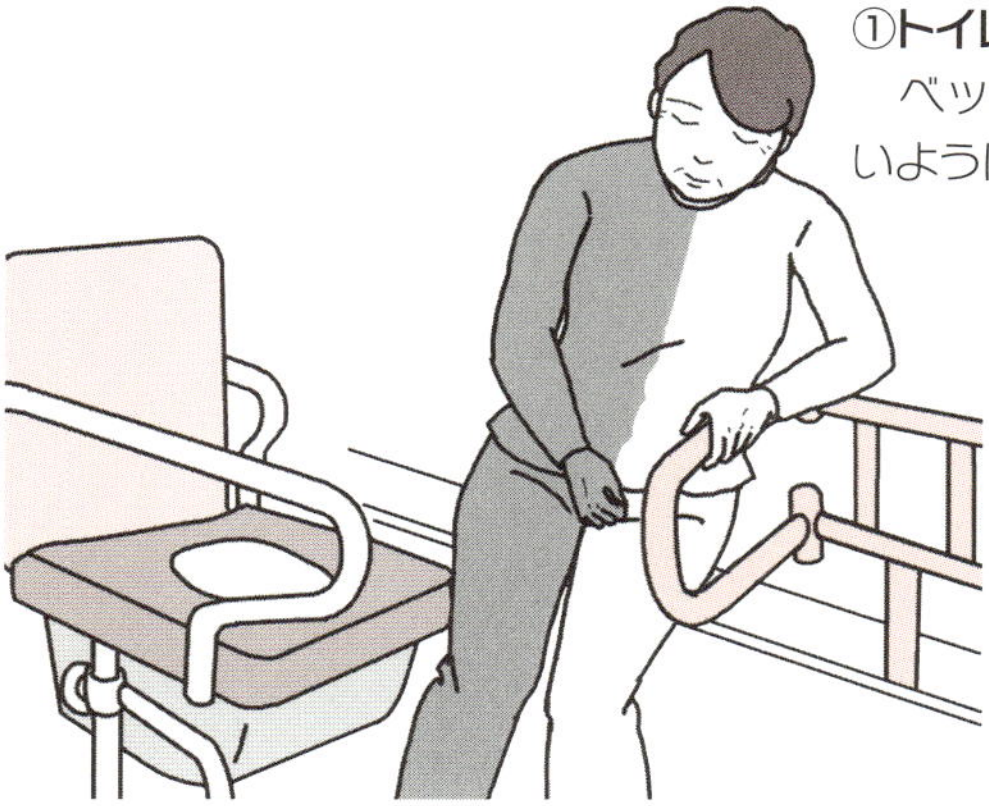

①トイレをベッドに密着させる

ベッドとの間にすき間が出ないようにトイレを横づけする。

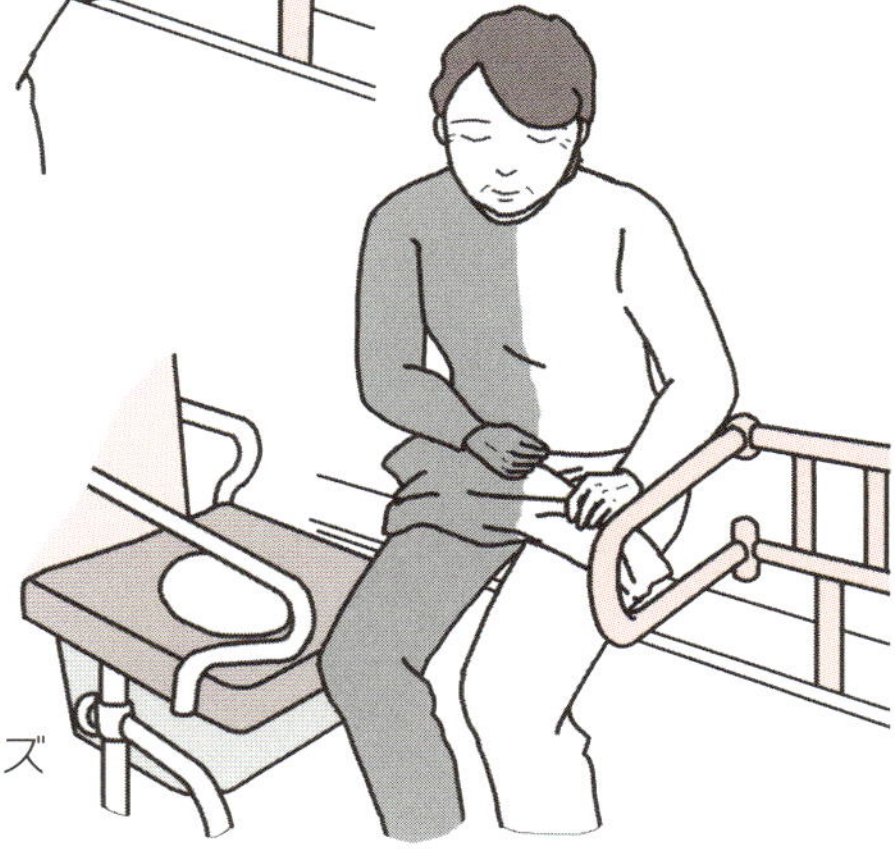

②ズボンを下ろす

座ったまま、麻痺のない手でズボンを太ももまで下ろす。

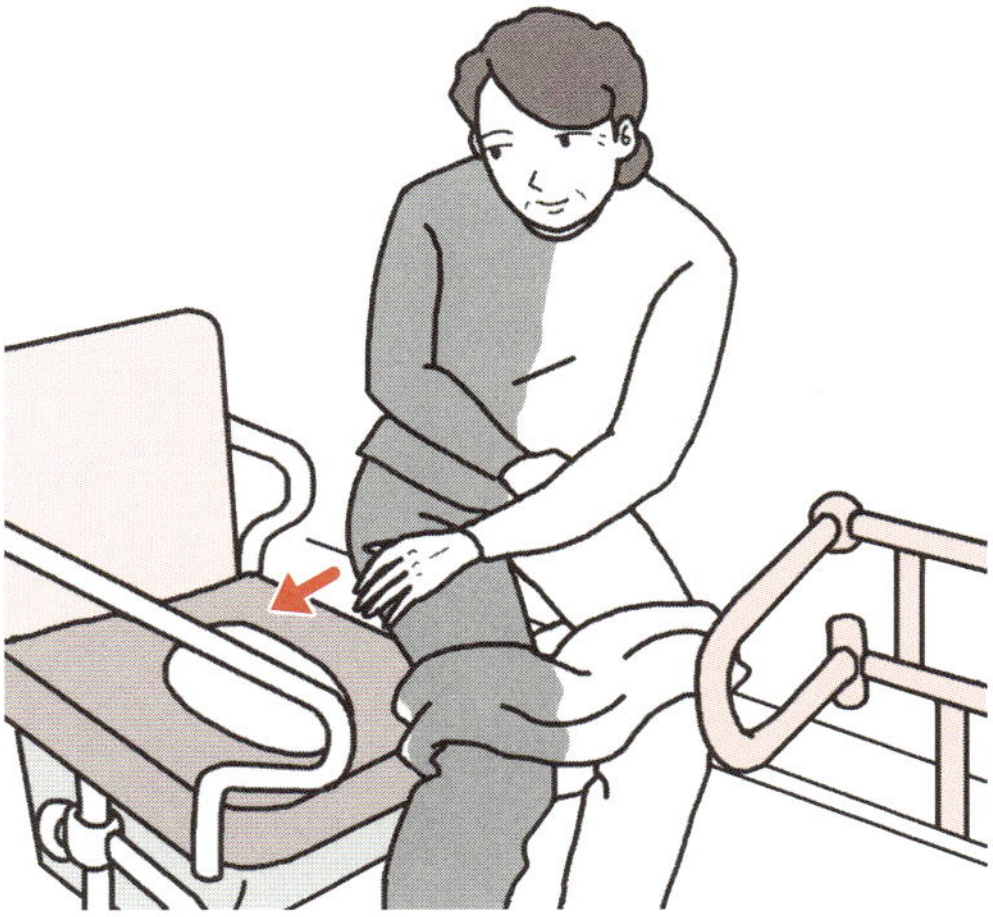

③お尻をずらす

お尻を移動させてベッドから便座に移動させる。

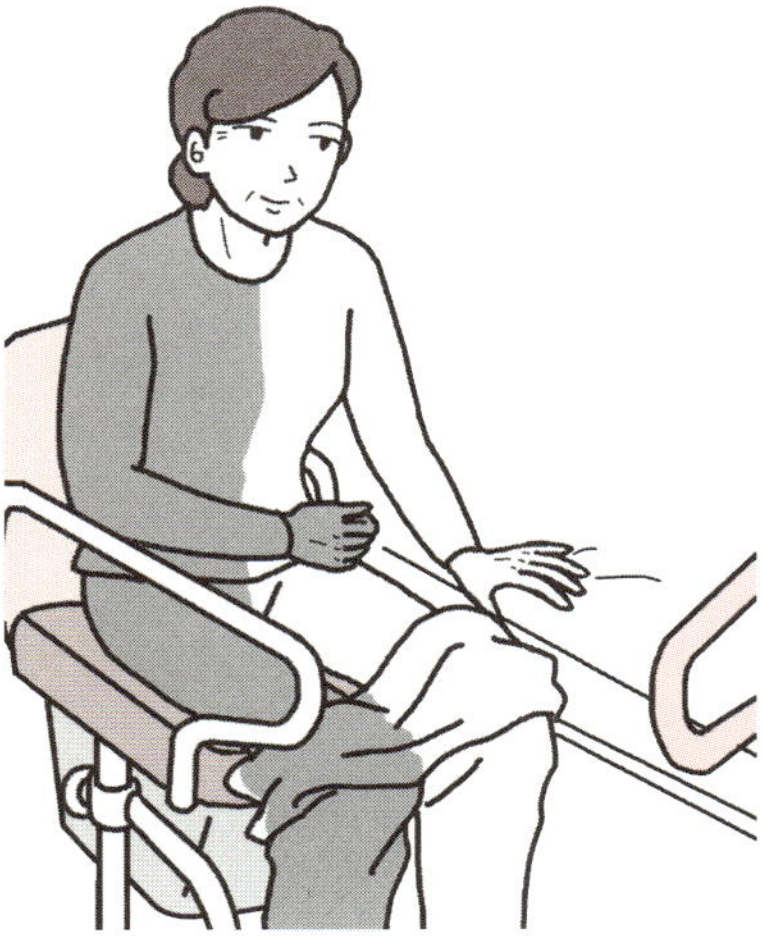

④用を足す

用を足したらベッドに横滑りして戻る。

歩行

自立をめざした歩行訓練は患者さんの状態によって方法を選びます。
麻痺がなく足腰の力が弱った人は「歩行器」が役立ちます。
歩行時のふらつきが軽い人は「杖」による歩行が向いています。
自力・介助による杖歩行が困難な場合は、手や肩を支えた歩行訓練が有効です。

自力

1 杖での自力歩行

「杖を前に出す」「麻痺側の足を出す」「麻痺のない側の足を揃える」、これが3動作歩行です。3動作歩行がスムーズになったら、杖と杖側でない足をいっしょに出す2動作歩行にチャレンジします。

◆2動作歩行

①背筋を伸ばして立つ

麻痺のない側の手で杖を握り、背筋を伸ばして立つ。

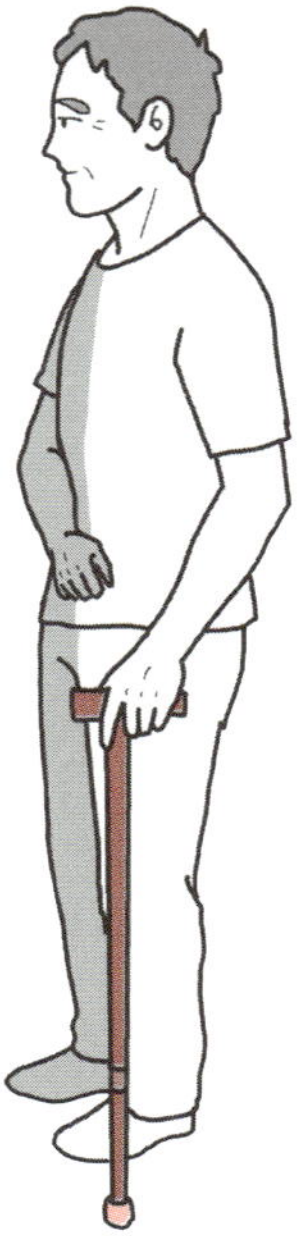

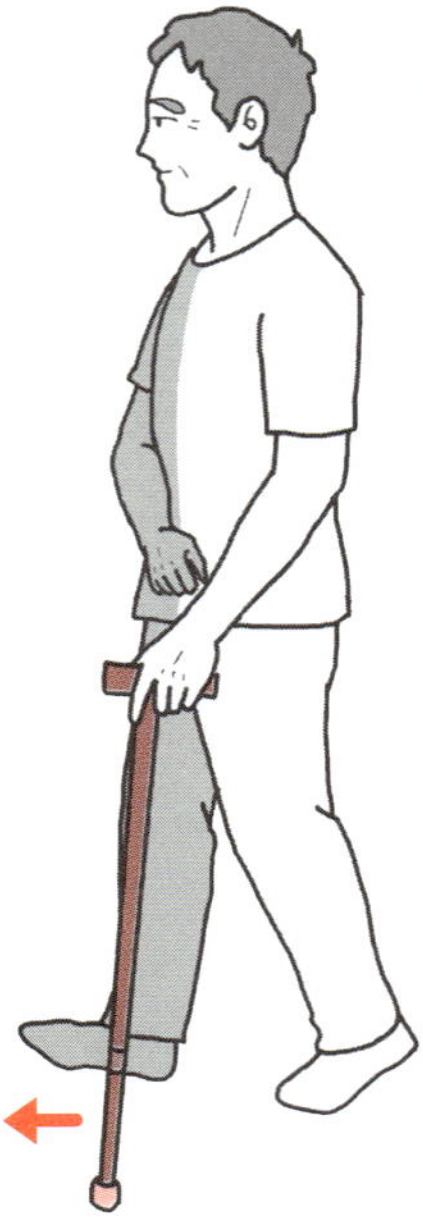

②杖と麻痺側の足を出す

杖と麻痺側の足を同時に前に出す。

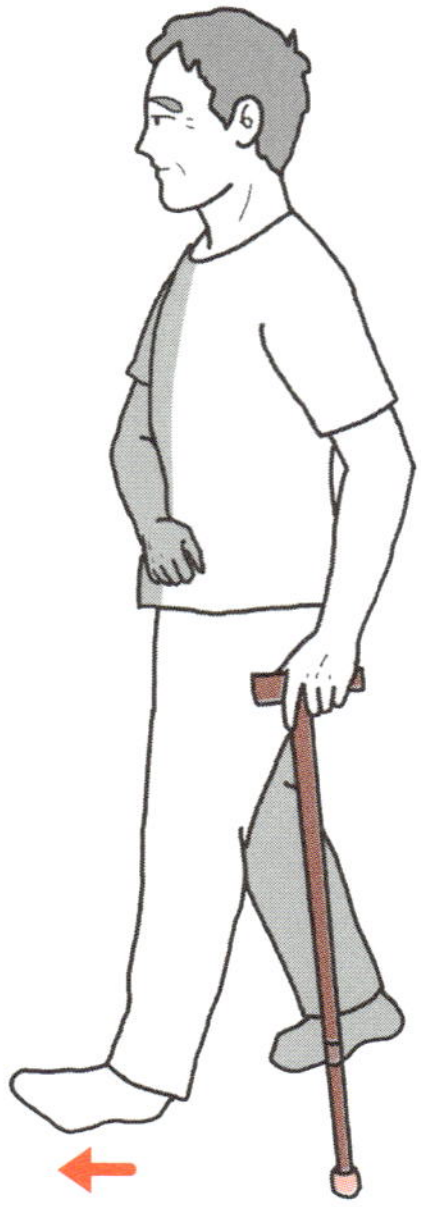

③麻痺のない側の足を出す

杖をついて麻痺のない側の足を杖より前に出す。

介助

2 介助による杖歩行

人は歩くとき、体を微妙に左右に動かします。介助者は体を密着させ、本人の体を揺らし、左右への動きを助けます。

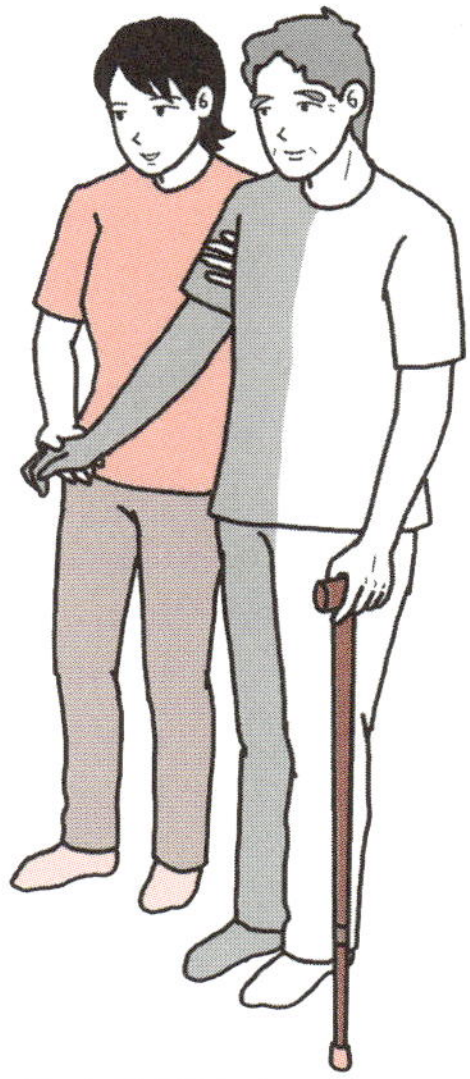

①麻痺側を支える

麻痺側に立ち、腕をしっかり支える。

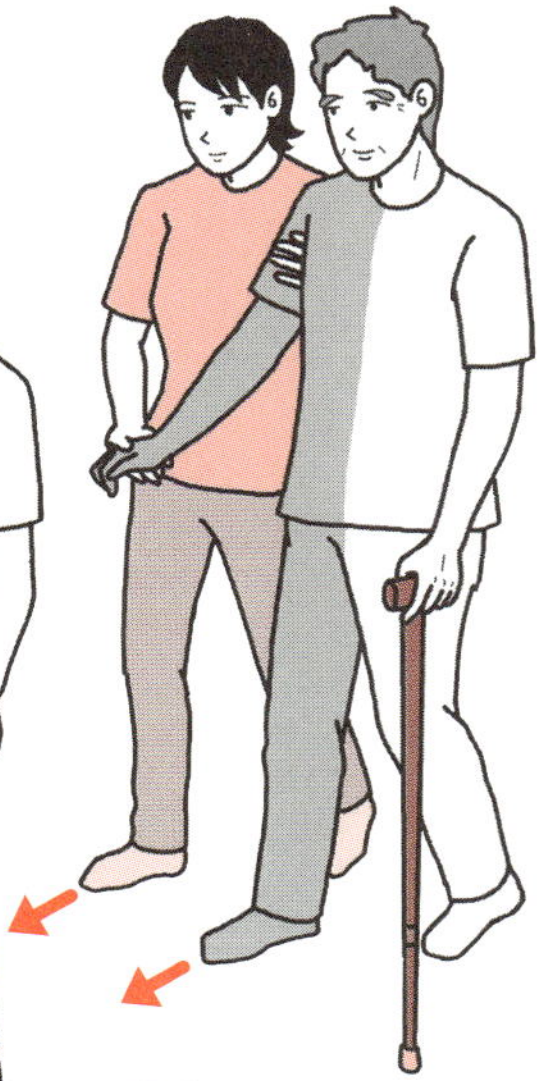

②右足を同時に出す

介助者は右側に体を傾けながら、右足を1歩前に出す。体を密着させてその動きを本人に伝え、右足を前へ出やすくさせる。

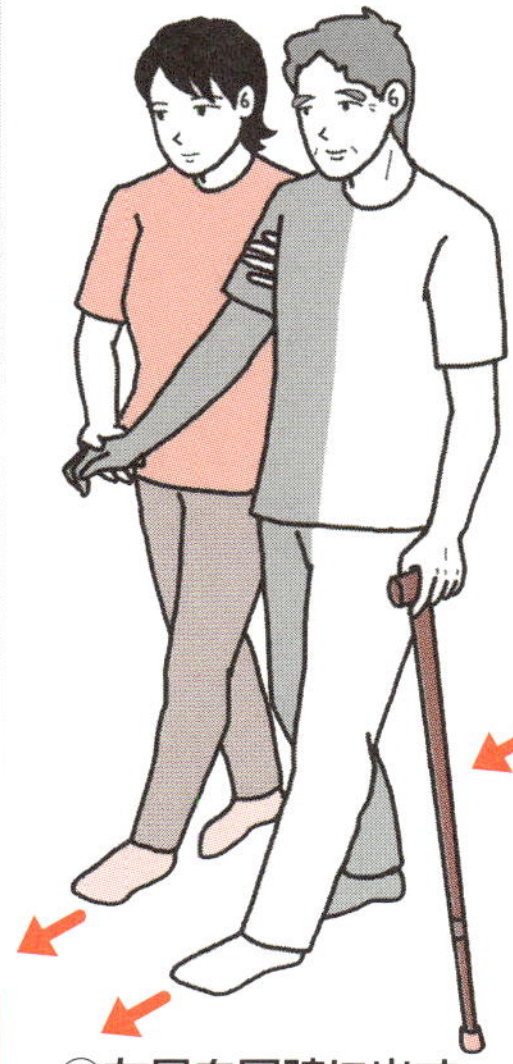

③左足を同時に出す

左足をいっしょに出す。

介助

3 杖なし歩行の訓練

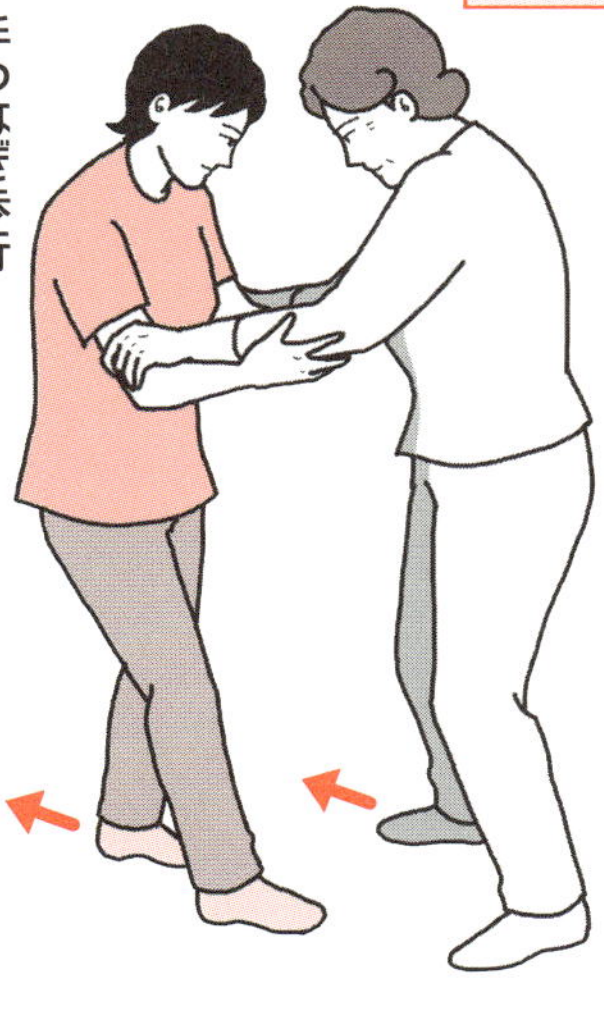

手つなぎ歩行

本人に介助者の腕をつかんでもらい、ひじを下から支え立ち上がります。麻痺のある側の足が前に出るように、介助者は同じ側の足を引きます。

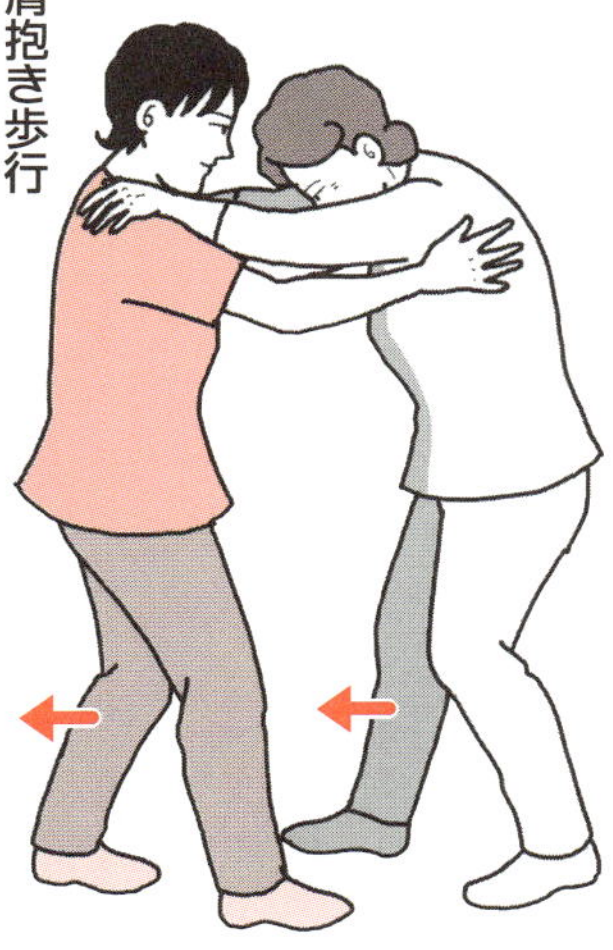

肩抱き歩行

麻痺の重い人は肩抱き歩行の介助をします。互いに肩を組み、麻痺のある側の足が前に出るように同じ側の足を引きます。

事例1

1歩が無理なら1センチでも前に進みたい

飯塚伸子さん　55歳

発症	49歳のとき自宅で発症し、救急病院に入院、リハビリ専門病院で療養、7カ月後退院
現在	要介護3。東葛病院に併設された通所リハビリテーション施設「えがお」に通う
リハビリテーションの効果	大腿が10回も上がらなかったが、50回以上できるようになった。現在4点杖を使っているが、1点杖でも安定して歩けるようになりたい

病気によって180度人生が変わった

夫と2人の息子がいるわが家で、わたしは太陽でいたかったのです。みんなの世話をして、頼りになるお母さん。病気によって、みんなの太陽でいられなくなったのが、一番ショックでした。車いすでないと生活できないし、長く座っていることもできない。家族のお荷物になってしまったのではという思いに苦しめられました。

そんなショックから立ち直れたのは、やはり家族でした。主人も息子たちも帰宅が遅くなりますが、そのかわり朝食だけはいっしょに食べようと、みんなで決めてくれて、なんでも話せる雰囲気をつくってくれています。

そのあと、息子たちが交代で食事の後片づけや洗濯物をたたんでくれます。いつの間にか、家族の中にわたしをサポートしてくれる体制ができていたんですね。

家族が留守のときは携帯電話を首から吊るし、緊急の体制を作っています。家族に安心して外出してもらうのも、私の大切な役目だと思います。

家族以外の人と会って話すことが大事だと思う

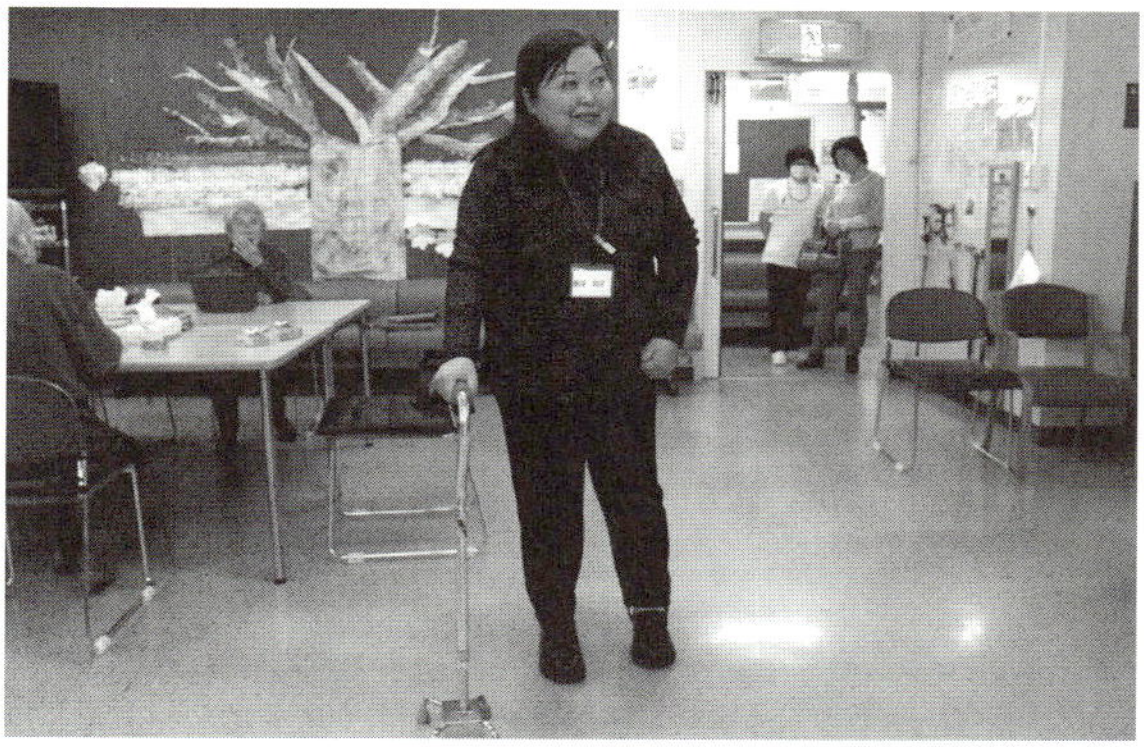

4点杖を使っているが、早く1点杖でもしっかり歩けるようになりたいと、個別機能改善のリハビリテーションに励んでいる

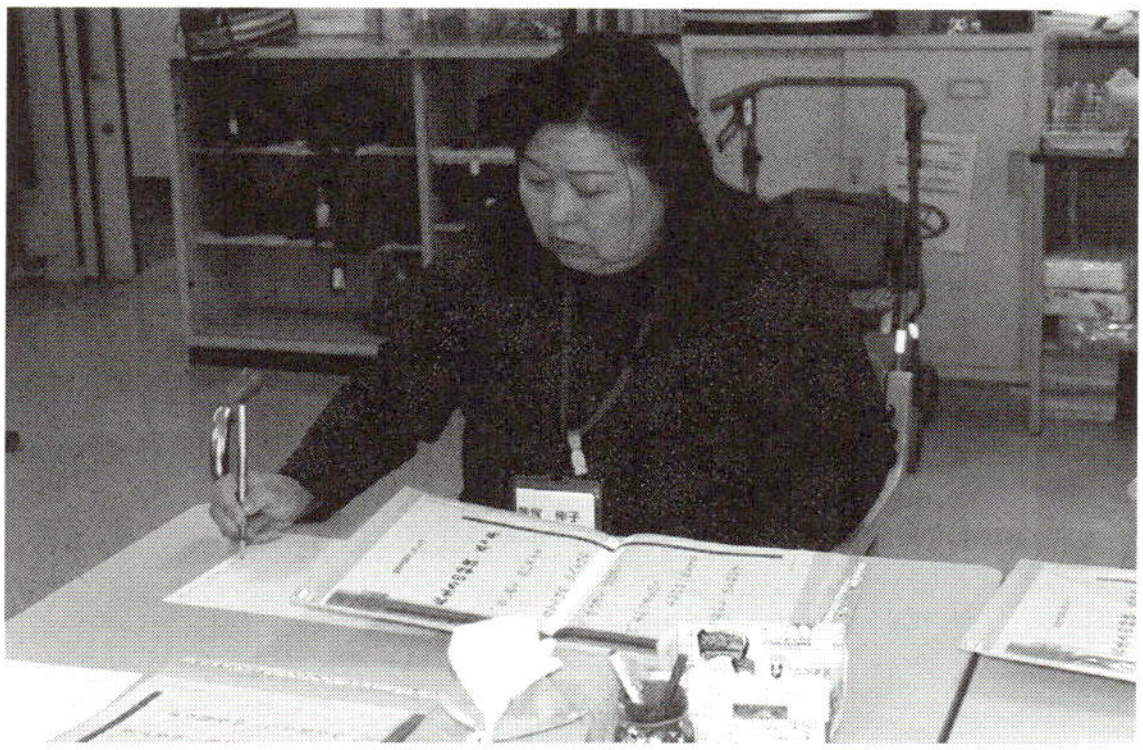

書道によるリハビリテーション

家族とはよく話しますが、昼間は1人なので通所リハビリテーションを利用してリハビリに励んでいます。ここでの良い点はみなさんとお話しできることです。97歳になる方がリハビリをやっているのですから、わたしもがんばらないと、という気持ちになります。この施設ではダンスをしたり、お芝居をしたりすることもあります。書道も先生に教えていただいています。ダンスをするときは口紅をつけたりすると華やいだ気分になります。

華やいだ気分といえば、女性ですからおしゃれは欠かせないですね。月に1回は美容院に行きます。自分から明るい気持ちになろうと努めています。自分から立ち直ろうと思わないと、絶対立ち直れないと思いますもの。1歩1歩とよく言いますが、1センチでもいいから、毎日少しずつ前に進みたいと思っています。退院しても5年間も車いすの生活が続きましたが、1センチの力は大きく継続は力でした。

好きな旅行が一番のリハビリテーション

小谷栄志さん 60歳

発症	57歳のとき、仕事先の建築現場で発症。急性期病院に2週間入院したあと、東葛病院で4カ月リハビリを行い自宅療養に移る
現在	要支援2。東葛病院の外来リハビリに通院。週3回通所介護を利用する
リハビリテーションの効果	昨年は麻痺側に体重をかけることができなかったが、できるようになった

発症直後は散歩に出るのも恥ずかしかった

自宅に戻ってからリハビリをしなくてはと思っても、近所の目が気になって外出もできませんでした。しかたなく深夜、家族に付き添ってもらって散歩に出たりして……。他人の目が気にならなくなったのは、太鼓の会の仲間からステージに立たないかと声をかけられたのがきっかけです。一度は辞退したのですが、どうしてもと誘われて。大勢の観客の前で、左手1本で演奏したら、とても喜ばれました。それからは、嘘のように障害が恥ずかしくなくなり、生活の場が広がりました。

なるべく外に出て人に会うように心がけている

もともとスキーや空手、ゴルフ、野球とスポーツが大好きだったので、リハビリは苦になりません。毎日少しずつでもリハビリすると、すぐに効果はあらわれませんが、1年たつとできることが増えているんですね。それがとても生きがいになります。

家でジッとしているのが苦手なので、デイサービスや通院リハビリ、映画や友だちとの食事会など、なるべく外に出て人と会うように心がけていま

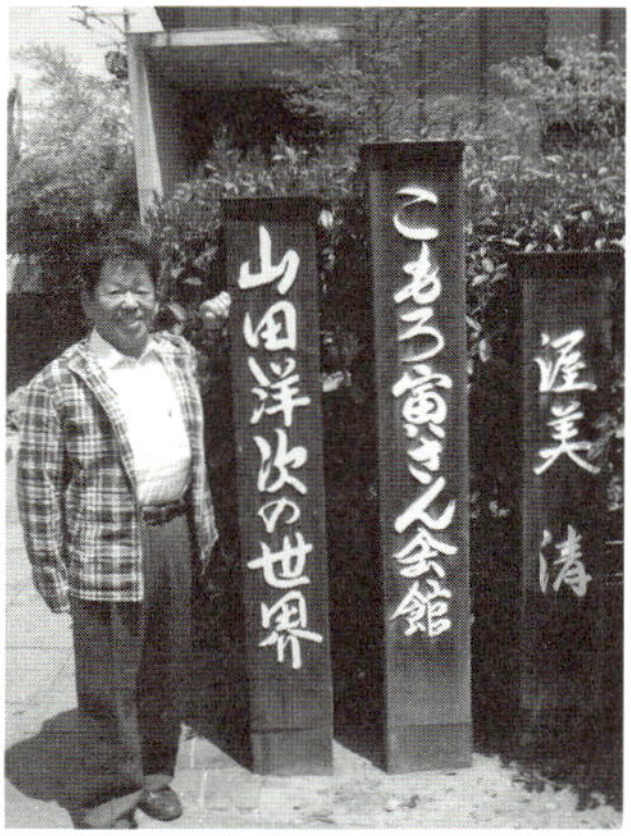

小諸の「寅さん会館」の前にて。一番のリハビリになっているデイサービスの仲間を誘っての旅行

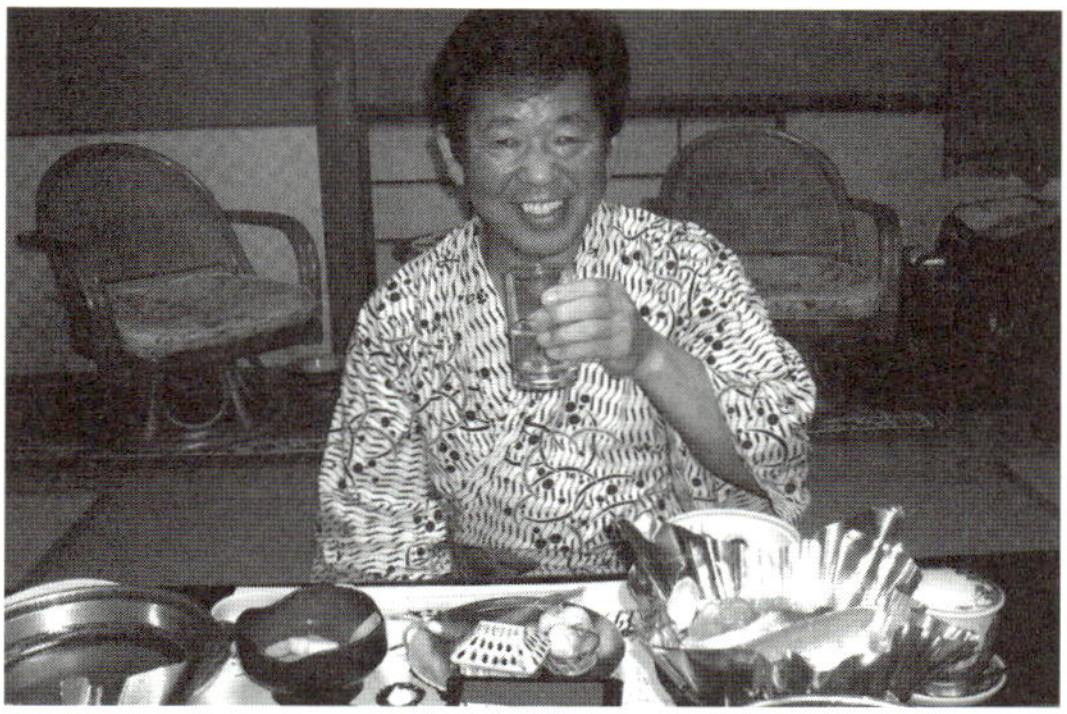

旅行先の宿で楽しいひととき

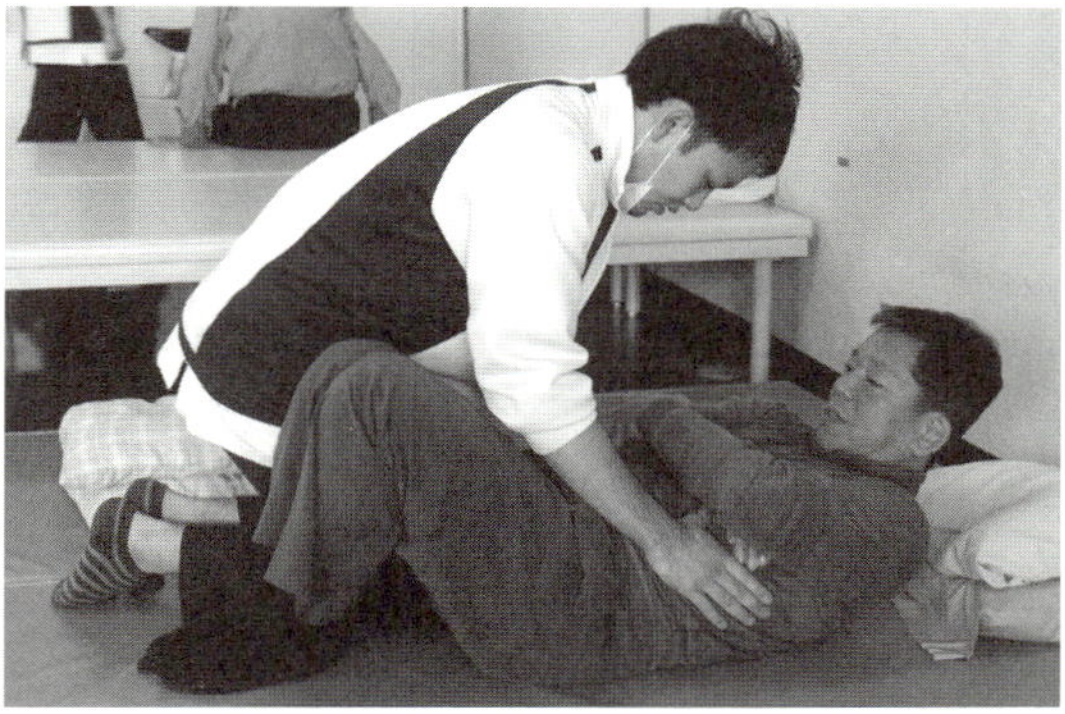

リハビリに励む小谷さん

す。ひとりのときは、近くの運動公園を散歩したりして、リハビリ兼ストレス解消を行っています。

その中でも一番のリハビリは、デイサービスの仲間たちを誘って行くドライブ旅行ですね。車は福祉車輌にしているので、麻痺があっても運転できます。鬼怒川や伊豆の温泉、上高地や白川郷などにも行きました。

リハビリの目標は自転車に乗れるようになること

以前は肉が大好きで野菜は苦手でしたが、病気のあと野菜中心の食事にしたら、これが美味しい。ゴルフは無理でも散歩が楽しい、そんな感じに似ていますね。

散歩していて思うことは、歩くのが

こんなに難しかったのか、ということです。健康なときは簡単にできていた筋肉の微妙な使い方ができない。自然な動きを意識すればするほど不自然になってしまうんですね。ただ、歩くのは全体の機能を上げるうえで、とてもよいリハビリになると思うので、時間があれば歩くようにしています。

リハビリは、生活の一部となっていますが、何の目標もなく行うと続かないような気がします。現在の目標は自転車に乗れるようになることです。暖かい春の日差しの中で、のんびり自転車を漕いだら、さぞ気持ちいいでしょうね。

小谷さんの作業療法

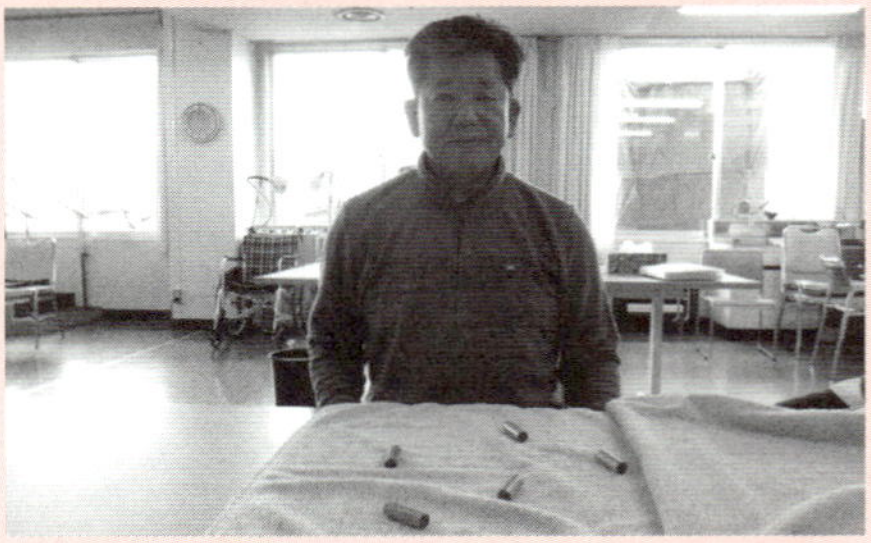

タオルの上にペグを散らす

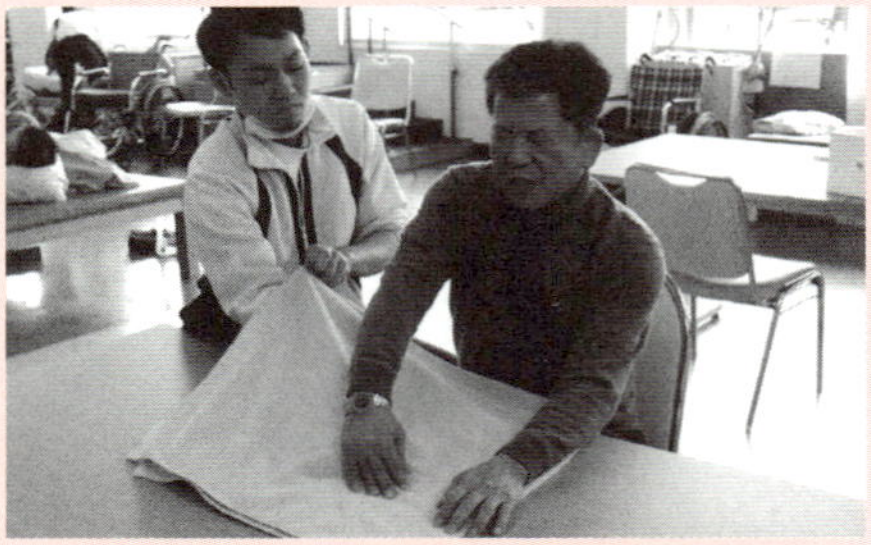

目をつむり、タオルの上から麻痺のある手でペグを探す

この日小谷さんが行った作業療法は、「探索課題」という訓練です。タオルにペグを5つ散らし、上からタオルをかけます。目をつむり障害のある手でペグを探す訓練です。

【訓練の目的】

①麻痺のある手の感覚を改善する。

②手で探すうちに麻痺のある手と腕が緊張し肩が上がるので、その緊張をやわらげ上肢のこわばりをほぐす訓練。

第4章

再発を防ぐ生活のしかた

高血圧は薬物療法と食事で管理

高血圧は脳卒中の大きなリスク

血圧とは心臓から送り出された血液が動脈の内壁を押す力で、血圧が高い人は脳卒中を起こしやすいことがわかっています。血管に強い圧力がかかることで、傷つきやすくなり、破れたりつまったりの原因となるからです。

そこで、再発予防では血圧をコントロールすることが重要であり、高血圧の人には血圧を下げる薬が処方されます。まずは、この薬を服薬することが大切です。降圧剤は何種類もあり、医師が状態にあった薬を処方してくれます。

食事の塩分を減らすと血圧の上昇を抑えることができる

さらに重要なことは、毎日の食事です。

食塩の成分は塩化ナトリウムです。この中のナトリウムは水分といっしょに体内で動くために、ナトリウムの摂り過ぎは水分を体の中にため込むことになり、結果として血液量が増えて血圧が上昇します。ですから、体内に取り込む塩分を減らすことにより、血圧の上昇を防ぐことができるのです。

ここが大事!!

●血圧上昇を抑えるマグネシウムとタウリン

ミネラルの一種であるマグネシウムは血圧を下げる手助けをしてくれる栄養成分です。マグネシウムは末梢血管の収縮を改善して血液を流れやすくし、血圧を下げる働きがあります。日常的に心がけたい食品には次のようなものがあります。アーモンド、カシューナッツ、大豆、ひじき、ワカメ、玄米ごはんなどに多く含まれます。

■高血圧者の食事のポイント■

減塩　目標は1日6グラム

身近な食品に含まれる塩分

食品	塩分
塩ます一切（80g）	約4.6g
焼きちくわ（100g）	約2.4g
梅干し1個（10g）	約2g
しらす（半乾燥）大さじ山盛り1（10g）	約0.6g
バター大さじ1（13g）	約0.2g
プロセスチーズ1切れ（20g）	約0.6g
ロースハムうす切り1枚（20g）	約0.6g
焼き豚1切れ（25g）	約0.6g
食パン1枚（60g）	約0.8g

（厚生労働省ホームページより）

塩分の多い食品は摂取をひかえましょう

うま味や香辛料を活用しましょう

だし

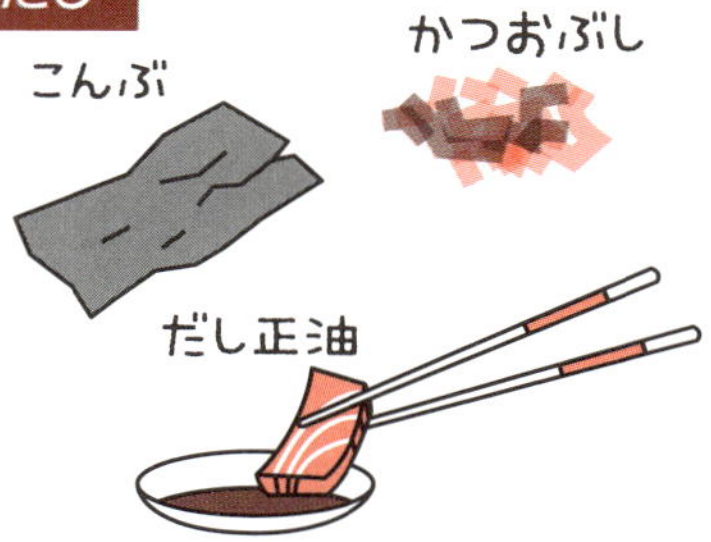
こんぶ
かつおぶし
だし正油

刺身には、だししょう油

あえ物、焼物には酸味を

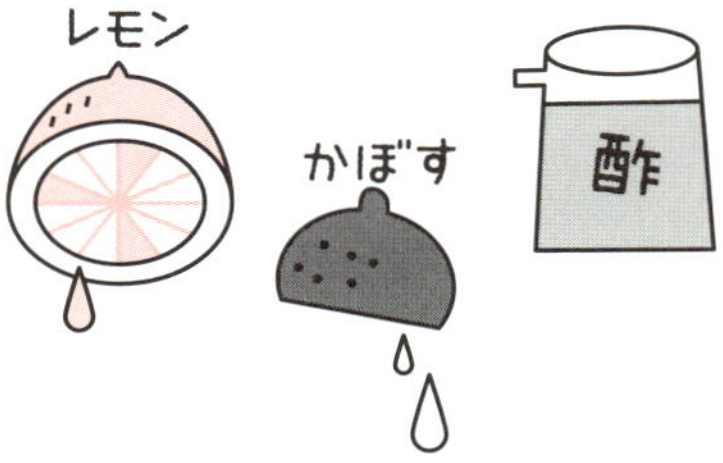
レモン
かぼす
酢

レモン　かぼす　酢　など

香味を取り入れる

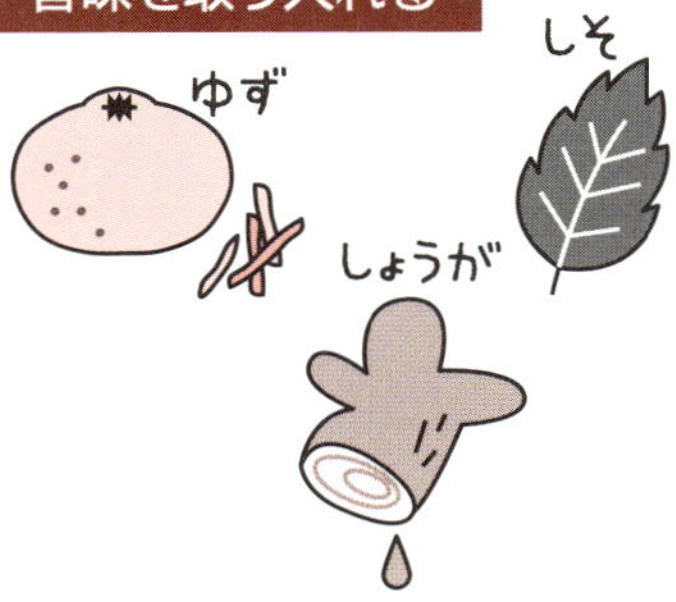
ゆず
しそ
しょうが

●塩分を排出する

海藻類をとる

海藻類はマグネシウムを多く含みナトリウムの排泄を促す

カリウムをとる

カリウムは体内のナトリウムを排出する働きがある。生野菜やくだものに多く含まれる

病気の管理

食事と運動で管理する糖尿病

糖尿病は動脈硬化につながる

糖尿病は、エネルギー源であるブドウ糖が各細胞にうまく分配されず、血液中にあふれてしまう病気です。体内で、ブドウ糖の量を調整しているのは、すい臓から分泌されるインスリンというホルモンです。このインスリンの分泌や働きがうまくいかないことが糖尿病の原因です。

糖尿病は、動脈硬化につながるといわれています。動脈硬化とは、動脈が弾力性を失い、血管内にさまざまな物質が沈殿して血液の流れが滞る状態です。こうなると、脳卒中の危険性が高まりますから、糖尿病の治療も脳卒中の再発防止の一環となるのです。

食べてはいけないものはない

軽症の糖尿病の治療は、食事療法と運動療法が中心になります。食事では、食べてはいけないものはありませんが、1日の目標総カロリー量内におさまるようにします。また、適度な運動をして多すぎるブドウ糖を消費することも大切です。発作後の運動については、医師や理学療法士の指示に従いましょう。

ここが大事!!

●総カロリー量の計算は、交換表でカンタンに

毎日、カロリー摂取量を守らなくてはならないことは、大きな負担と感じられるかもしれません。しかし、「糖尿病食事療法のための食品交換表」(日本糖尿病学会)というものがあり、さまざまな食品を80kcalの単位で紹介しています。これを参考に、食品を組み合わせればカロリー計算が簡単にでき、慣れれば、さほど面倒ではありません。

■血糖値をコントロールしましょう■

コントロール1　1日に摂取する総カロリー量を守りましょう

総カロリー量 ＝ 標準体重 × 仕事別カロリー

標準体重の計算の仕方

標準体重（kg）＝身長（m）×身長（m）×22

仕事別カロリー

軽（デスクワーク、主婦）	25〜30kcal
普通（立仕事）	30〜35kcal
重（力仕事）	35kcal

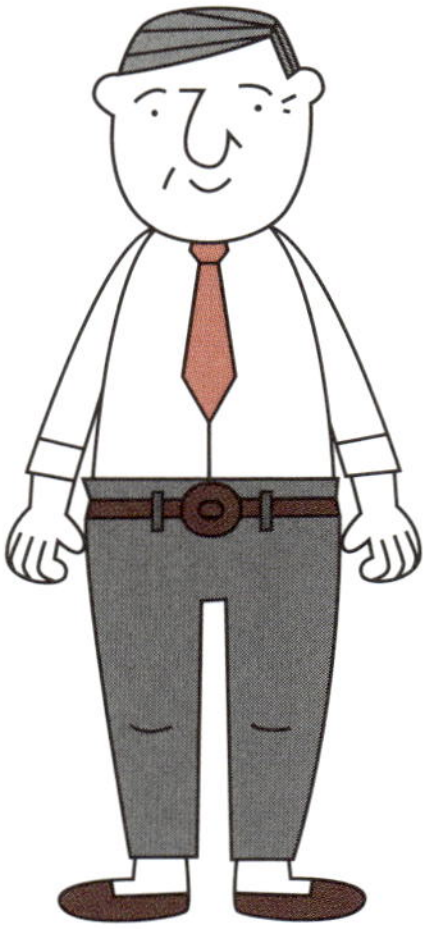

私は身長170センチ
デスクワークだから
（1.7×1.7×22）kg×25kcal ≒1590kcal
だな

コントロール2　毎日、運動をしましょう

なるべく毎日　1日30分が目安

ウォーキングなど場所を選ばずにできる運動が適している。1日30分をめやすに、朝晩15分ずつのように分けてもよい

少し汗ばむぐらい

少し汗ばみ、隣の人と会話できるぐらいが、ちょうどよい。ゆっくりとスタートし、徐々にスピードをはやめ、再びゆるめ終わらせる

食後1〜2時間後に

食後の血糖値の上昇をおさえることができる

病気の管理

脂質異常症の管理も必要

脂質のバランスがくずれると動脈硬化につながる

脂質異常症とは、血液中に含まれる脂質が過剰もしくは不足している状態をいいます。

人体にはさまざまな脂質が必要ですが、そのバランスが崩れると、動脈硬化になりやすくなります。動脈硬化は、脳卒中の原因となりますから、脂質のバランスが崩れていることは、結果的には脳卒中の原因となります。

悪玉コレステロールは、動脈血管の壁にはりついて動脈硬化の直接の原因になります。中性脂肪は、善玉コレステロールを減らし内臓型肥満につながります。

各脂質のバランスを保つようにして、脳卒中のリスクを軽減しましょう。

適正なカロリーをとり食物繊維をたっぷりと

脂質異常症の管理も、糖尿病と同じように適切なカロリー摂取が基本です。また、食物繊維は、腸内でコレステロールが吸収されるのを抑える働きがありますから、たっぷりとることをおすすめします。また大豆製品やキノコ類は、コレステロールを下げる効果があるといわれています。

ここが大事!!

●内臓脂肪を減らす

脳卒中の要因となるのは、主に「内臓型肥満」、「高血圧」、「脂質異常症」、「糖尿病」だといわれています。これらの要因のうち、あてはまる症状が1つより2つ、2つより3つと増えていくほど、脳卒中のリスクは高まります。

とくに「内臓型肥満」であると、他の要因にもつながりやすいため、内臓についた脂肪を減らすことが大切です。運動が効果的ですので、できるだけ毎日運動をしましょう。

■コレステロール&中性脂肪を適正値に■

●脂質異常とは?

血液中に溶けている脂質

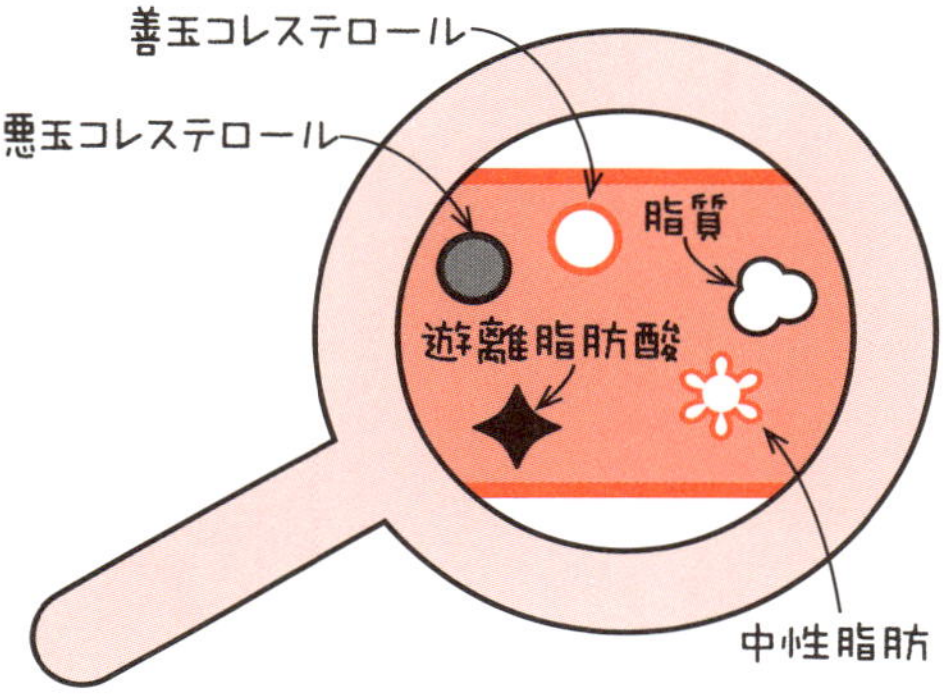

血液中に溶けている脂質のうち

- 悪玉コレステロールが多い
- 善玉コレステロールが少ない
- 中性脂肪が多い

状態。

●治療の4つの柱

禁煙	食生活の是正	適正体重の維持	運動
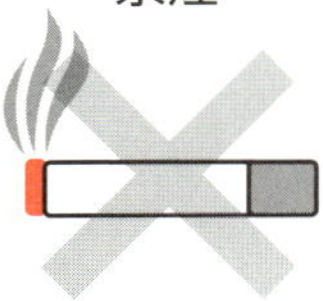			

ひかえる食品(動物性たんぱく質)

肉(脂身)　レバー、もつ類
卵、卵製品(マヨネーズ)　生クリーム、バター
たらこ、いくら　など

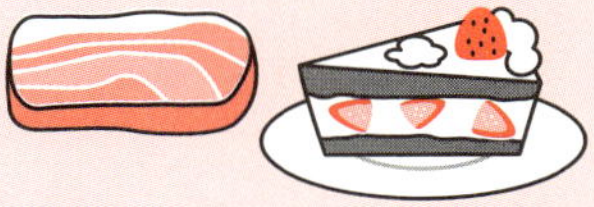

とりたい食品(食物繊維、青魚)

野菜(特に緑黄色野菜)　キノコ類
海藻類　大豆食品　玄米、麦、粟
青魚　など

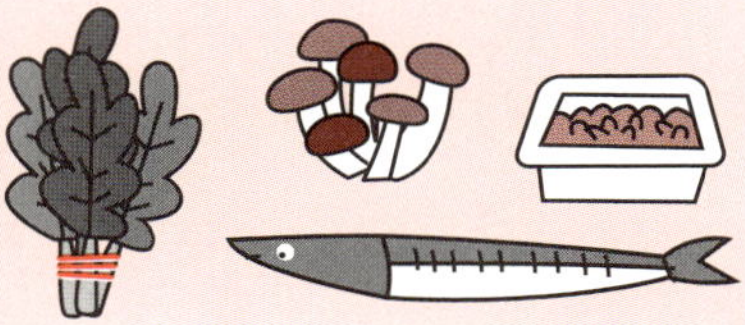

病気の管理

血栓をつくらせない生活

血栓とは"かさぶた"のようなもの

血栓とは血の固まりですが、血液が固まる機能は、人間などの生物には欠かせないものです。

なぜかといえば、血管が傷ついたときに、何も処置しなければ、血液がどんどんと流れ出してしまうからです。そこで、血管が傷つくと、血液は固まって傷口をふさぎ、血液がそれ以上体外に流れないようにします。このように血栓をつくる機能は、生体防御にとって大事な役割です。血栓が血をとめている間に血管は修復しやがて血栓は溶けてなくなります。

凝固と溶解のバランスを崩す動脈硬化

ところが動脈硬化などで、血管のあちこちが傷むと、血液は絶えず固まりやすい状態になります。つまり、血栓がつねにつくられる状態になるわけです。そうすると、溶解されない血栓が血管壁からはがれて、血管をつまらせます。

脳の血管のトラブルならば脳卒中、心臓につながる血管であれば狭心症や心筋梗塞、肺ならば肺塞栓のような病気を引き起こすのです。

ここが大事!!

●善玉コレステロール

動脈硬化に関係するコレステロールは2種類あります。

細胞内にとりこまれず血管壁にはりついて動脈硬化の原因を作るLDLコレステロール（悪玉コレステロール）。

血管内壁にくっついたコレステロールをはがして肝臓へ運ぶHDLコレステロール（善玉コレステロール）。

HDLを増やすためには、青魚に含まれる不飽和脂肪酸がよいといわれています。

■血栓についてよく知りましょう■

血栓は体に必要な機能

●健康な血管

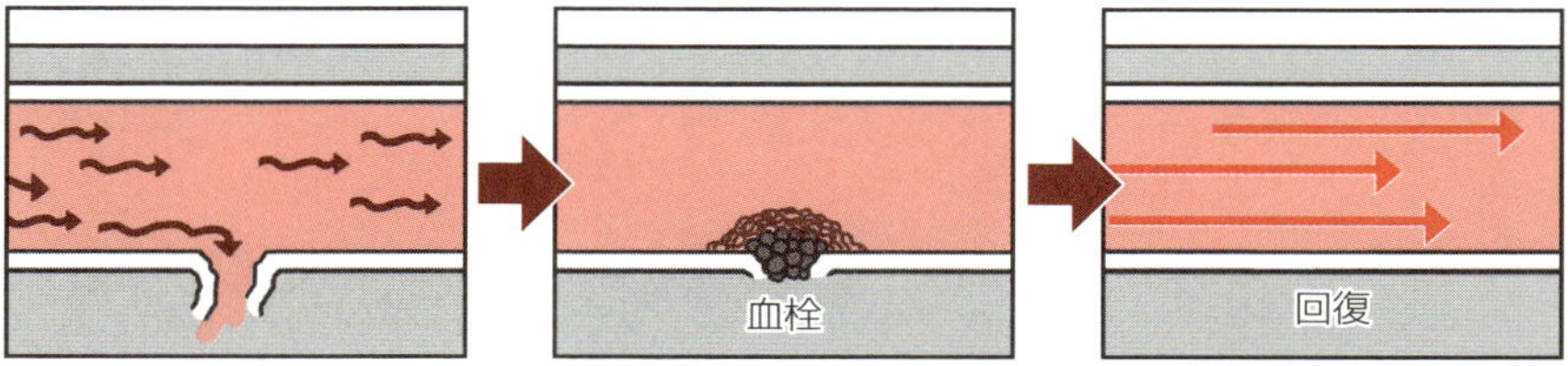

血管が傷つくと

血を止めるため固まりができる

血栓は溶ける。健康な血管では、血栓ができたり溶けたりのバランスがとれている

●動脈硬化になると

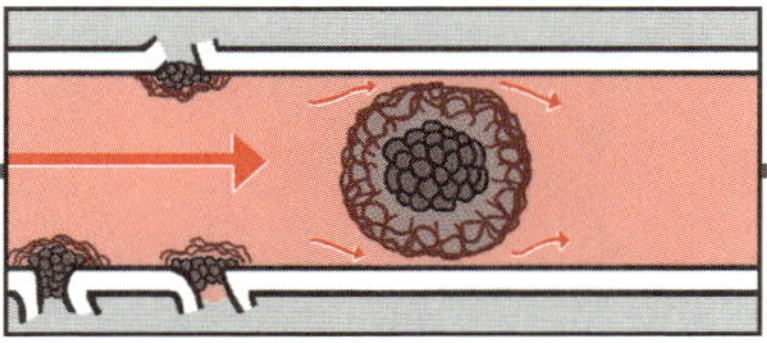

血管のあちこちが傷んで血栓ができやすい状態になる

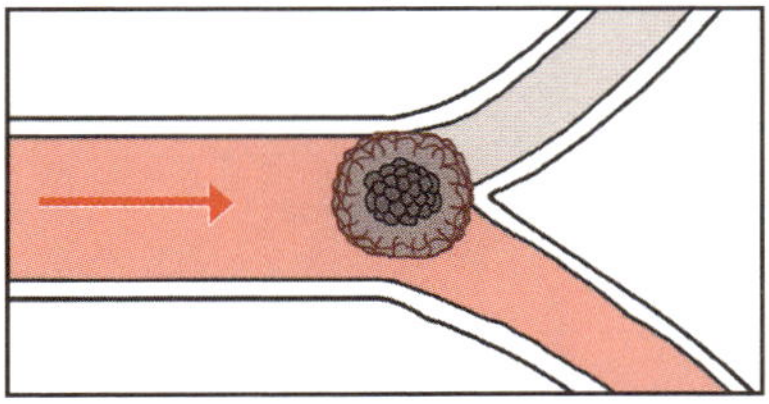

血栓ができ、脳血管をつまらせると脳梗塞をひきおこす

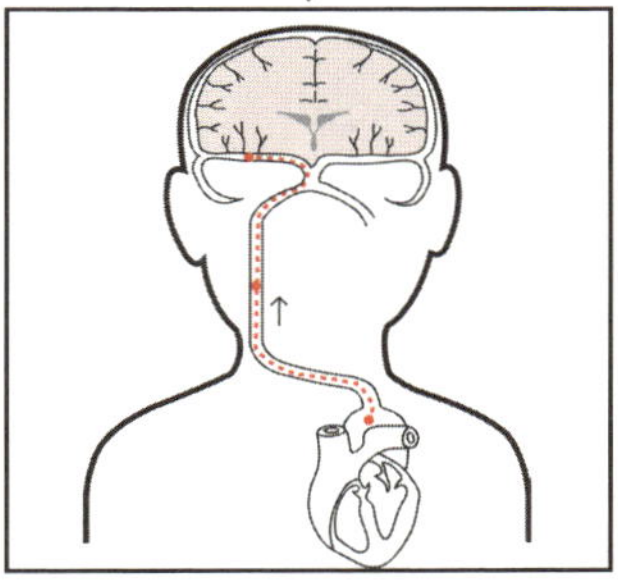

不整脈（心房細動など）がある心臓では、大きな血栓ができやすい。この血栓が、動脈に流れ出し、突然血管を詰まらせることがある

病気の管理

治療薬とのつき合い方

発作を防ぐためにさまざまな薬が処方される

再発作を防ぎ、後遺症を改善するために、さまざまな薬が処方されます。

一般的なのは、再発をふせぐために血を固まりにくくする薬で「アスピリン」「クロビドグレル」「シロスタゾール」「ワーファリン」がよく使われます。効きすぎると、出血しやすくなるので、処方量をよく守りましょう。

発作を防ぐためには、脳卒中の原因となる病気を治すことも大切です。高血圧、糖尿病、脂質異常症は、大きなリスク要因ですから、これらが見られる場合には、治療する薬が処方されます。

後遺症を改善する薬もある

後遺症による、めまいやふらつき、イライラや落ち込みといった精神的症状にも薬があります。辛い症状を医師によく説明して、適切な処方を受けましょう。

このように、さまざまな目的で薬が処方されますが、量や組み合わせを守らないと効果が得られないものです。医師の処方をよく守り、勝手に止めたり、量を増やしたりしてはいけません。

ここが大事!!

●薬は飲み続けることが大切です

1度発作を起こした人は、薬を飲み続けることになります。

また、食生活を見直し、運動をして、定期的に病院へ行くことで、生活の質がかえって上がることもあります。

「薬を飲み続ける」ことに不安を抱く人もいますが、疑問があれば、医師に相談し、納得して、飲み続けましょう。

■治療薬について知りましょう■

治療薬

再発を防ぐ

血栓を防ぐ薬
（血が固まるのをおさえる）

- 動脈硬化による血栓を防ぐ薬
- 心臓の不整脈（心房細動など）による血栓を防ぐ薬

血が固まりにくくなるので、他の病気で手術を受けたり、歯科の治療を受ける場合は、注意が必要

原因となる病気の治療薬

高血圧
糖尿病
脂質異常症

後遺症の改善

●脳の血管を広げる

血流をよくして、頭痛・耳鳴り・めまい・ふらつき感などを改善する

●脳のはたらきを活発にする

意欲の低下やイライラ、情緒不安定な状態を改善する

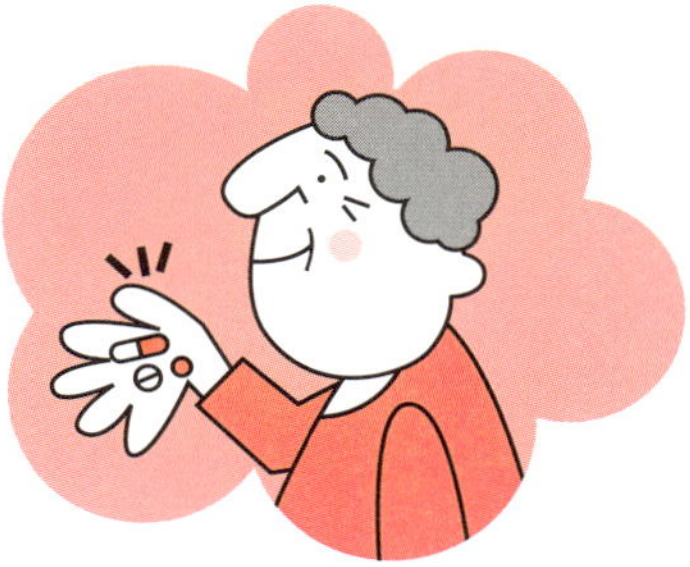

再発を防ぐ10の習慣

生活習慣を見直して再発を予防する

脳卒中の原因となる高血圧、糖尿病、脂質異常症などの「**生活習慣病**」は、長年の食事や生活のスタイルが原因となっています。そのため、脳卒中の再発を防ぐためには、生活習慣を見直す必要があります。

タバコは脳卒中のほかにも、がんや心臓病など、さまざまな病気の原因となりますから、まず禁煙しましょう。

血圧が高い人は塩分をひかえる、肥満の人は摂取カロリーを減らすなど、食事の内容も変えることが大切です。

運動は生活習慣病の改善に有効ですからぜひとも日常生活にとり入れましょう。

睡眠を十分にとることも大事です。睡眠は体力の維持だけではなく心のケアにも大切です。

そして、いちばん大切なことは、「毎日の生活を楽しむ」ことです。「酒がたった1合しか飲めない」ではなく、「晩酌が楽しみだ」と思えば1日楽しく過ごせます。できないことでなく、できることに目を向ける前向きな気持ちこそが、回復への特効薬であり、生活の質を上げるのです。

ここが大事!!

●まじめになりすぎない

リハビリや治療食など、新しい生活には、家族の協力が必要です。家族が一生懸命なのはとても大切なことですが、患者さんを追いつめてしまうこともあります。

患者さんは「あれもできない、これもできない」、「自分はもう終わりだ」と気落ちすることもあるでしょう。気乗りしないときは、リハビリを休んでも仕方ありません。「庭の木に鳥がきてるわよ」などと、気分転換になるような声かけをしてあげましょう。

楽しく生きるのが何よりのリハビリです

習慣1 禁煙

習慣2 適正な食生活

習慣3 運動を続ける

習慣4 薬を飲み忘れない

習慣5 睡眠を十分にとる

習慣6 水分補給

習慣7 くよくよしない

習慣8 外出する

習慣9 節酒

習慣10 本人も家族も毎日を楽しくすごす

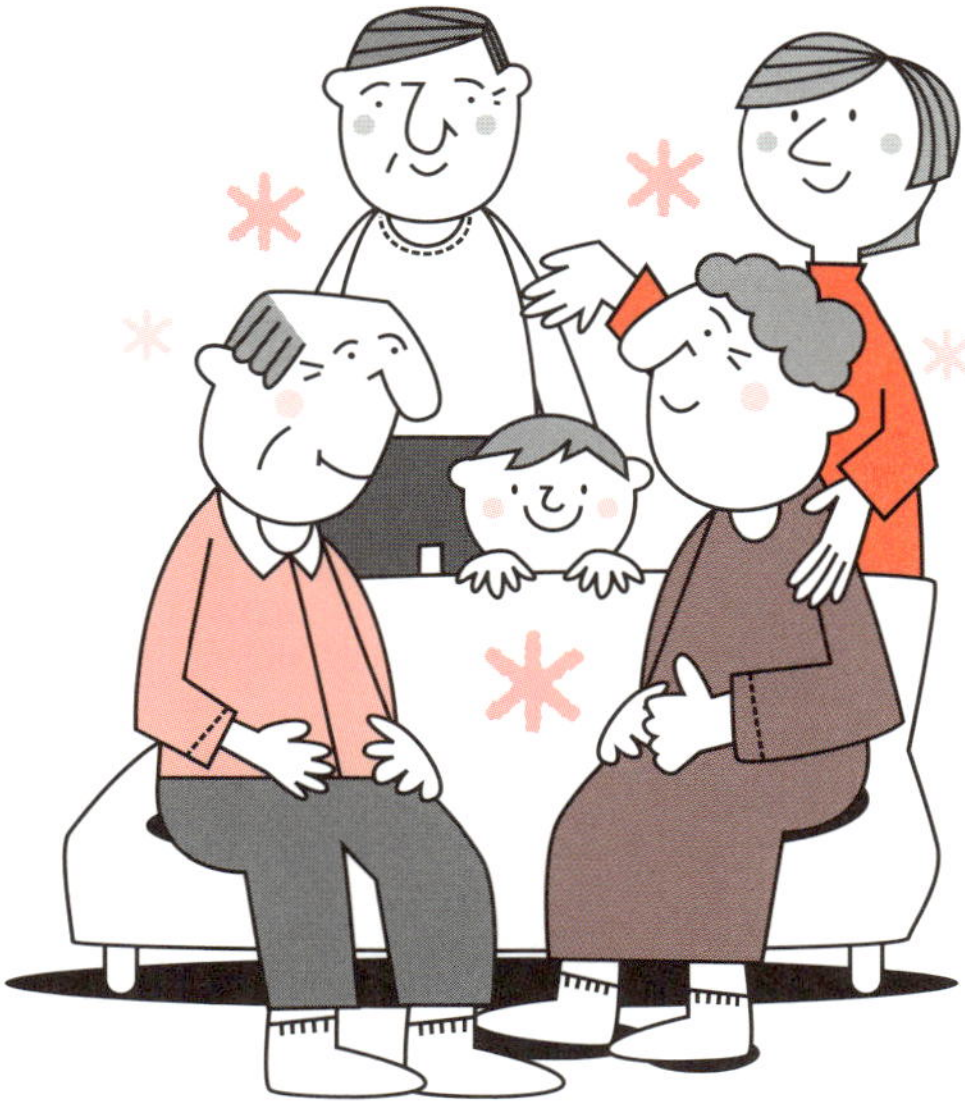

生活習慣

体力に合った運動を続ける

運動は生活習慣病の改善になる

生活習慣病の改善には、運動の効果が高いことは、よく知られています。週3〜4回定期的に体を動かすことで、血圧が下がり中性脂肪や悪玉コレステロールが減り、糖尿病ではインスリンの働きがよくなります。そこで、1日20〜30分程度、軽く汗ばむぐらいの運動が広く奨励されています。

日常生活の中にも運動はたくさんある

発作後も体を動かしたほうがよいことに変わりがありません。しかし、リハビリ中は、医師や療法士などの指示に従って段階的に動きを回復させていくことが大切です。人間の体は動かさないとますます動かなくなりますから、薬だと思ってリハビリに取り組みましょう。

日常生活の中にも、運動はたくさんあります。階段の昇り降り、掃除、洗車、犬の散歩など、医師や療法士などに相談しながら、できることをどんどん増やしていきましょう。

バスなどを使わず、駅まで歩くことも立派な運動です。

ここが大事!!

●運動についても医師や療法士に相談を

散歩など体力にあった運動を続けることは大切ですが、回復具合や体調を見ながら行うことが大事なので、医師や理学療法士などに相談しながら続けましょう。発作前に激しいスポーツをしていた人は、すぐに復帰をめざしたがりますが、徐々に体を戻していきましょう。毎日少しずつ、あきらめないで続けることが大切です。

運動はクスリです

リハビリもよい運動と考えましょう

人間の体は動かさないと、どんどん動かなくなってしまいます。

・筋力の低下
・関節が固まる
・心肺機能の低下

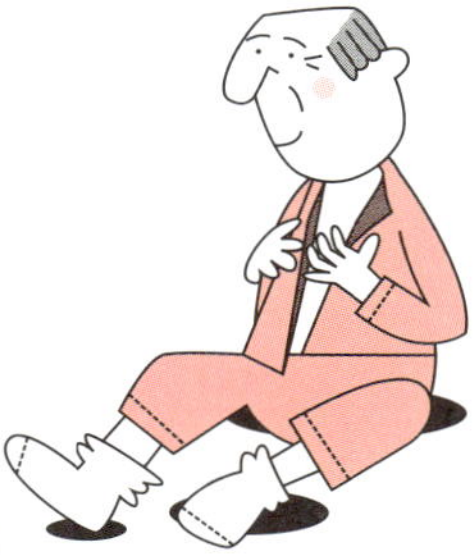

着替え

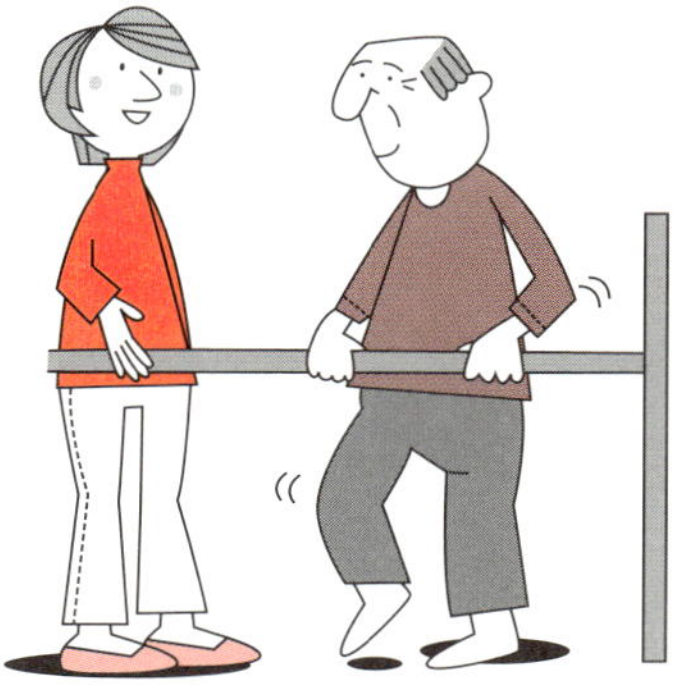

歩行訓練

日常生活には運動がたくさん

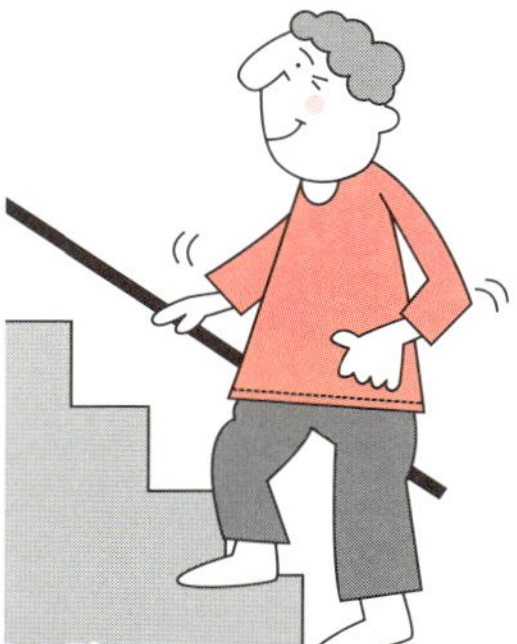

階段の昇り降り

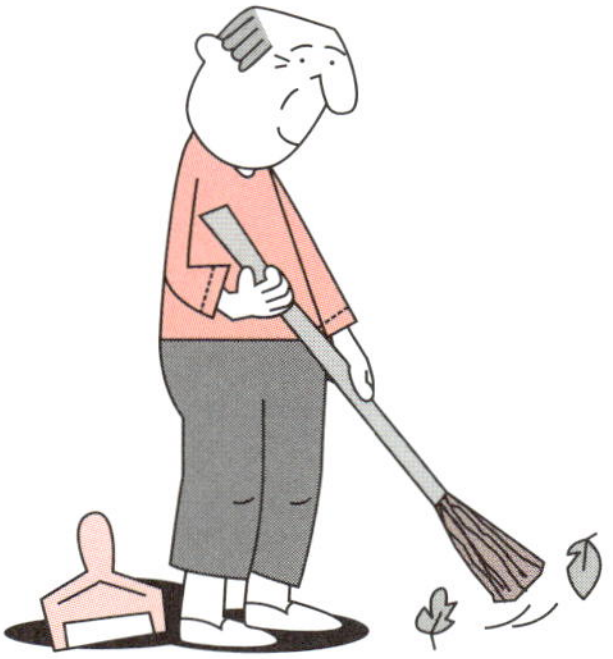

庭そうじ

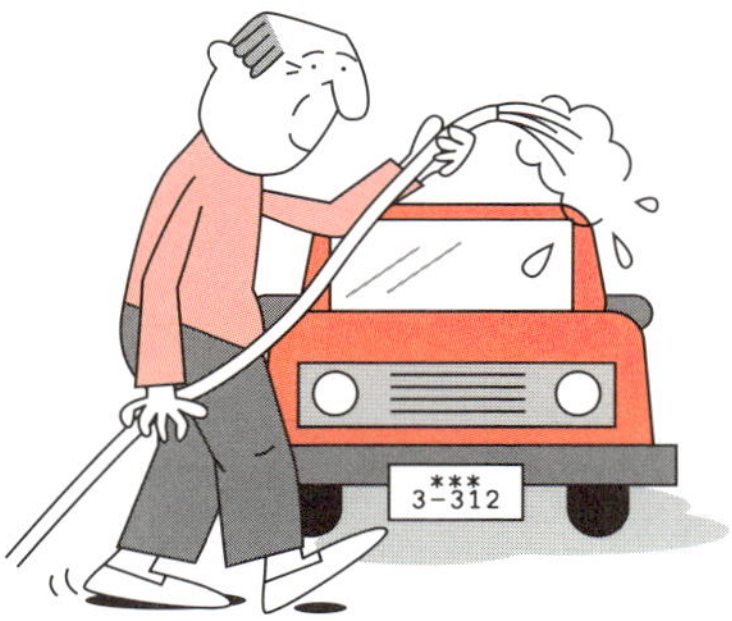

洗車

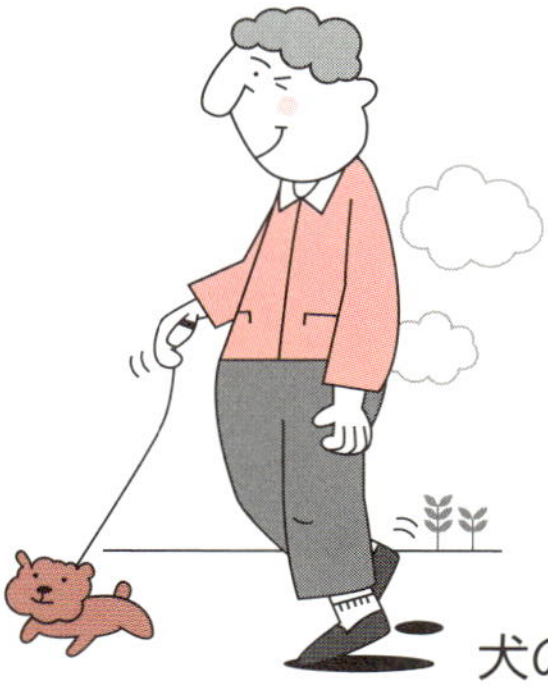

犬の散歩

生活習慣

外出や活発な生活が再発を防ぐ

障害と上手につき合うには、いままでの交流に加えて、新しい人間関係を築くことが大事だといわれています。

リハビリのために通所施設に通ったり、地域の趣味の講座などに参加するなど、自分の世界を広げることが大切です。そこで興味のあることを発見したり、新しい出会いを経験すれば、前向きな生き方を見つけることができるかもしれません。

また、以前からやりたかったことに挑戦するのもよいでしょう。朝、「今日はあれをやろう」と思って起きる毎日は精神的に充実し、回復への特効薬となります。

ここが大事!!

●視点を変えることでストレスに強くなります

「前を向いて生きよう」と思っていても、日常生活のさまざまな面で以前とは違う自分に直面すれば、気持ちが落ち込むのは当然です。

このようなストレスをまともに受け止めていては、体がいくつあっても足りません。心理学には、視点を変えることでストレスを軽減する方法があります。ストレスに強い体質に変わるのです。

新しい生活に目を向けましょう

脳卒中による後遺症を気にして、生活が不活発になり「人に会いたくない」と家に引きこもる患者さんがいます。後遺症による障害が残ったとしても、以前の生活をうらやむのではなく、新しい生活を少しずつ作っていきましょう。旅行を趣味にしたり、交流を通して生活を楽しんでいる患者さんの例もあります。

精神の充実が回復への特効薬

■くよくよしない前向きさが生活の質を高めます■

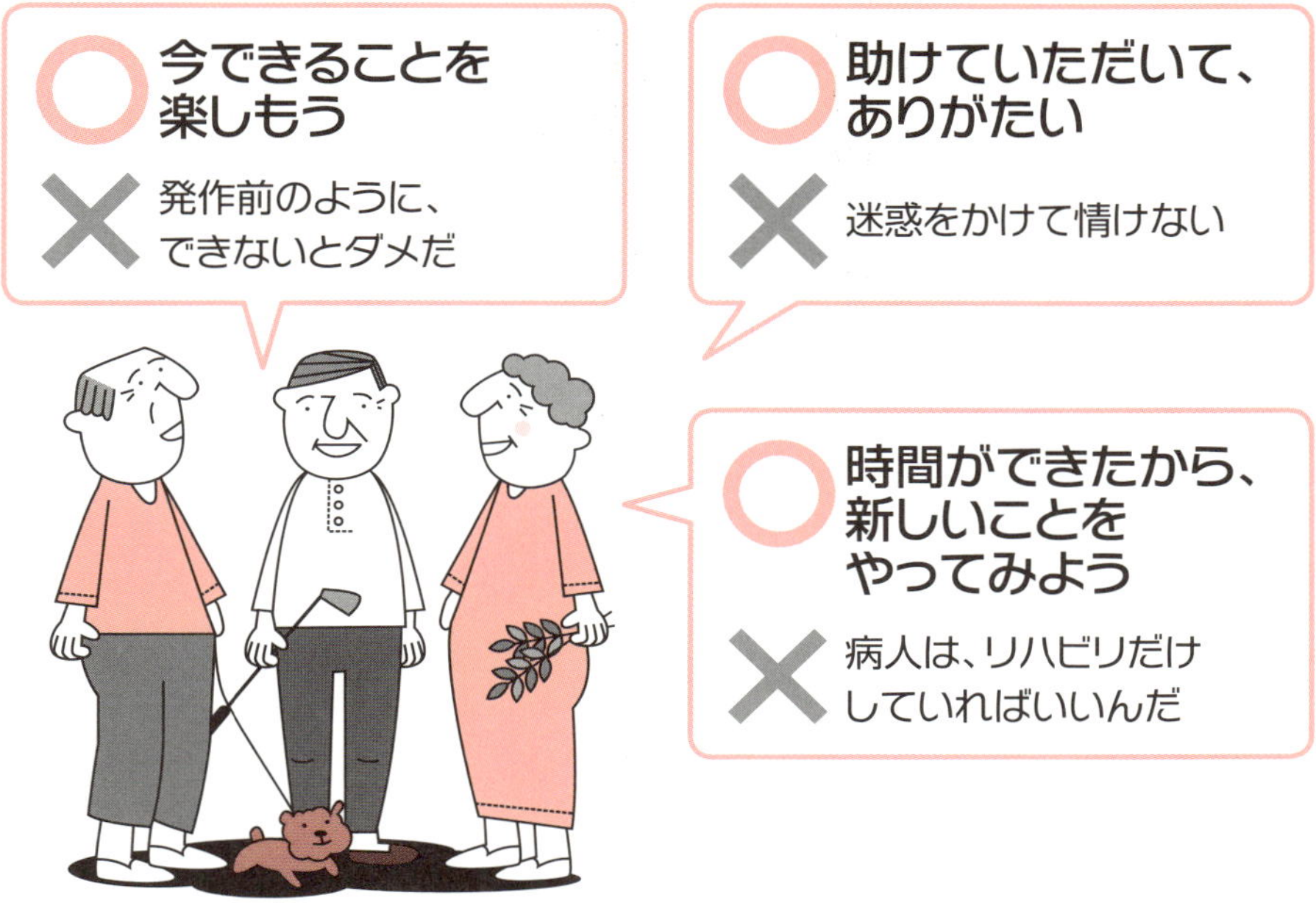
○ 今できることを楽しもう
× 発作前のように、できないとダメだ
○ 助けていただいて、ありがたい
× 迷惑をかけて情けない
○ 時間ができたから、新しいことをやってみよう
× 病人は、リハビリだけしていればいいんだ

体は無理せず 心は前向きに

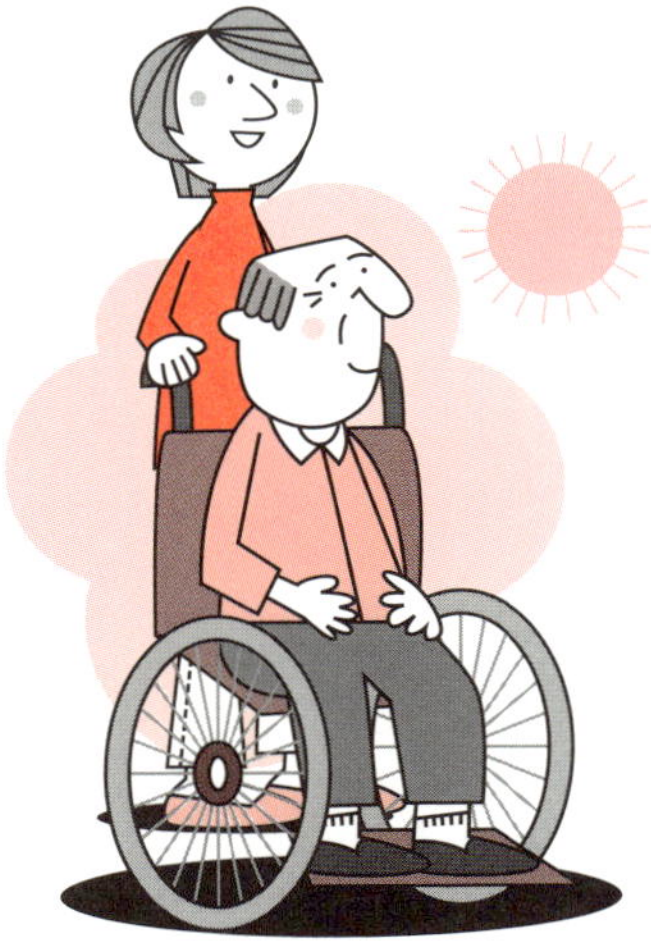

天気の良い日は散歩にでてみましょう

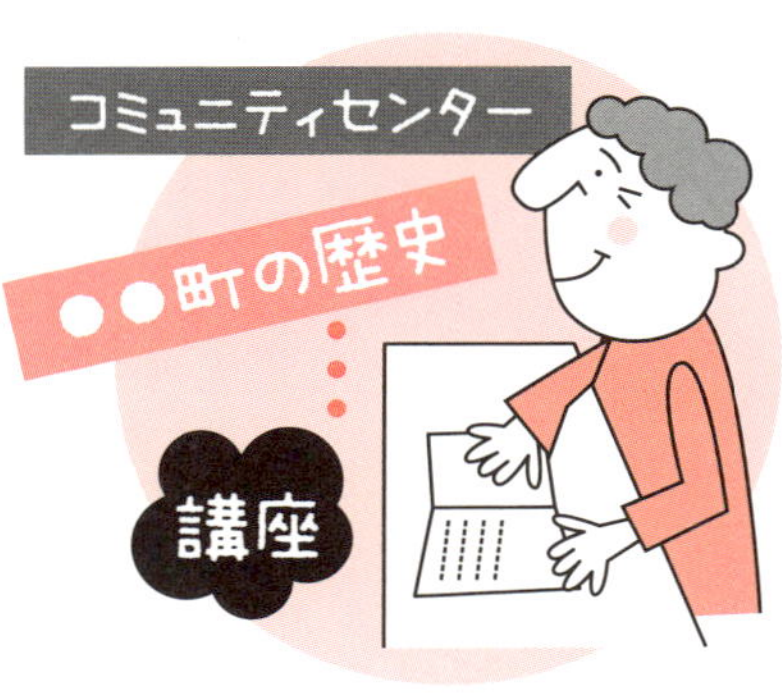
コミュニティセンター
●●町の歴史
講座

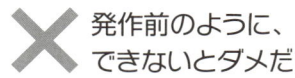

コミュニティセンターの講座をのぞいてみましょう

禁煙は必ず実行してほしいこと

タバコは動脈硬化を促しさまざまな病気の原因となる

喫煙者は、すっぱりとタバコを止めましょう。喫煙は、血液の粘り気を増し血圧を上げることで動脈硬化を促します。さらに、がんや心臓病などの原因にもなります。また、呼吸器系にも影響して、リハビリのさまたげになることもあります。

自力が難しいのならば禁煙外来を受診する

タバコを止めるのは難しいといわれます。含まれているニコチンが、中毒症状を起こすからです。医学的には「薬物依存症」として治療の対象となっています。

左ページに「禁煙のコツ」を4つあげました。自力でうまくいかない場合は、禁煙外来などを受診するとよいでしょう。ニコチンを体内にとり入れ、この量を計画的に減らしていくことで、禁断症状を抑えながら、禁煙を達成します。また、ニコチンを含まず、タバコを美味しいと感じないようにする禁煙治療薬も開発されました。禁煙のための補助薬は、薬局でも買えますが、専門家の協力を得たほうが効果が期待できます。

ここが大事!!

●受動喫煙も病気のリクスは喫煙者と同じです

タバコの煙には、60種類もの発がん性物質が、含まれています。

そして、タバコを吸わない人でも、煙を吸いこめば、喫煙者と同じように、脳梗塞をはじめさまざまな病気のリクスが高まります。

辛い禁煙ですが、いつもいっしょにいる人のためにも、実行しましょう。家族を脳梗塞から守るためです。

■タバコは脳卒中のリスクを高めます■

●タバコは動脈硬化を促進し高血圧を助長します

喫煙状況と脳梗塞による死亡

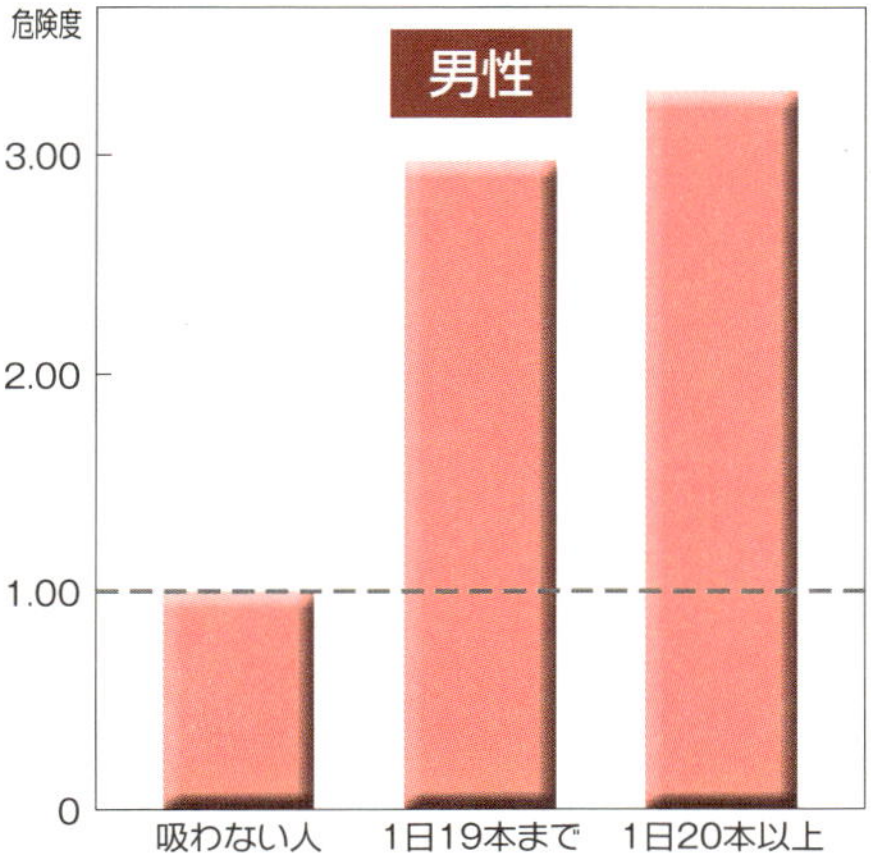

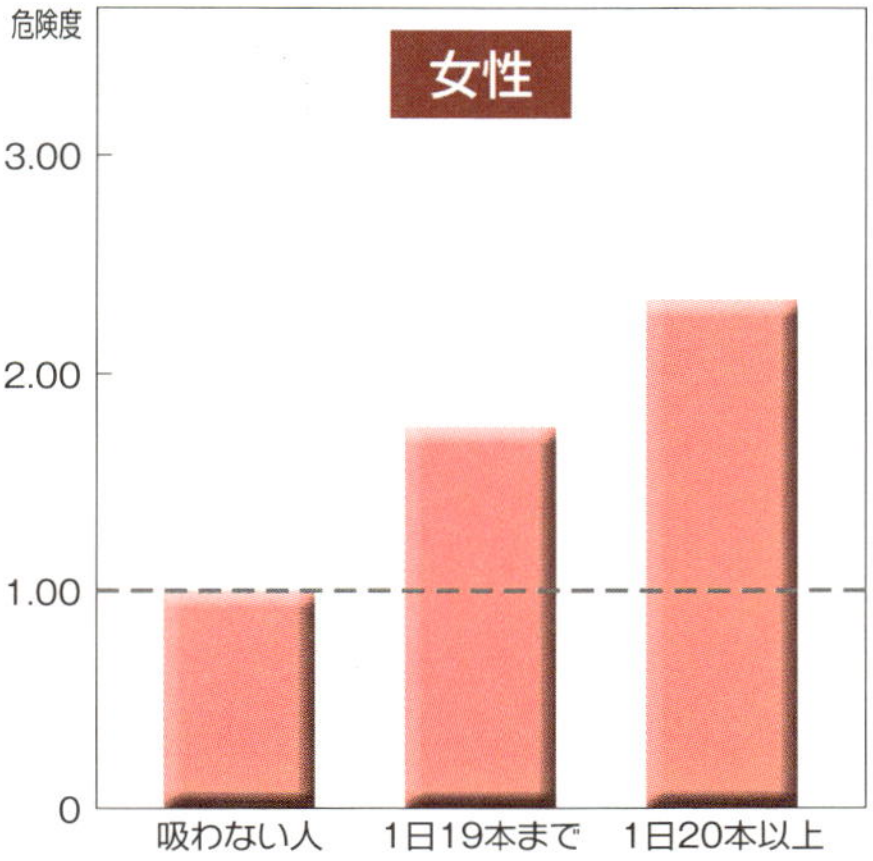

((社)日本脳卒中協会監修『脳卒中を予防するための十か条』より)

●禁煙の工夫

1	宣言する	「禁煙します」と周囲に宣言し、監視してもらう
2	きっぱりやめる	「減らそう」ではなく、「絶対吸わない」と決める
3	口がさみしくなったら	お茶を飲む、ガムやコンブを噛む、歯を磨くなどして、まぎらわせる
4	近よらない	喫煙者に近よると吸いたくなるので避ける

こんな方法もあります

●禁煙コンテストに参加する

webで実施する「らくらく禁煙コンテスト」に参加して禁煙に成功した人も増えています。「らくらく禁煙ブック」を読むなど2週間の準備期間と4週間の禁煙、そして定期的なレポートで禁煙を成功させるプログラム。禁煙成功者認定証の送付や禁煙電話相談などの特典があります。

◆禁煙コンテスト　https://rakuraku-kinen.jp/

生活習慣

お酒は適量を保つ

お酒は適量を守って楽しむ

飲酒は、適量であれば血圧を下げたり、善玉コレステロールを増やす効果があるといわれています。また赤ワインに含まれるポリフェノールは血栓や動脈硬化の予防に効果があるともいわれています。

そして何より、お酒のリラックス効果がストレスをやわらげてくれます。

しかし、これは、あくまでも適量を守ればの話です。飲みすぎると肥満、動脈硬化、高血圧、糖尿病に悪影響があり、脳卒中の再発の危険が高まります。お酒を飲まず肝臓を休ませる「休肝日」も週に2~3回とることが好ましいでしょう。

お酒によるカロリーオーバーにも気をつけて

意外と忘れやすいのですが、お酒にもカロリーがあります。食事のカロリー制限がある人はお酒のカロリーも摂取カロリーのうちと心得ましょう。

また、おつまみは、塩分が多かったり、油っぽい物はカロリーが多いので要注意です。かといって何も食べずに飲むのは、肝臓などに負担がかかります。工夫して美味しく飲みましょう。

ここが大事!!

●お酒のカロリー

お酒はアルコール分だけでなく、カロリーコントロールでも難敵です。主なお酒のカロリーは次のようになります。

ビール500ミリリットル
約200kcal
日本酒1合　約185kcal
赤ワイングラス2杯
約175kcal
ウイスキーダブル1杯
約135kcal
焼酎コップ1/2
約140kcal

1日のカロリー計算に役立ててください。

■楽しくゆったりと味わう■

お酒は

楽しく適度に飲めば

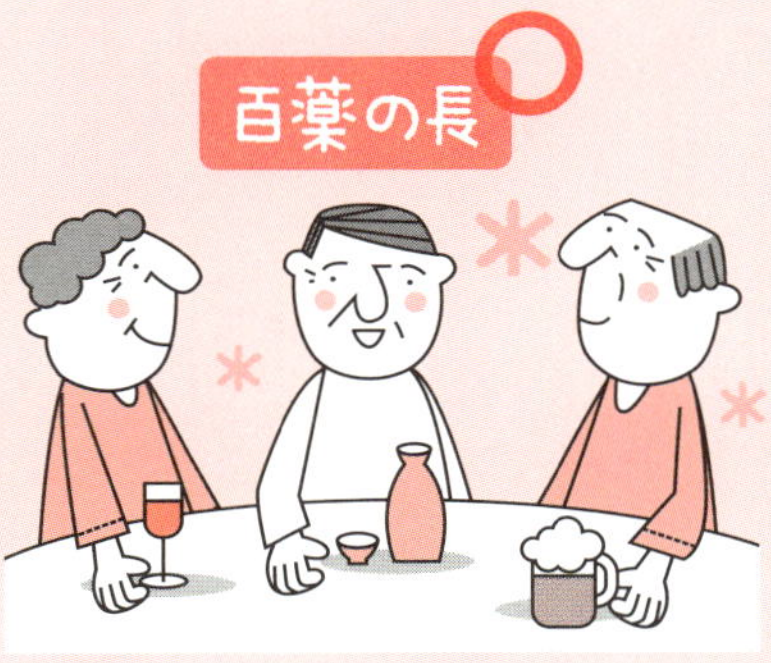

酒に飲まれ深酒すれば

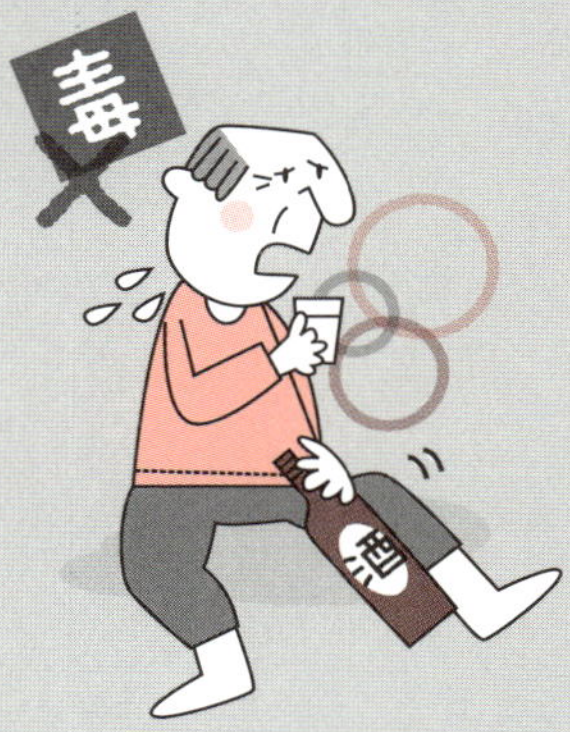

1日のアルコール適量の目安

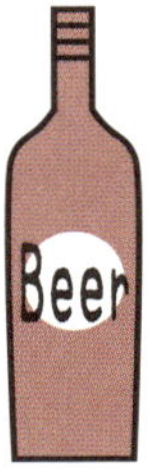

ビール
中びん1本（500ml）

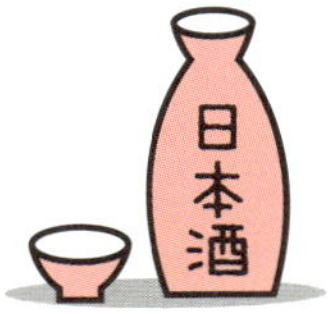

日本酒1合（180ml）

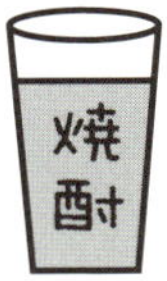

焼酎1杯（90ml）

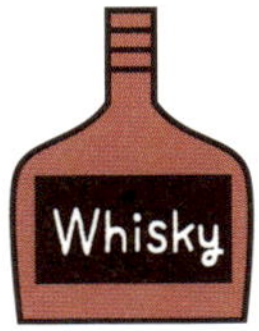

ウイスキー
ダブル1杯（60ml）

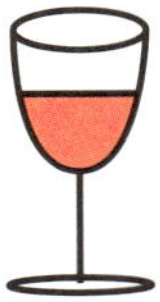

赤ワイン
2杯（240ml）

気をつけること
・週2～3日は休肝日を
・食べ物といっしょに
・カロリーに注意

生活習慣

血圧を上げない生活を心がける

血圧コントロールは発作予防に効果が高い

生活習慣病の中でも、高血圧は、脳卒中に結びつきやすいといわれています。血圧を目標値にコントロールすれば、再発の予防に効果的です。

血圧を下げるためには、減塩、薬物療法、運動、肥満の改善などが有効です。薬を飲みながら、減塩食と運動を取り入れた生活を送りましょう。

物理的、精神的ストレスを避ける

また、発作は急激な血圧上昇によって起こることが多いため、「血圧が上がる」ようなストレスは避けましょう。

物理的ストレスとしては、急激な温度差がよくありません。血管が収縮し、血圧が急上昇します。

そして、怒り・イライラなどの精神的ストレスは、体内のアドレナリンを増やし血圧を上昇させます。カッとする性格の人は気をつけたいものです。

精神的ストレスの多くは、考え方のクセに気づき、それを変えてみることで、軽減できます。一事が万事同じようにとらえるのではなく、臨機応変に対応する柔軟さをもちましょう。

ここが大事!!

●高血圧は家系的な要因も

高血圧のリスクとしては、肥満、糖尿病予備軍、ストレス、喫煙、塩分の多い食事、飲酒などがあげられますが、遺伝的な体質も含まれます。

両親や祖父母が高血圧であれば、高血圧になりやすい体質かもしれません。

リスクとは1つより2つ、2つより3つと増えると、より高血圧になりやすいということですから、高血圧の家系だから仕方がないと、あきらめることはありません。

■血圧を制す者は脳卒中を制す■

食事　**薬**　**運動**　**体重を減らす**

↓

血圧目標値

	収縮期血圧	拡張期血圧
高齢者	140㎜Hg未満	90㎜Hg未満
若年·中高年者	130㎜Hg未満	85㎜Hg未満
糖尿病患者·腎障害患者	130㎜Hg未満	80㎜Hg未満

■ストレスを抑えて脳卒中を予防する■

×精神的ストレス

怒り
イライラ
不満
興奮

物理的ストレス×

温度差
冬、急に外気にあたったり、寒い風呂場で熱い湯に入ったりなどすると、大きな温度差が血圧を急激に変動させ、発作を起こしやすい

●精神的ストレスを高める7つの罠《わな》

罠1	独断	「そうに決まっている」と簡単に思い込む
罠2	二極化	「白か黒か」、「正しいか間違っているか」にこだわり、グレーゾーンを認めない
罠3	木を見て森を見ず	目の前のことばかり見て、全体の流れや自分の位置を考えない
罠4	「○○すべき」	「○○すべき」あるいは「○○すべきでない」にこだわり、現実に対応しない
罠5	自分が悪い	「すべての原因は自分にある」と思い込む
罠6	一事が万事	ひとつ良くないことが起こると、「全て、うまくいかない」と思い込む
罠7	否定予言	「○○はうまくいくはずがない」と思い込むと、現実の出来事のその部分だけに目がいき、「やっぱり思ったとおりだ」と判断してしまう

生活習慣

快適な睡眠が予防につながる

睡眠が心身の健康をもたらす

睡眠は、心身の疲労をとり、活力ある毎日をもたらします。肉体の疲労をとるためには、睡眠に勝るものなしといいますし、睡眠障害は精神的不調のシグナルにもなります。

睡眠中は、深い眠りで脳も身体も休んでいる状態のノンレム睡眠と、多くは夢を見ている状態にあり脳波は覚醒時と同様の波形を示すレム睡眠を交互にくり返していますが、レム睡眠中は、脳が経験や記憶などの情報処理を行っています。

快適睡眠とは「すっきり」「ぐっすり」

最適な睡眠時間は個人差があり、6時間で十分な人がいれば、9時間は寝たいという人もいます。朝すっきりと目覚め、1日の活動に支障がなければ、それがその人の最適睡眠時間となります。

高齢になると、眠りに入りにくくなったり夜中に目覚めて眠れなくなるなど、快適睡眠が得にくくなります。起床・就寝の時間を決めて体のリズムを守り、就寝前はカフェインなどの刺激物をひかえてぐっすり眠りましょう。

ここが大事!!

●睡眠は90分周期

睡眠中は、ノンレム睡眠とレム睡眠が交互に行われていますが、これは平均して90分周期です。この睡眠の変わり目に起きると、すっきりと目覚められます。

例えば、睡眠時間が8時間（480分）なら（90分×5回）+30分で、次の周期に入って30分とハンパな時間です。それよりも7時間30分(90分×5回)で起きたほうが、すっきりと目覚められるといわれています。

■朝すっきりと目覚められればOK!■

睡眠の効果

・筋肉の疲れや緊張をとる
・ぐっすり眠ると、心が晴れる
・レム睡眠中、脳は情報処理をしている

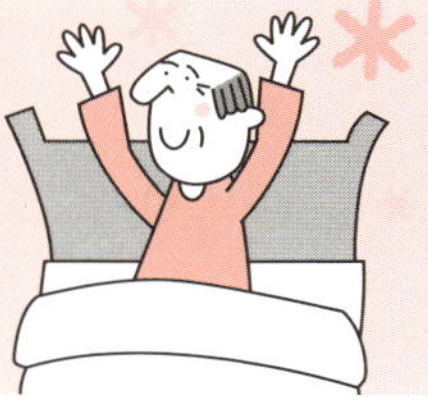

●快適睡眠のコツ5

コツ1 眠れなくても気にしない

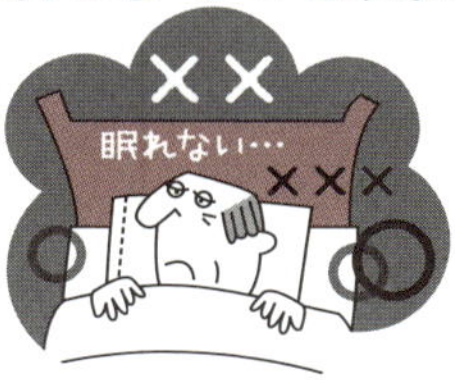

どうしよう、眠れない… と思うとよけいに眠れなくなる

コツ2 昼間、体を動かす

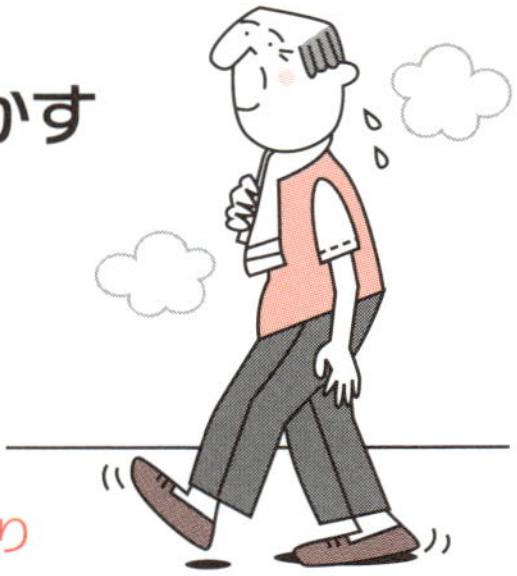

夜は肉体が疲れてぐっすり

コツ3 就寝前は刺激物を控える

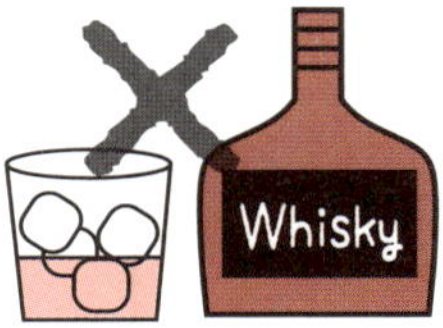

寝酒も過ぎると内臓が疲れる

コツ4 規則正しい生活を送る

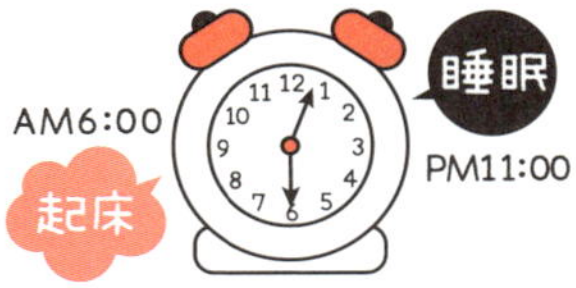

毎日同じ時間に起き、寝ると、リズムができる

コツ5 薬が原因になることもある

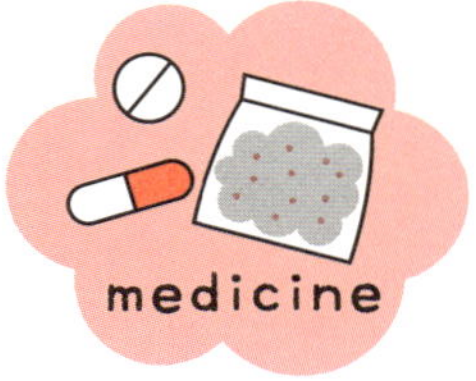

持病の薬で眠れなくなることもある。医師に相談を

生活習慣

水分を多く摂取する習慣をつける

夏には梗塞が起こりやすい

戸外が寒く、気温差による血圧上昇が起きやすい冬には、脳卒中の発作が多いことは長く知られてきました。

しかし、夏であっても発作は起きます。夏の場合は、血液中の水分が不足し、流れにくくなるため、血管がつまりやすくなるのです。温暖化の影響で、猛暑が当たり前になり、熱中症への注意が呼びかけられていますが、暑さは脳卒中のリスクも高まります。人体からは、発汗、尿、呼吸などで1日平均1～2リットルの水分が失われていますが、発汗が多い夏は1日2リットルの水分補給が必要です。また、入浴後も発汗のために脱水になりやすいので水分補給を心がけましょう。

喉が渇く前に飲む

年をとると喉の渇きを感じにくくなるといわれていますので、渇く前にこまめに補給しましょう。一般的に清涼飲料水はカロリーが高いため、麦茶・水などが望ましいとされます。食事からも水分は補給できますが、麦茶や水をいっしょに配膳する習慣をつけると飲み忘れを防げます。

ここが大事!!

●アルコールは水分にカウントしません

夏に飲むビールは格別ですが、アルコールは水分にはカウントできません。利尿作用があり、かえって水分を体外に流してしまうからです。何より、飲みすぎは、脳卒中予防によくありません。

また、コーヒー、緑茶などのカフェインも利尿作用があります。お茶類は、手軽な水分補給としてカウントできますが、できればノンカフェインの麦茶などにするとよいでしょう。

■夏は特に注意しましょう■

夏には脳梗塞が増えます

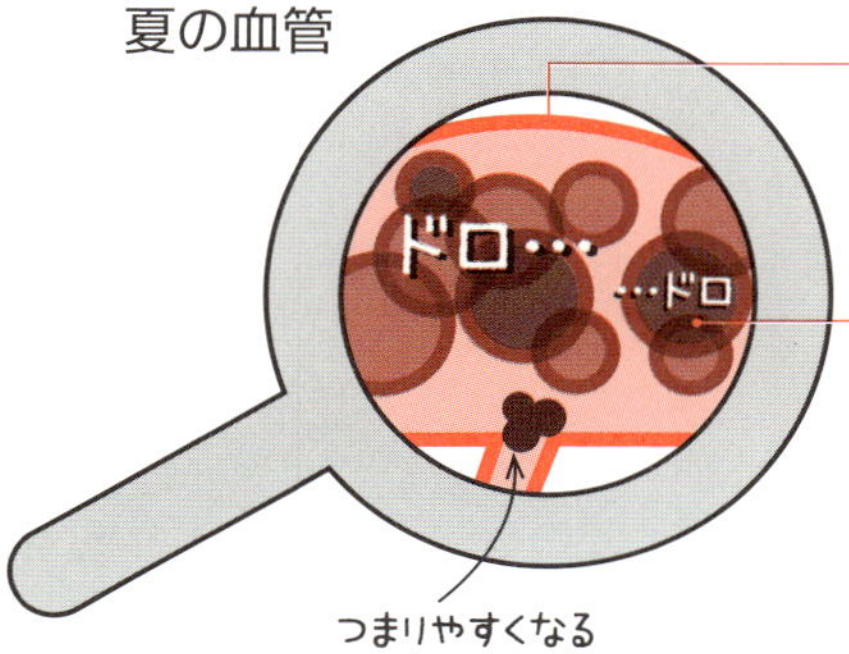
夏の血管
熱をにがすため血管が拡張するので、血液を流す圧力（血圧）が下がる
ドロ…
…ドロ
血液が流れにくくなる
水分が不足して血液が濃くなる
つまりやすくなる
血管がつまりやすくなる

●のどが渇く前に飲みましょう～1日2リットル（夏の場合）の水分補給を～

水分補給

起床時、就寝前にはコップ１杯

起床時は血圧が変動しやすく、血管が危ない時間帯。起床時はもちろん就寝前にも１杯の水を飲み、血液の流れをよくする

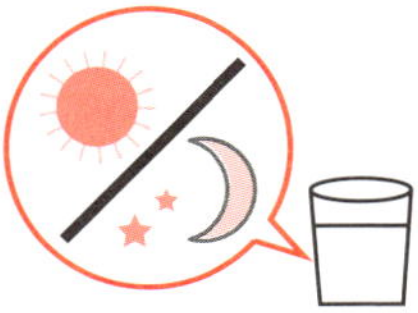

入浴後にも忘れずに水分補給

入浴後は発汗のため脱水になりやすい。コップ１杯の水や麦茶を飲む習慣をつけたい

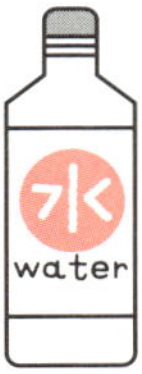
水
water

喉が渇く前に飲む

加齢とともに、喉の渇きを感じにくくなり、感じたときには脱水症状に陥っていることもある。渇く前に小まめに補給

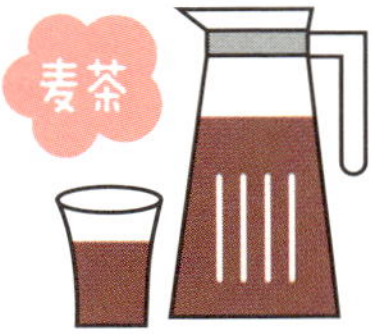
麦茶

食事をしっかりとる

食事からも水分補給

飲料ばかりとっていると夏バテする。食事にも水分が含まれているので、3度の食事をしっかりとる

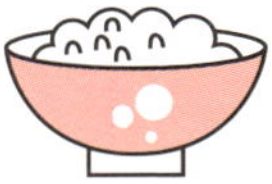
ごはん1膳（150g）約90cc

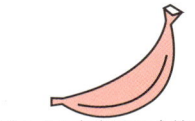

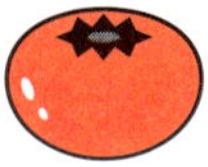
トマト小1個（100g）約95cc

バナナ1本（100g）約75cc

体重をコントロールする食事

内臓脂肪が生活習慣病につながる

人体は、水分、筋肉に多い糖質・たんぱく質、骨に多いミネラル、脂肪などからできています。肥満とは、これらの物質のうち脂肪が多い状態です。

脂肪は皮下脂肪と内臓脂肪に分けられますが、脳卒中によくないのは、内臓の周囲につく内臓脂肪です。高血圧、脂質異常症、糖尿病、動脈硬化になりやすい物質が、内臓脂肪から分泌されるためです。

内臓脂肪が多いかどうかのめやすは腹部の周囲で、男性は85センチ以上、女性は90センチ以上だと内臓脂肪が多いといわれています。

食事の量は減らしてもバランスはよく

内臓脂肪が増える原因は、カロリー摂取が多すぎることです。年齢とともに、体が必要とするエネルギーは減少しますから、若い頃と同じように食べていてはエネルギー過多になります。

ダイエットをする場合、極端に食品を減らすと健康を害します。人の身体はさまざまな栄養を必要としていますから、食品の種類は多く、量はひかえめを心がけましょう。

ここが大事!!

●ダイエットを長く続けるコツ

夏までに5kg減量したいといった短期的なダイエットと違い、再発防止の体重管理は長期的なものになります。長く続かなければ意味がないので、無理は禁物です。この食品は好物でも体によくないので口にしない、と決めつけるのではなく、摂取カロリーを意識して腹八分を守り、少し食べ過ぎたと思ったら翌日は控えるなど、メリハリをつけて食事をすれば長く続きます。

■腹八分目とバランス■

内臓脂肪型肥満は動脈硬化や脳梗塞につながります

皮下脂肪型肥満

皮下脂肪は、生活習慣病の直接の原因にはならない

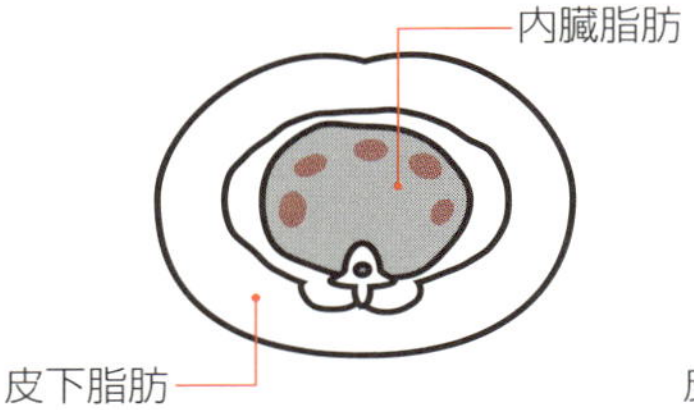

内臓脂肪型肥満

内臓の周囲に脂肪がつくと生活習慣病につながる

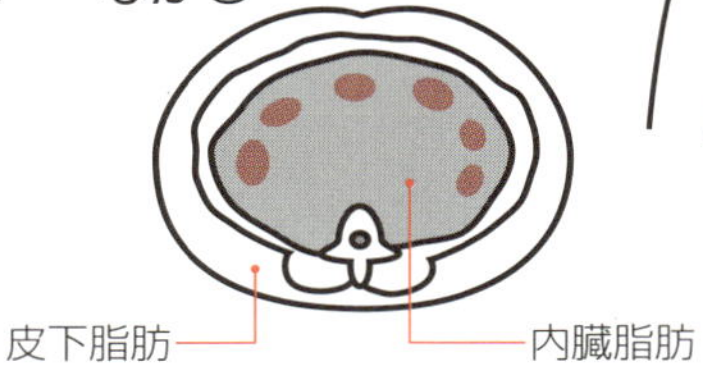

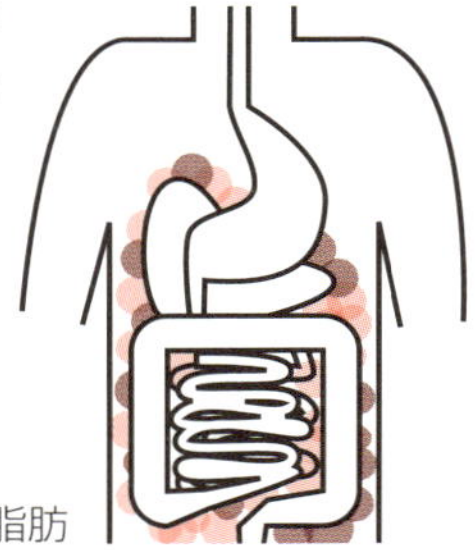

8割の食事量で、バランスよく

腹八分目

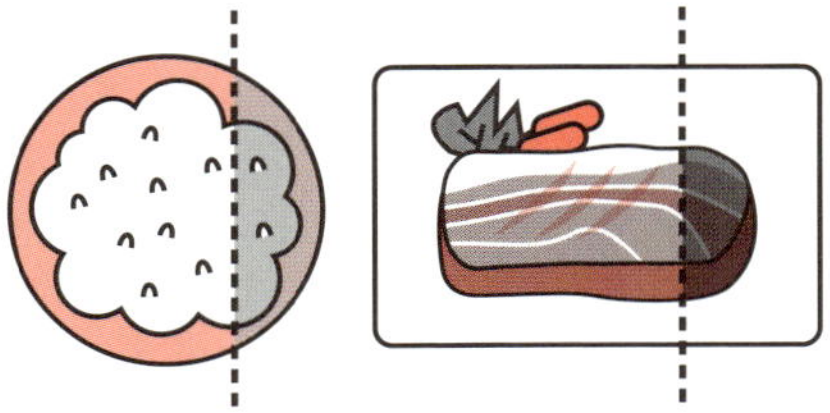

脳、内臓など体の各部位は24時間活動している。横になって安静にしている状態で消費されるエネルギーが基礎代謝。この基礎代謝は、年齢とともに下がっていく。若いころと同じように食べていてはカロリーオーバー。腹八分目でちょうどよい

1日の食事をバランスよく

料理区分	1日分のめやす	料理例
主食 （ごはん、パン、麺など）	ごはん （中盛り4杯程度）	ごはん・食パン・うどん・もりそば・スパゲティー
副菜 （野菜、きのこ、いも、海藻料理など）	野菜料理5皿程度	野菜サラダ・きゅうりとわかめの酢の物・具たくさんのみそ汁・ほうれん草のおひたし・ひじきの煮物・野菜炒め・いもの煮っころがし
主菜 （肉、魚、卵、大豆料理など）	肉、魚、卵、大豆料理から3皿程度	冷奴・納豆・目玉焼き・焼き魚・刺身・ハンバーグ・豚肉のしょうが焼き
牛乳・乳製品	牛乳なら1本程度	牛乳・チーズ・ヨーグルト
果物	みかんなら2個程度	りんご・かき・ぶどう・桃

＋ 運動 ＋ 水・お茶

※資料＝厚生労働省「食事バランスガイド」

再発を防ぐ食事

ビタミン・ミネラルを多くとる

ビタミンCはジュースやサラダで

減塩食、カロリーコントロールと、再発を防ぐためには、食生活の見直しが必要ですが、あれもダメこれもダメでは気が滅入ります。そこでたっぷりとっても良い食品をご紹介しましょう。

果物や赤ピーマン、ブロッコリーに含まれるビタミンC。そして青魚に含まれるビタミンB6、レバーや貝に含まれるビタミンB12、ホウレンソウや枝豆に含まれる葉酸は、血管の健康に役立ちます。ビタミンCは水にとけやすく、加熱に弱いので、ジュースやサラダでとりましょう。

大豆や昆布などに含まれるカリウムはナトリウムを体外に排出し、ナッツや海藻に含まれるマグネシウムは血管の収縮を防ぎます。

多くの食品を少しずつとる

また、食物繊維の多い食品は満腹感を得られ、カロリーが低い場合が多いので積極的にとりましょう。いつも同じものばかりでなく、多くの食品を少しずつとることが、多くの栄養をバランスよく摂取することにつながります。

ここが大事!!

●抗凝固薬を服用している人は納豆をさけましょう

低カロリーで食物繊維が豊富、さらに血管によい成分を含む大豆は、積極的にとりたい食品のひとつです。

しかし、血栓を防ぐ薬「ワーファリン」を飲んでいる人は、納豆は原則禁止です。ワーファリンはビタミンKを働きにくくすることで血栓をできにくくしますが、納豆菌にはビタミンKを活性化する作用があるからです。

■たっぷりとってもよい食品■

OK

食物繊維が多い
カロリーが低い
ミネラルが豊富
抗酸化成分を含む
ビタミンが豊富

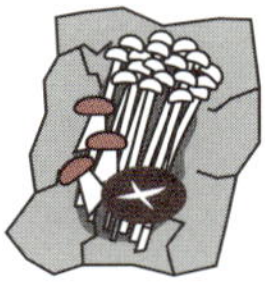
ホイル包み焼き

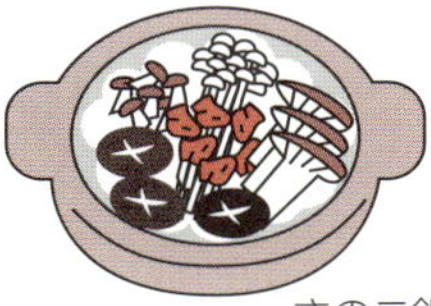
きのこ鍋

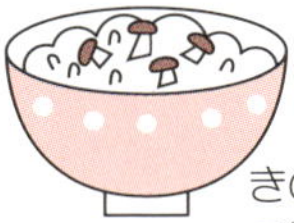
きのこ
ごはん

きのこ

カロリーがほとんどなく食物繊維が豊富

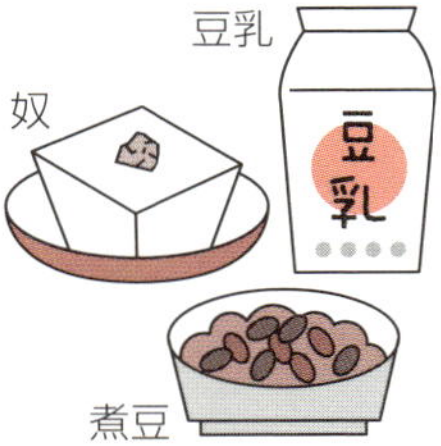
豆乳
奴
豆
乳
煮豆

大豆・大豆食品

抗酸化成分イソフラボンと、加工されていなければ食物繊維が多い

野菜

抗酸化成分、食物繊維が豊富。葉ものだけでなく根菜類もたっぷりとる

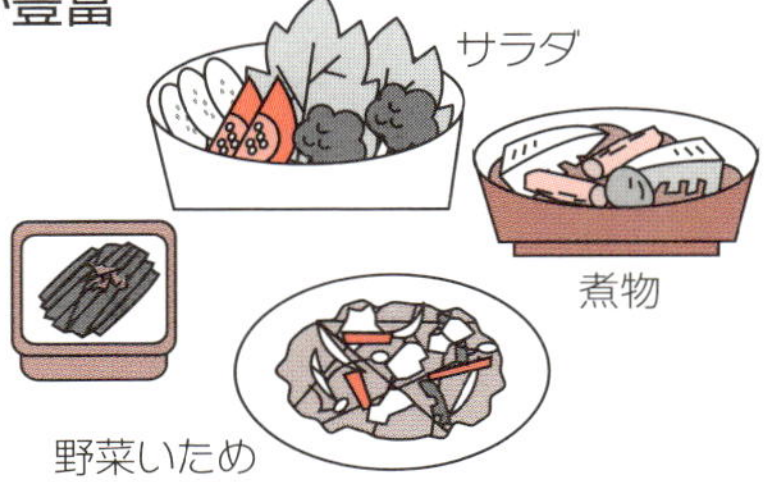
サラダ
煮物
おひたし
野菜いため

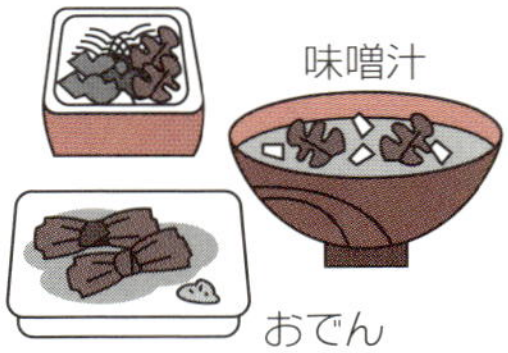
酢の物
味噌汁
おでん

海藻

カロリーがほとんどなく、食物繊維、ミネラルが豊富

Better カロリーに注意しながらとりたい食品

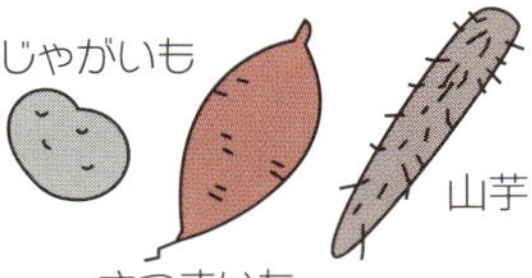
じゃがいも
山芋
さつまいも

いも類

食物繊維が豊富

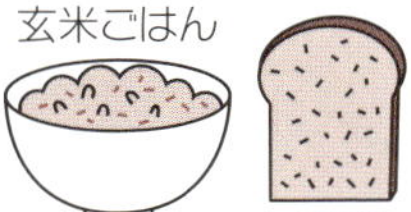
玄米ごはん
玄米パン

穀類

精製度が低いものを選ぶと、食物繊維などがよりとれる

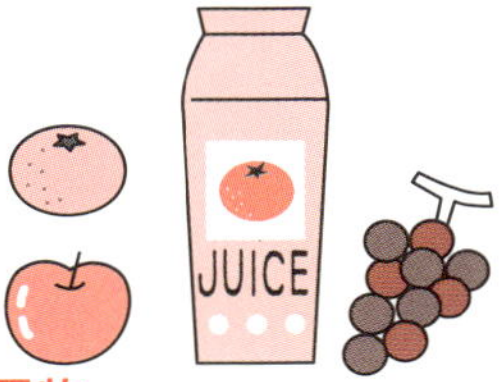
JUICE

果物

ビタミン、カリウムの補給源に。毎日少量をとりたい

再発を防ぐ食事

肉を控えて魚を多く食べる

たんぱく質は生命の維持に必要

肉や魚、大豆、乳は、人間にとって重要なたんぱく源です。たんぱく質は、筋肉や臓器を作る栄養素であり、生命の維持に欠かせません。

また、肉・魚は、メインのおかずとして、食事の楽しみを増やします。治療食だからとがまんして味気ない思いをしては、毎日が暗くなります。

肉好きな人は、脂を落として食べるなど工夫が必要ですが、食べてはいけないということではありません。

EPA、DHAを含む青魚を積極的にとる

魚は肉に比べてカロリーが低いですし、特に青魚には血栓をできにくくする多価不飽和脂肪酸EPAが多く含まれています。悪玉コレステロールを減らし善玉を増やす多価不飽和脂肪酸DHAも豊富です。

魚には旬があり、その時期に食べると大変においしいものです。秋にはサンマ、冬にはブリと、魚の美味しさを味わい、四季の移り変わりを感じる生活は、日本人ならではといえます。ぜひ食卓に魚を取り入れましょう。

ここが大事!!

●年をとると食が細くなります

比較的年齢が若いうちは、カロリーの過剰摂取が問題になりますが、高齢になると、多くの人が、だんだんと食が細くなります。

食欲が落ち、あまり食べなくなると栄養不足におちいることもあります。お腹が空かないからと食事を抜かず、1日3食、きちんと食べましょう。

■魚の効果的な食べ方■

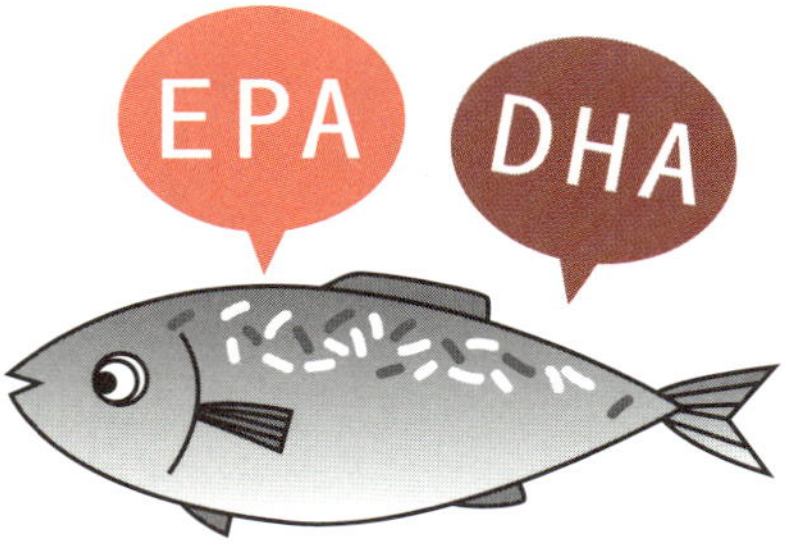

青魚を食べましょう

肉や魚のたんぱく質は体を作る基本。カロリーが低い魚を意識してとろう。さらに、青魚には、血栓を作りにくくする多価不飽和脂肪酸EPA、悪玉コレステロールを減らし善玉を増やす多価不飽和脂肪酸DHAが多く含まれている

溶け出す成分を逃がさず食べましょう

青魚に含まれるEPA、DHAは加熱すると溶け出てしまうので、丸ごと食べる工夫を。また鮮度が落ちやすいので、新鮮なものを選ぶ

刺身

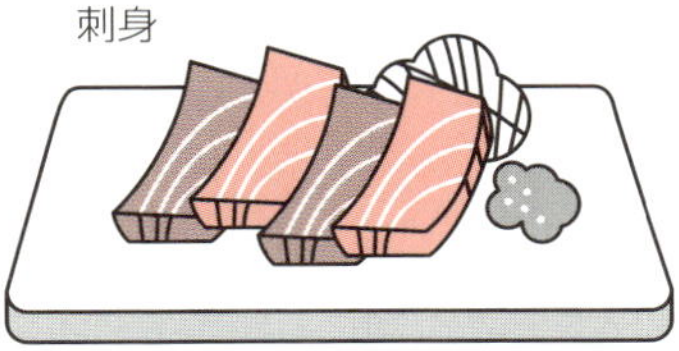

煮魚

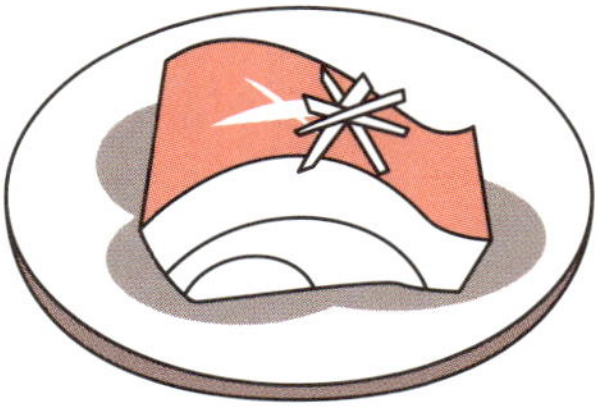

ホイル包み焼き

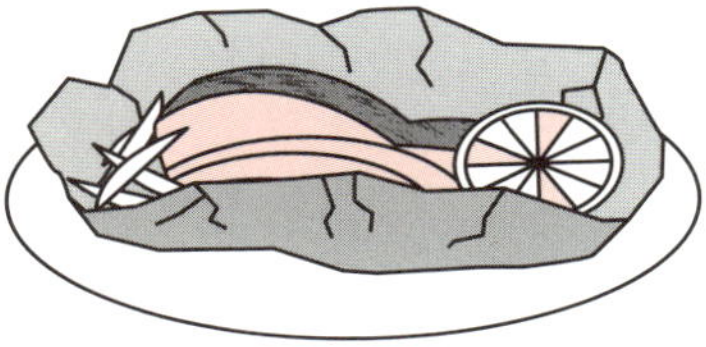

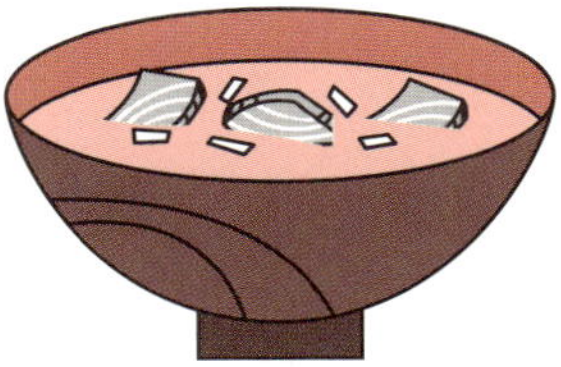

汁物

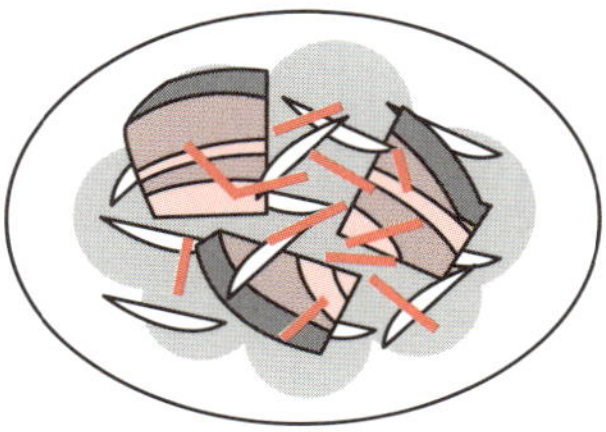

マリネ・酢の物

社会復帰のための支援のいろいろ

障害が残る場合は身体障害者手帳の申請を

脳卒中にかかる人の平均年齢は、71・1歳（2006年）で、50歳以上が大半を占めていますが、30歳代、40歳代でも発作を起こし後遺症が残ることもあります。40歳以上なら介護保険の適用が受けられますが、39歳以下は対象となりません。しかし、障害が残った場合は、「**身体障害者福祉制度**」が利用できることもあります。手当てや職業訓練などの支援が受けられますから、積極的に活用しましょう。

制度を利用するためには、身体障害者手帳の交付を受ける必要があります。

まずは主治医か病院の医療相談室に相談しましょう。

障害年金が受給できる場合もある

障害者の認定を受ければ、厚生年金の加入者なら「**障害厚生年金**」、国民年金の加入者なら「**障害基礎年金**」の申請も可能です。障害の重さや、加入する年金によって異なるので、市区町村や年金事務所に問い合わせましょう。また、勤務している企業によっては傷病手当が支給されることもあります。

ここが大事!!

●生命保険からも保障が受けられます

後遺症が高度障害と認定されると、保障の対象になります。本人が請求できない状態にある場合には、あらかじめ指定されていた指定代理人が請求します。また契約内容によっては、住宅ローンの残金返済が免除される場合もあります。

生命保険に加入しているのであれば、保険会社に問い合わせてみるとよいでしょう。

■身体障害者手帳によって利用できる各種のサービス■

身体障害者手帳が交付されれば国や自治体、民間企業などからサービスを受けることができます。

こんなサービスが受けられます（障害の程度、自治体によって異なります）

費用補助	義肢など補装具、車いす、吸入器、火災報知器、電磁調理器などの費用の一部または全額補助。医療費の助成など
料金割引	鉄道、有料道路、航空運賃、各種施設利用料、NHK放送受信料など
税金	各種税金の控除、減免、非課税など
手当	福祉手当の受給など
職業訓練	障害者職業訓練による就労支援、障害者スポーツ施設の利用など
その他	住宅改修費の融資、タクシー利用券の給付、配食サービスなど

申請から交付まで、1～2カ月かかります

書類には指定医の診断書を添えることが必要。まずは、主治医か病院の医療相談室に相談しよう

障害年金が受給できることもあります。

●申請資格

・初診日において被保険者であるか、被保険者であった者で日本国内に住所を有する60歳以上65歳未満の者

・国民年金の保険料を、納付すべき期間（加入期間）の3分の2以上が、納付済みであるか免除を受けていること

※ただし初診日が平成28年4月1日前にある傷病による障害については、初診を受ける前の日の年金納付状況が、初診日の月の13カ月前から2カ月前の1年間すべて、保険料を納付するか免除されていれば上記の条件を満たしたこととされる（平成28年3月末までの特例措置）

後遺症が残ったら介護保険を申請する

脳卒中ならば、40歳から介護保険が利用できる

脳卒中の後遺症によって日常生活に支障が出たら、介護保険を利用して、身体機能の向上などをめざす方法があります。介護保険のサービスは市区町村に申請のうえ、認定を受けて利用できます。介護サービスを利用できるのは、原則65歳以上の第1号被保険者ですが、16種類の「**特定疾病**」であれば40歳以上65歳未満の第2号被保険者でも利用できます。脳卒中（脳血管疾患）も特定疾病の1つなので40歳以上の被保険者でも利用できます。

まず、ケースワーカーなどに相談を

介護サービスを利用するためには、介護が必要であるとの認定を受ける必要があります。そのために市区町村への申請が必要ですが、手続きのしかたや介護サービスの利用方法などについて、公的な機関などで教えてもらうのが早道です。

市区町村の高齢者福祉などの窓口や、近くの地域包括支援センター、相談窓口がある病院ならケースワーカーに相談すると、申請のしかたからサービスの利用法まで教えてくれます。

ここが大事!!

●介護保険のメリットは1割で利用できること

介護保険を申請すると、介護の必要度に応じた認定を受けますが、その認定には「非該当」「要支援1〜2」「要介護1〜5」の8つの区分があります。「要支援」と認定されたら介護予防サービス、「要介護」に認定されたら介護サービスが利用できます。それぞれの区分により支給限度額が決まっていて、その範囲であれば、原則1割の負担でサービスを利用できます。「非該当」の人は利用できません。

介護保険の利用の流れ

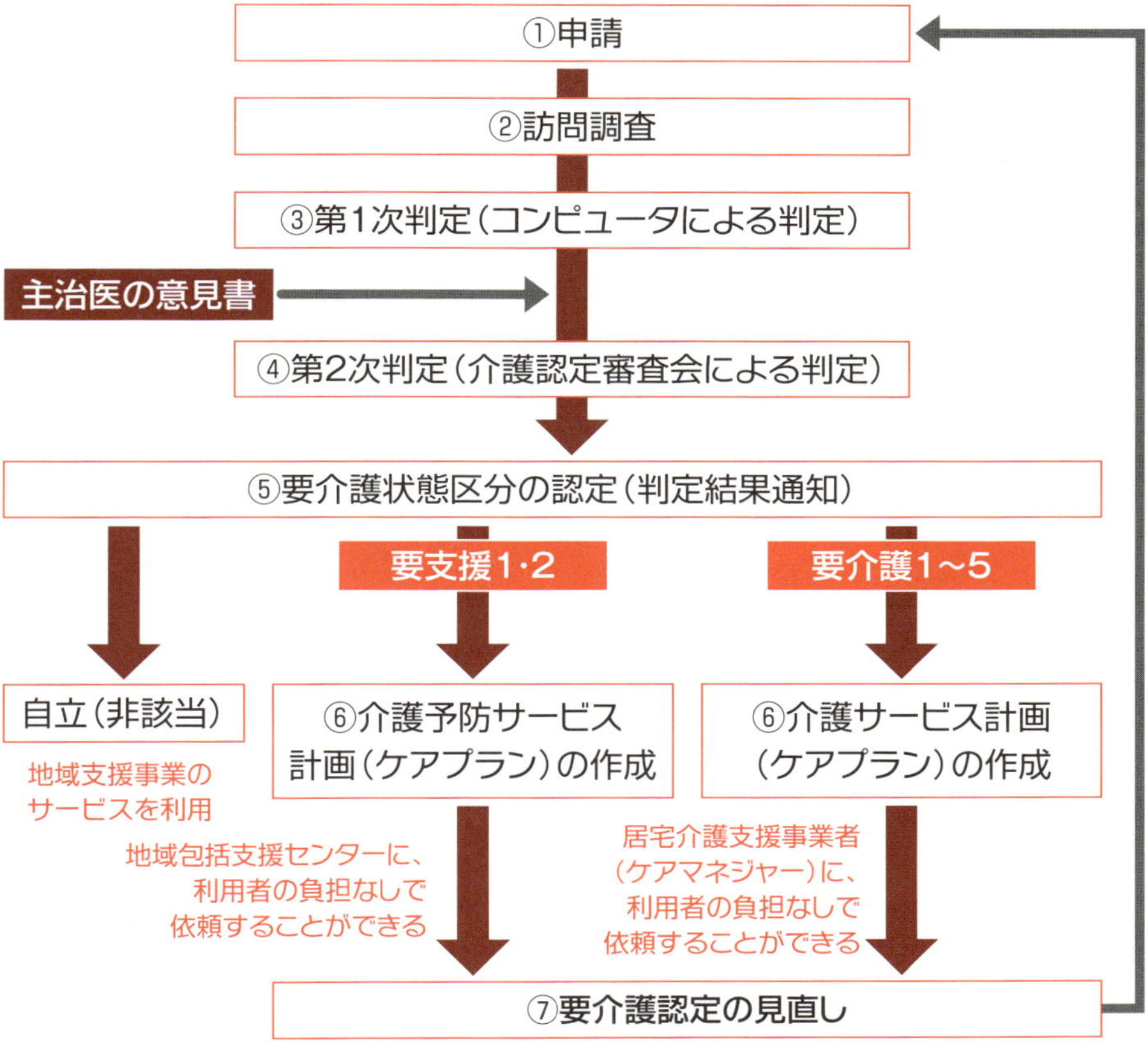
①申請
②訪問調査
③第1次判定（コンピュータによる判定）
主治医の意見書
④第2次判定（介護認定審査会による判定）
⑤要介護状態区分の認定（判定結果通知）
要支援1·2
要介護1〜5
自立（非該当）
地域支援事業のサービスを利用
⑥介護予防サービス計画（ケアプラン）の作成
⑥介護サービス計画（ケアプラン）の作成
地域包括支援センターに、利用者の負担なしで依頼することができる
居宅介護支援事業者（ケアマネジャー）に、利用者の負担なしで依頼することができる
⑦要介護認定の見直し

特定疾病（40歳以上の被保険者がサービスを利用できる病気）

- **脳血管疾患（脳卒中）**
- パーキンソン病関連疾患
- 変形性関節症
- 初老期における認知症
- 慢性閉塞性肺疾患《まんせいへいそくせいはいしっかん》
- 閉塞性動脈硬《へいそくせいどうみゃくこう》化《か》症
- 筋《きん》萎《い》縮性側索硬《しゅくせいそくさくこう》化《か》症《しょう》
- 脊髄小脳変性症《せきずいしょうのうへんせいしょう》
- ガン末期
- 早老症《そうろうしょう》
- 多《た》系統《けいとう》萎《い》縮症《しゅくしょう》
- 関節リウマチ
- 骨折を伴う骨粗しょう症
- 後縦靭帯骨《こうじゅうじんたいこっ》化《か》症《しょう》
- 脊柱管狭窄症《せきちゅうかんきょうさくしょう》
- 糖尿病による合併症（糖尿病性腎症・神経障害・網膜症）

支援制度

介護サービスを利用してリハビリを行う

介護保険にはさまざまなサービスがある

介護保険にはホームヘルパーなどが自宅を訪れて行う「**訪問系サービス**」、通いで受ける「**通所系サービス**」、短期宿泊して受ける「**短期入所系サービス**」などがあります。脳卒中の後遺症のある患者さんがよく利用するサービスには、家事などの日常生活のサポートやリハビリの支援などがあります。

こうしたサービスは「ケアプラン」という介護サービス計画書を作成して行われます。このケアプランはケアマネジャー（介護支援専門員）に作成を依頼するのが一般的なので、ケアマネジャーとよく話し合い患者さんの状態や家族の要望などをきちんと伝え、サービスに反映させることが大事です。

ケアプランを作成してサービスを利用する

機能障害の改善にはリハビリが有効です。介護サービスを利用すれば、自宅や通所施設で、理学療法士や作業療法士などによってリハビリの指導を受けることができます。さらに片麻痺による歩行障害のある患者さんには杖や車いすの貸与、転倒防止のための住宅改修などのサービスもあります。

ここが大事!!

●リハビリは介護保険を利用して専門職の指導を受ける

麻痺による拘縮《こうしゅく》の改善や運動器の機能向上などを目的とするリハビリは、理学療法士などの専門職の指導を受けて行わないと、逆効果や危険もあります。介護保険を利用すれば1割の自己負担でサービスを利用できます。定期的にリハビリのサービスを生活に組み込めば、身体機能の改善ばかりではなく、前向きな気持ちを継続することもできます。

■脳卒中の後遺症をサポートするサービス■

通所リハビリ デイケアとも呼ばれ「通所リハビリ」は、理学療法士などの専門職や医師などが配置された施設に通い、運動器の機能向上、栄養改善、口腔機能の向上などの訓練を行います。リハビリ用の機器が設置されているので、身体機能に応じた訓練がしやすいのが特長です。	**訪問介護** 日常生活に支障がある人は、訪問介護員や介護福祉士が自宅を訪問して行うケアを受けることができます。食事や入浴、排泄のケアといった直接、体に触れる「身体介護」、調理や掃除、洗濯といった家事全般を行う「生活援助」などのサービスを利用できます。
福祉用具の貸与 在宅介護に必要な用具を、1割の自己負担で借りられるサービスです。対象となる用具は車いすなど13種類(区分によって原則4種類)です。 腰かけ便座など5種類の特定福祉用具を1年度につき10万円まで購入できるサービスもあります。	**訪問看護** 医師が必要と認めた場合、看護師などが自宅を訪れ医療的なケアを行います。健康状態をチェックしたうえで、病気の悪化や再発を予防し異常の早期発見に努めます。血圧管理や機能訓練や栄養面の管理など、脳卒中の再発予防や体調管理に役立つサービスです。
住宅改修 転倒などによる事故を防止する目的で住宅改修した場合、介護保険を利用すれば1つの家屋につき20万円(自己負担1割)まで費用が給付されます。手すりの設置、段差の解消、便器の取り替え、扉の取り替えなどの住宅改修が対象です。	**訪問リハビリ** 理学療法士、作業療法士、言語聴覚士などが自宅を訪れ、日常生活を助けるための機能の維持･改善訓練を行うサービスです。患者さんが住む家で行うため、寝室からトイレへの歩行訓練、自宅の浴室を使った入浴訓練など住環境を考慮した生活訓練ができます。

さくいん

「あ」

「か」

「さ」

■ 監修
下　正宗（しも・まさむね）
東葛病院長。認定病理医、臨床検査専門医、プライマリケア指導医。『絵を見てわかる認知症の予防と介護』（法研）、『体位交換・移動・リハビリの介助』（桐書房）、『正常画像と比べてわかる病理アトラス』（羊土社）、『すぐ引ける介護用語ハンドブック』（成美堂出版）などの執筆・監修

■ リハビリテーション指導
加川　豊（理学療法士　東葛病院リハビリテーション室部長）
石原　潤（理学療法士　東葛病院リハビリテーション室）

編集協力／耕事務所
執筆協力／野口久美子　増澤曜子
カバーデザイン／上筋英彌（アップライン）
本文デザイン／石川妙子
イラスト／前村佳恵　山下幸子

◆手術後・退院後の安心シリーズ

イラストでわかる　脳卒中
―治療後・退院後の生活・リハビリ・食事―

平成24年6月25日　第1刷発行
平成25年9月27日　第2刷発行

監　　修　下　正宗
発 行 者　東島俊一
発 行 所　株式会社 法研
東京都中央区銀座1-10-1（〒104-8104）
販売03（3562）7671／編集03（3562）7674
http://www.sociohealth.co.jp
印刷・製本　研友社印刷株式会社

SOCIO HEALTH
小社は㈱法研を核に「SOCIO HEALTH GROUP」を構成し、相互のネットワークにより、“社会保障及び健康に関する情報の社会的価値創造”を事業領域としています。その一環としての小社の出版事業にご注目ください。

©HOUKEN 2012 printed in Japan
ISBN978-4-87954-872-6　定価はカバーに表示してあります。

乱丁本・落丁本は小社出版事業課あてにお送りください。

送料小社負担にてお取り替えいたします。

コピー、スキャン、デジタル化等による本書の転載および電子的利用等の無断行為は、一切認められておりません。